U0221598

国家社会科学基金项目

Research on the Synergy Degree and

IMPROVEMENT STRATEGY

of County Medical Community in the Context of Tiered Diagnosis and Treatment System

分级诊疗背景下县域医共体协同度及提升策略研究

张　萌　王小合　◎主编

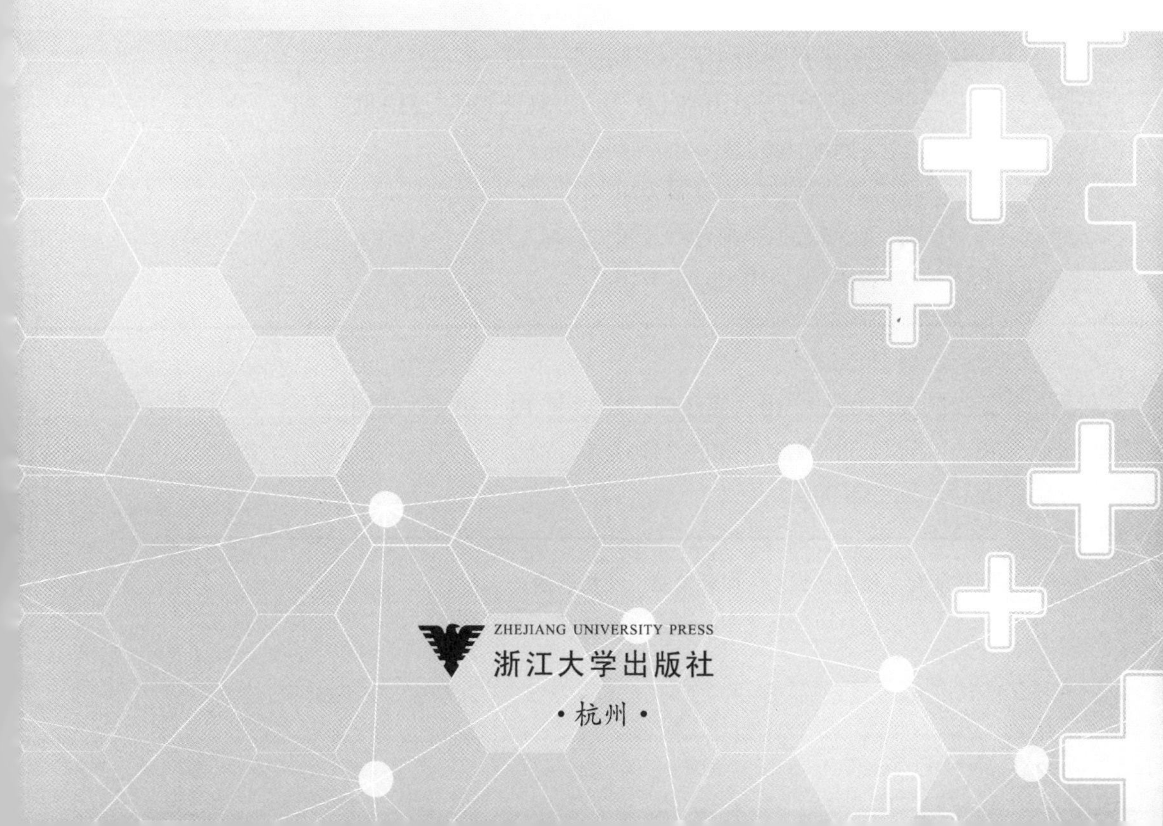

ZHEJIANG UNIVERSITY PRESS

浙江大学出版社

·杭州·

图书在版编目(CIP)数据

分级诊疗背景下县域医共体协同度及提升策略研究/张萌,王小合主编.—杭州:浙江大学出版社,2023.10

ISBN 978-7-308-24157-1

Ⅰ.①分… Ⅱ.①张… ②王… Ⅲ.①县—医疗卫生服务—研究—中国 Ⅳ.①R199.2

中国国家版本馆CIP数据核字(2023)第163833号

分级诊疗背景下县域医共体协同度及提升策略研究

张　萌　王小合　　主编

责任编辑　金　蕾
责任校对　张凌静
封面设计　春天书装
出版发行　浙江大学出版社
(杭州市天目山路148号　　邮政编码　310007)
(网址:http://www.zjupress.com)
排　　版　杭州林智广告有限公司
印　　刷　杭州宏雅印刷有限公司
开　　本　710mm×1000mm　1/16
印　　张　19.75
字　　数　320千
版 印 次　2023年10月第1版　2023年10月第1次印刷
书　　号　ISBN 978-7-308-24157-1
定　　价　98.00元

版权所有　侵权必究　　印装差错　负责调换

浙江大学出版社市场运营中心联系方式:0571-88925591;http://zjdxcbs.tmall.com

目　录

表目录

图目录

第一章 绪 言

一、研究背景

我国农村医疗卫生服务体系的无序和整体协同服务功效的缺失造成了县域农村医疗卫生服务供给总量不足、供给结构失衡和供给效率低下的局面。分级诊疗制度已经成为我国医疗卫生服务供给侧结构性改革的主线。医疗联合体[①](即医联体)是实施分级诊疗的重要抓手,是落实分级诊疗制度建设的重要方式。在建立分级诊疗制度的框架下,在推动作为农村医联体主要模式的医共体建设的过程中,必须建立整合型的、分工协作的医疗卫生服务网络。县域医共体整合碎片化医疗卫生资源,促进其合理配置与利用效率,推进县、乡、村纵向一体化进程目标的实现关键点在于医共体核心医院和合作基层医疗卫生机构之间的协同程度。因此,县域医共体的协同程度是一个亟须研究的科学问题和现实问题。

(一)国内相关研究的学术史梳理及研究动态

我国具有现代意义的农村卫生服务网络起源于20世纪30年代河北省定县的农村三级医学保健网。新中国成立后,在我国广大农村地区建立起了具有中国特色的农村三级医疗预防保健网,形成了三级组织之间的医防保功能互补的"分级分工"医疗卫生制度并建立了相互协同配合的关系。随着我国宏观经济体制改革的进程,计划经济时代的农村三级医疗预防保健网出现了断裂,形成"中心膨胀、枢纽萧条、基础松散"的局面,三级服务体系的运作效率降低。建立新型农村合作医疗制度以后,研究主要集中于资源层面的对口支援以及服务层面的双向转诊。随着2009年新医改政策

① 医疗联合体,是指由不同级别、类别医疗机构之间,通过纵向或横向医疗资源整合所形成的医疗机构联合组织。

的持续深入推进，国务院提出构建“基层首诊、双向转诊、上下联动、急慢分治”的分级诊疗制度。2018年12月，国家卫生健康委员会提出要全面推行县域医共体。学界围绕“分级诊疗”“医联体建设”“县域医共体建设”“县乡医疗服务体系一体化”“区域医疗协同服务”“复杂系统协同”等主题展开了对县域医共体的集中研究，其中和本课题有关的研究有：

(1)县域医共体建设中协同缺失或不足所造成的问题。主要表现在构成单位的角色分工不明确，存在利益壁垒，未形成合理的协作秩序。医共体的内部协同运作的配套措施和运行机制缺乏，导致医共体机构内和机构间的信息流、服务流、资金流、服务利用者运行不畅，医共体医疗卫生资源未被盘活，整体绩效不高。县域医共体的供给能力与服务利用者的需求不匹配，导致低端无效供给与高端有效供给失衡，特别表现为慢性病防治服务不整合的现象凸显。

(2)协同理论在分级诊疗和医联体建设中的具体运用。主要表现为协同理论在区域协同医疗卫生系统模型和医联体运营模式构建中的运用。例如，利用不稳定性原理和耗散结构理论分析医联体子系统中生成正负熵的因素，提出应该提高医联体中的负熵，尽量降低正熵，从而使医联体的整体系统全面、协调和可持续成长。

(3)协同度的评价研究。协同度的评价方法可以分为两类：一类是以哈肯为代表的协同论研究，通过评价组织生产活动的有序度，进而以此度量组织的协同性水平。我国学者研究出了可以实际计算的复合系统协同度模型。该模型被运用于评价卫生资源配置系统的协同度和县域农村公共卫生服务复合系统的协同度。另一类是熵的应用。我国学者提出了用管理熵理论来评价网络组织的协同性和复杂性，从协同结构、方式和职能等方面建立了系统协同性的评价模型，用熵信息含量表示所评价问题的协同度。管理熵、协同熵目前已经被广泛运用于评价不同类型的单一组织和网络组织的协同度、演化状态，并提出了相应的管理对策。遗憾的是在医疗卫生领域并没有得以运用。

(二)国外相关研究的学术史梳理及研究动态

构建层级分明、分工合理的诊疗体系的概念最早由世界卫生组织在1957年提出，主张建立相互配合，为患者提供连续、有序的三级诊疗服务。欧美等发达国家的分级诊疗制度相对成熟，通过全科医生与医疗保险等因素的引导，将患者的就医习惯严格地控制在社区首诊和双向转诊，对提高医疗质量与服务效率起到了很大的帮助。严格意义上来讲,国际上并没有医疗联合体这一确切概念。但毫无疑问的是,医院之间的协作以及医疗之间的联合对各国的医改事业都有着重要的意义。菲利普斯提出医疗改革的重点是进行各医疗机构间的资源整合,资源的整合是影响国家医疗水平的重要因素,医疗机构之间的优势资源的调整重组是可以有效提升各医疗机构间的协同合作能力,提高国家医疗卫生的服务能力,但是实施的过程复杂。英国通过全科医生的守门机制和医院托拉斯形成国家医疗卫生服务体系。美国通过整合型医疗卫生服务体系推进,强化各级医疗机构的共同责任——对患者在机构内或机构间的就诊负责。新加坡建成了包括公立性、营利性和民营性三种类型在内的公司集团化的医疗服务集团,各医疗机构的协作已经变得系统化、规模化。协同学是于20世纪70年代初由德国物理学家哈肯创立。协同学发展与完善了系统论、控制论、信息论与耗散结构理论等现代科学理论。艾里将协调度定义为“接收节点并可以处理相关节点发生的多样性的程度”,并且结合案例分析,得出了“任务相关的社会交互的总体有效性取决于整个网络中相互依赖的节点多样性及多样性处理的均衡程度”的结论。协同理论被应用到医疗服务领域,运用于纵向医疗服务的整合模式和医疗服务链模式的研究。熵可作为一种动态地度量企业的灵活程度、供应链信息共享、生产制造系统的复杂性和供应链中的脆弱性等评价度量方法。

总体说来,国内外学者针对分级诊疗,医联体,医疗卫生系统、机构和服务协同做了大量的研究,从规范研究和判断性文字描述逐渐转向实证,从定性转向定量,但仍然存在着以下不足:

(1)缺乏适合医联体和县域医共体协同模型的构建。医联体和县域医共体属于服务型制造网络,而网络的行为策略是基于节点之间的协同来实现的。医联体和县域医共体的节点机构基于自身能力条件的差异性相互合作,使得协同呈现为多层次、多维度。已有的医疗卫生领域复合系统协调度模型,基于子系统间及各种要素间关系趋势和程度协同度评判,不能精准对接服务型制造网络多层次、多维度协同。

(2)对医联体和县域医共体不协同原因的分析不到位。目前造成医联体和县域医共体不协同原因分析的研究散见于研究文献,要么学界讨论核心医院和合作基层医疗卫生机构之间的利益冲突与不信任管理,要么某一或某些资源要素配置不足、不到位,要么患者无序就医降低了机构间服务的协同等,从而缺乏从理论上和方法上对协同产生的本质原因的探究与定量描述。

(3)策略建议缺少系统性和明确的协同目标导向,无法获得核心利益相关者的共识。目前,多数的策略方案只是“点菜单式”的政策改进思路和方向,“组合拳”的效应不明显。缺少因地制宜实施的先后次序及其组合安排,缺少针对不同主体行为的调控策略,无法瞄准医联体和县域医共体不协同问题的靶心。

县域医共体机构内部各部门间、各机构间和各机构同环境之间的相互作用具有不确定性、非线性、难以预测性等特点,导致县域医共体协同问题十分复杂。本课题以协同学、管理熵和协同熵为基础构建县域医共体协同度评价模型,是对协同学理论的一种操作化,有利于丰富协同学理论的应用领域;同时,通过模型进行仿真、分析协同机理,对提高县域医共体的整体运作效率、提升服务质量有一定的参考价值。本课题旨在探讨促进县域医共体协同发展的针对性提升策略,为构建“基层首诊、双向转诊、急慢分治、上下联动”的分级医疗的就医局面提供依据,进而充分发挥现有农村医疗卫生资源的效用,促进区域医疗水平的共同发展,促进优质医疗卫生资源人人共享的实现。

二、研究内容

(一)研究对象

本课题的研究对象聚焦于县域医共体。根据研究目标和研究内容,重点研究涉及医联体、县域医共体协同发展的理论文献以及调查点县域医共体机构内部各部门间、机构间和服务链的协同,包括县域医共体核心医院和合作基层医疗卫生机构的医务人员、管理者、医疗卫生服务利用者以及涉及县域医共体管理的政府行政部门的负责人与管理人员。

(二)总体框架

1.县域医共体协同模型构建和协同度评价

(1)县域医共体协同模型构建

采用协同学理论、管理熵和协同熵对县域医共体机构内部各部门间、机构间和服务链的协同程度以及协同机制进行研究,界定县域医共体协同度及相关理论。在协同熵函数的一般算法的基础上构建县域医共体机构内部各部门间的协同度、机构间的协同度、服务链的协同度的“三层一体”的评价模型。

(2)县域医共体协同度评价

在分析县域医共体机构内部各部门间的协同要素,县域医共体机构间的关系和协同要素,县域医共体的服务链类型、周期和协同要素的基础上,设置相关的协同评价指标及指标计量方式,建立县域医共体协同度的评价模型及度量方法,在样本地区医共体中进行实证研究,进一步优化和完善评价模型,并通过调查评价来了解样本地区县域医共体协同度的水平。

2.关于分级诊疗背景下县域医共体协同度影响因素的研究

(1)分级诊疗背景下县域医共体协同利益相关者的诉求研究

协同产生的本质是由利益驱动。本课题通过专家咨询法、问卷调查和深度访谈,界定和分类县域医共体协同发展利益相关者,分析核心利益相关者的期望和利益诉求。

(2)分级诊疗背景下医共体建设对医疗卫生服务供给系统协同整合满意度的影响研究

满意度是评价医共体改革的关键指标。本课题在利益相关者界定的基础上,从供方利益相关者的视角出发,采用倾向得分匹配法分析医共体构建对医疗卫生服务供给系统协同整合满意度的影响。

(3)分级诊疗背景下县域医共体机构和人员关系特征的研究

针对协同产生另一驱动因素关系,本课题采用社会网络分析法将县域医共体抽象为一般意义的服务型制造网络,分析机构部门之间、机构之间的合作关系网络、信息交换关系网络、资源共享关系网络以及社会扶持关系网络和由县域医共体服务链组成的医务人员之间的情感网络、咨询网络、情报网络及信任网络的网络密度、中心性与影响力等关系特征。

(4)构建县域医共体协同影响因素的个人-团队协同两阶段的结构方程模型

在县域医共体协同利益相关者诉求和机构、人员关系特征研究的基础上,结合分级诊疗的相关政策和具体实践,采用结构方程模型,构建县域医共体协同影响因素模型,阐明不同影响因素间的逻辑关系,厘清原有利益链条,为提升策略奠定理论基础。

3. 关于分级诊疗背景下县域医共体协同度提升的策略研究

(1)县域医共体协同发展的理论框架

根据协同学、管理熵、协同熵、无缝隙组织理论、服务供应链协同理论等,结合理论文献和实际调查,梳理和总结符合分级诊疗要求的县域医共体多层次、多维度的协同特征,构建县域医共体协同发展的理论框架,揭示医共体协同运行的耦合机制及约束条件。

(2)分级诊疗背景下县域医共体协同度提升的策略研究

依据县域医共体协同模型和协同发展的理论框架,协同影响因素的两阶段结构方程模型,县域医共体机构内部各部门间、机构间和服务链协同的要素与水平,结合分级诊疗政策,根据样本县的现状,分别就提升县域医共体协同度、促进分级诊疗制度发展提出相应的政策策略。

研究方法详见各个章节。

第二章 县域医共体协同模型构建和协同度评价

一、国内外相关研究的述评

（一）国内外的研究现状

1.国内外医共体协同发展研究现状

我国关于县域医共体（以下简称“医共体”）的研究从概念解读到实证研究[1-4]，从微观的案例总结到宏观的体制机制剖析[1-7]，论证了医共体政策的必要性、可行性，总结了表现突出的医共体的发展经验，在发掘科学理论的道路上不断前进，也为全国大范围推广医共体建设奠定了坚实的基础。综合现有的研究成果，我国医共体协同发展有以下问题：(1)医共体建设中协同缺失会造成供需结构失衡、资源浪费、运行效率低下[1-2,8-9]；(2)医共体内各机构“联体不联心”，管理协同合力不足，出现“中心膨胀、枢纽萧条、基础松散”的局面[3,5-6,10-11]。

对此，学界围绕“医共体建设”“区域医疗协同服务”“复杂系统协同”等主题对医共体展开了集中研究。协同理论得到了广泛应用。张泽洪等[12]指出医联体形成利益共同体和责任共同体的关键是协同合作，并从不同角度分析了医联体在管理、过程、资源、制度上的协同困境，最终从信任角度提出相应的改善措施。游静[13]通过对多地医联体的运行状况进行调研，指出医联体协同的关键靠药品供给协同、医务人员协同以及医保政策协同。张皓等[3]以杭州市医共体为例，分析特色，总结经验，指出杭州市医共体以成长式协作为导向。曹飞等[14]主要介绍了医疗资源整合下建立的低耦合、低成本、模块化的协同工作信息平台。刘唯一[15]以苏州市医联体下辖区内居民和三级医院的医务人员为对象，调查了他们对医联体模式的认知与满意度，得出分级诊疗模式协同机制存在许多的基础问题。吴永华等[16]就医联体内成员机构专科共建问题指出,协同机制包括了技术支持、双向转诊、资源共享、人才培养等。李疆[17]从知识协同管理视角,经过对来自2个医联体内8个基层医疗卫生机构的医师开展调查,发现医联体结构对于知识协同成效和机构间的协同能力均有影响。王晥琳[18]分别从协同模式、体制、实施要素和实施效果等方面对四川省人民医院医联体协同建设进行了详细分析。高鹏等[19]分析了3种医联体模式的利弊,并从"利益协同""运作协同""整合协同"等角度提出了优化建议。吕剑楠等[20]通过定性访谈收集资料,基于管理协同理论进行分析,指出政府促进信息互联互通、制定政策统筹推进、医联体内部资源整合有力是促进区域医疗机构服务协同的有效举措。

从上述文献来看,我国医共体的协同发展研究主要围绕各种协同因素展开,相比之下,国外关于医联体的协同发展研究则主要围绕资源整合展开。Phillips Andrew[21]提出医疗改革的重点是进行各医疗机构间的资源整合,机构之间优势资源的重组能够有效提升各医疗机构间的合作能力。英国国家医疗服务体系通过全科医生的守门机制和医院托拉斯形成[22]。美国采用整合型医疗卫生服务体系强化各级医疗机构对患者在机构内或机构间就诊的共同责任[21-22]。

2.国内外医共体协同度评价的研究现状

具有广泛应用的协同度评价方法主要有两个:以有序度来度量组织的协同性水平;熵的应用也为协同度的评价提供了有力参考,如管理熵、结构熵目前已经被广泛运用于评价不同类型的单一组织和网络组织的协同度、演化状态。

国内关于医共体协同度评价的研究主要围绕战略、信息等协同因素展开。如高鹏[19]对不同类型的医联体分别提出了3种优化协同的路径:"利益协同、运作协同、整合协同"。吕剑楠[20]认为医联体要实现协同需以信息化建设为支撑,最重要的是要构建有效合理的利益分配机制。相似的,刘丹[23]提出了县域医院集团化模式要以信息协同为技术支撑,以战略协同为核心。张远妮[24]指出医疗集团的协同发展需要发挥战略协同管控的核心作用,完善管控框架,同时要发挥信息支撑、文化引领的作用。

国外主要是围绕医疗卫生服务的整合开展评价。如Devers等[25]提出卫生服务整合可从整合的结构、过程、结果测量。González-Ortiz等[26]将整合医疗核心领域大致划分为社区资源、卫生保健系统和政策等12个领域。

Michael等[27]为了评价基层医疗垂直整合项目，开发出了5步决策理论框架。Busetto等[28]研究整合医疗干预的机制、背景和结果之间的相互作用，构建了基于背景—机制—结果模型基础上的整合医疗模型。Valentijn等[29]开发价值整合医疗框架，从专业、组织、系统等领域阐明和解释整合医疗机制。Tang等[30]实施了一项农村社区干预实验，在组织协作模型基础上设计了适合我国多层级卫生服务体系的多机构协作模型。

从学者对医疗卫生领域的协同研究来看，信息是协同的技术支撑，利益是协同的关键所在。综合国内外有关协同度的评价维度可知，关于协同度的研究，侧重于资源、管理、战略、信息以及文化等关键维度。国际上对于医疗机构协同度的评价框架并没有达成一致，本书参考现有的协同度评价维度，采用结构—过程—效果分析框架来评价医共体的协同度。

（二）相关理论的发展与应用

1.熵理论

熵的概念伴随着热力学第二定律诞生，是1865年由克劳修斯创立的[31]。熵理论的应用可追溯到自然科学领域，后来熵的概念被泛化，在社会科学领域中也得到广泛运用[32]。通过文献查阅，目前基于熵理论的研究所涉及的领域有产业/企业协同发展[33-35]、项目实施[36-38]、卫生系统[39,40]等。

我国学者将熵引入管理科学中，得到管理熵的概念[31]。也有研究将熵理论与协同理论相结合，提出了协同熵。其最初被用来处理非高斯的噪声和脉冲噪声[41]。基于协同熵的研究，主要涉及协同评价[9,42]、机构协同监督[43]、公共危机多主体系统治理[44]等，应用领域包括业务管理[45]、高新技术产业生态系统的演化[46]、项目组合配置[47]等。Lei Chen[48]发表在*Entropy*杂志上的关于多层次医院管理协同绩效的研究，将协同熵计算原理与质量屋(house of quality，HOQ)测量模型相结合，构建了协同熵—质量屋测量模型，并在四川省成都市的多层次医疗机构中进行数据收集与验证。

熵理论和协同熵已在医疗卫生领域得到研究应用，但是关于此的研究数量较少。另外，当前已有少量的研究运用熵/协同熵进行协同评价，采用熵理论、协同理论和协同熵计算的现有研究为本研究提供了参考。无论是熵在企业管理和生态系统中的应用还是在医院管理中的运用，都提示我们在具有类似结构的医共体中，熵具有较为科学的使用价值。

2. 协同理论

协同理论源于德国物理学家赫尔曼·哈肯创立的协同学[31]。研究者们通过对自然系统和社会系统协同现象的大量研究，概括了系统中形成有序结构的特点：内部子系统在临界条件下，相互通过非线性作用而产生协同，使系统从无序走向有序，从有序走向更有序，最后形成新的结构和功能[28]。协同理论认为要通过明确目标，参与方交换信息和利益诉求，以便提出的方案能够较好地满足各方的利益诉求[6]。当前，基于协同理论的国内外研究涉及医院管理[8]、学科建设[49-50]、公共管理[51-53]等领域。

本研究选取协同理论作为分析依据之一，原因在于协同的特性[6]：(1)战略目标的一致性。医共体要实现目标，需要组成机构的目标一致从而形成合力。(2)资源共享，互惠互利。协同的过程就是资源整合优化的过程，符合医共体参与主体在协同过程中需要技术、资源、信息共享的客观要求。(3)责任分担。医共体建立责权利清晰的机构制度，帮助成员单位精准定位，共担风险，共享利益。

二、县域医共体协同度的内涵及构成

(一)县域医共体协同度的内涵

医共体是指充分发挥县医院级的城乡纽带作用和县域龙头作用，形成县、乡、村医疗卫生机构分工协作的机制，构建县、乡、村三级联动的县域医疗服务体系。它重点探索"以县级医院为龙头，以乡镇卫生院为枢纽，以村卫生室为基础"的县乡一体化管理，并与乡村一体化有效衔接。医共体旨在将县、乡、村三级医疗卫生服务机构整合成为复杂的网络系统。医共体组织是一个复杂的网络系统，具有整体性、动态性、层次性和适应性的特点，其协同整合需通过共同组织结构的发展、专业实践的合并和利益主体的协同管理等来实现执行或贯彻协作的概念[54,55]。医共体的协同是指协调不同级别的医疗卫生机构，一致完成提升基层服务能力，为群众提供连续性、高质量的医疗卫生服务目标的过程或能力[1]。本研究将医共体协同度定义为：医共体中各医疗卫生机构及多种要素在发展过程中协调的程度，是指牵头单位、成员单位在逐步完成分级诊疗这个目标过程中协调一致、相互配合的程度。

医疗卫生机构间的关系、医疗卫生机构中科室/部门间的关系与服务对象的关系以及资源整合后的流动等反映了医共体组织的结构与协同性。查阅相关的文献资料，根据我国医共体的实际情况，确定医共体的协同性可以分为单一机构内部的协同性、医共体机构间的协同性和纵向跨机构医疗卫生服务链的协同性。其中，单一机构内部的协同性为各部门/科室互相协调、合作，形成机构内部协同。医共体机构间的协同性是指医共体中牵头医院与成员机构、各成员机构间基于共识而协同联动，形成机构间的网络关系，即医共体中机构间协同，医共体中牵头医院的角色通常由县级医院承担。本研究中的县级医院主要是指县医院或县中医院，成员机构主要是指乡镇卫生院和村卫生室。纵向跨机构医疗卫生服务链的协同性是指统筹服务链上各环节的人力、物力、财力、信息和技术等资源，形成复杂的网络系统，为患者提供"疾病诊疗—康复—长期护理"的连续性服务。在机构内协同的基础上，促进各机构间的协同，机构资源整合产生单体医疗卫生机构无法实现的新的系统结构和功能，推动医共体组织从离散趋于集中，从部分趋于整体。3个层次的结构不是固定的和绝对独立的，会随着时间不断演进和变化。

（二）县域医共体协同度的构成

经过对医共体协同要素和整合型医疗卫生服务的现有研究进行阅读归纳，发现医共体在建设和发展周期全过程中都可能会有协同的产生，这种协同源于机构内部，逐渐拓展和延伸到机构间。本研究在"结构—过程"框架基础上引入效果要素，形成"系统结构—行动过程—行动效果"的分析框架：医共体着力于相对稳定、规范持久的系统结构，在服务提供过程中的协同状态及由过程产生的行动和结果表现[56]。系统结构指医共体运行所需要的组织结构和资源安排，指导并约束机构及人员的行为过程，行动过程包括医共体内外部的分工协作和联合服务情况，行动效果聚焦于医共体的一体化程度。

本研究将医共体作为一个大的整体，从机构内、机构间、服务链3个层次来研究医共体协同度的评价指标。每个层次的指标体系均由"系统结构—行动过程—行动效果"3个一级指标组成，但每个体系中的二级和三级指标不相同。

1. 医共体机构内部的协同度

内部协同是衡量一个机构整体运行效率的重要指标，内部协同通过机构固有协同性因素反映[45]。机构内部协同的系统结构是反映医疗卫生机构各科室的责权利，服务流程和绩效考核等资源的安排和管理制度的指标，如业务科室服务流程衔接顺畅，将人员分工协作纳入了绩效考核体系等。行动过程反映医疗卫生机构内各科室间的信息系统、跨学科合作和政策执行力。行动效果则从机构各科室核心价值的一致性、结余资金分配的合理性评价来呈现。

2. 医共体机构间的协同度

机构间的协同既强调牵头单位对成员单位在人财物方面的指导与帮扶以及在组织文化上的调动与感染，也强调成员单位间的价值认同与交流互动。如果没有统一的目标和日常互动，就无法实现资源向弱势区域流动，无法提高基层医疗卫生的服务水平。共同的组织目标是医共体中一切成员的行动指南，对医共体及各机构的活动起制约和指导作用[51]。合理设置协调各机构关系与合作的部门或专人，在医共体发展中力求将各机构的优势充分发挥。此外，在医共体建设中，牵头医院与乡村级医院的差距明显，需要通过共享合作在政策制度范围内合理运用人财物的资源，维持医共体的可持续发展。医共体中各机构的合作体现在业务活动、人员活动和信息的流动中，充分利用人和信息这两大资源来实现机构间的相互了解和紧密协作，各机构能够发挥优势、加强交流，能够对转诊患者进行全服务链的过程管理。机构协作产生的效果直接体现在医共体各机构价值观的转变和患者双向转诊的数量及质量上，只有各机构相互信任、拥有继续合作的意愿，才能更好地保证患者服务的连续性和质量。因此，医共体机构间的协同度评价系统结构主要包括目标匹配、组织设置、人财物配置；行动过程主要体现在服务协同、人员流动和信息传递；行动效果则主要体现在双向转诊、利益分配和持续合作。

3. 医共体服务链的协同度

医共体服务链是为满足服务对象的需求和实现最大化价值而形成的复杂的网状结构，主要为患者提供跨机构的连续性医疗服务[58]，这离不开制度的约束和政策的指导。医共体中存在经济且便利的纵向沟通渠道，是提供连续性服务的保障。在经过一段时间的磨合和接洽后，各机构对医共体的作用与效果的评价直接影响他们未来致力于协同发展的积极性。医共体服务链的协同度的评价指标包括连续性服务设计、管理制度、即时沟通、信息共享、服务一体化。

值得注意的是，机构内与机构间协同更多的是管理协同和资源协同，服务链协同更多的是服务协同。机构间协同强调的是多家机构间的管理、资源、交流的关系网络。服务链协同形成的服务网络是以患者服务为中心，更强调医共体内不同级别的医疗卫生机构为保障患者服务的连续性所采取的措施。机构间协同度的评价侧重各医疗卫生机构从自身角度评价医共体中其他医疗机构的行为。服务链协同度的评价强调各医疗机构对所属医共体的全方位评价。

三、研究方法

采用模糊综合评价法测量医共体协同指标的主观权重。为规避专家主观判断的误差对权重分配的影响，采用专家偏好系数选择模型对主客观权重进行加权组合[59]。

（一）基于模糊综合评价法确定各指标的主观权重

1.建立各级指标因素集

一级指标的因素集为：$U=\{U_1,U_2,\cdots,U_i,\cdots,U_n\}$ $(i=1,2,\cdots,n)$
式中，U_i为一级指标的第i个因素，n是因素的数目。它又由二级指标因素集决定，即二级指标的k个因素：

$$U_i=\{U_{i1},U_{i2},\cdots,U_{ik},\cdots,U_{il}\}\ (k=1,2,\cdots,l)$$

二级指标的因素$U_{ik}(i=1,2,\cdots,n;k=1,2,\cdots,l)$，由三级指标因素决定。三级指标的因素集为：

$$U_{1k}=\{U_{1k}^1,\ U_{1k}^2,\ U_{1k}^3,\cdots,U_{1k}^m,\cdots,U_{1k}^M\}$$
$$U_{2k}=\{U_{2k}^1,\ U_{2k}^2,\ U_{2k}^3,\cdots,U_{2k}^m,\cdots,U_{2k}^M\}$$
$$\cdots$$
$$U_{ik}=\{U_{ik}^1,\ U_{ik}^2,\ U_{ik}^3,\cdots,U_{ik}^m,\cdots,U_{ik}^M\}$$

三级指标的因素$U_{ik}^m(i=1,2,\cdots,n;k=1,2,\cdots,l;m=1,2,\cdots,M)$。

2. 构建评语集

$$V=[V_1,V_2,V_3,V_4,V_5]=[9,7,3,5,1]$$

本研究根据专家的打分结果，将指标得分1～2分、3～4分、5～6分、7～8分、9～10分各为一个分数段，统计各指标5个分数段的频率，形成评价等级矩阵。

3. 构建权重集

一级指标的权重集：$W=[W_1,W_2,\cdots,W_i,\cdots,W_n]$ $(i=1,2,\cdots,n)$

二级指标的权重集：$W_i=[W_{i1},W_{i2},\cdots,W_{ik},\cdots,W_{il}]$ $(i=1,2,\cdots,n;k=1,2,\cdots,l)$

三级指标的权重集：$W_{ik}=[W_{ik}^1,\ W_{ik}^2,\cdots,W_{ik}^m,\cdots,W_{ik}^M]$ $(i=1,2,\cdots,n;k=1,2,\cdots,l;m=1,2,\cdots,M)$

4. 构建模糊矩阵

一级指标的模糊矩阵：$\boldsymbol{R}=[B_1,B_2,\cdots,B_i,\cdots,B_n]$ $(i=1,2,\cdots,n)$

二级指标的模糊矩阵：$\boldsymbol{R}_i=\begin{bmatrix} r_{i11} & r_{i12} & \cdots & r_{i1m} \\ r_{i21} & r_{i22} & \cdots & r_{i2m} \\ \cdots & \cdots & & \cdots \\ r_{il1} & r_{il2} & \cdots & r_{ilm} \end{bmatrix}$ $(i=1,2,\cdots,n)$

三级指标的模糊矩阵：$\boldsymbol{R}_{ik}=\begin{bmatrix} r_{i11}^1 & r_{i12}^2 & \cdots & r_{i1k}^k & \cdots & r_{i1m}^m \\ r_{i21}^1 & r_{i22}^2 & \cdots & r_{i2k}^k & \cdots & r_{i2m}^m \\ \cdots & \cdots & & \cdots & & \cdots \\ r_{il1}^1 & r_{il2}^2 & \cdots & r_{ilk}^k & \cdots & r_{ilm}^m \end{bmatrix}$

式中，B_i表示第i个一级指标模糊综合评价的结果。r_{ikj}指的是按因素U_{ik}评判时，评判对象对评语V_j的隶属度为r_{ikj}。

5. 模糊综合评价模型

首先对三级指标的因素进行综合评判，逐级推进，最终达到多级模糊综合评判。一级指标的综合评价结果：

$$B_j=W_i\times R_i=[W_{i1},W_{i2},\cdots,W_{ik},\ \cdots,\ W_{il}]\times R_i$$

其中，B_j $(j=1,2,\cdots,n)$表示被评价指标所具有评语V_j的隶属度。

目标层的综合评价结果为：

$$B=W\times R=[W_1,W_2,\cdots,W_i,\cdots,W_n]\times\begin{bmatrix}B_1\\B_2\\\cdots\\B_n\end{bmatrix}$$

根据专家对指标重要性、可操作性和熟悉度三者之间的得分分配，确定了权重计算中的隶属度[5]。将此作为下一步计算指标权重值的模糊综合评判法中的隶属度，本研究的隶属度为(0.397，0.323，0.280)。

模糊综合评价模型为：$Z_i=K\times W_i\times \boldsymbol{R}_{ij}\times V_i$，式中$K$为逻辑数；$W_i$为Fuzzy评判的隶属度；$\boldsymbol{R}_{ij}$为15位专家对每一项指标的评价矩阵；$V_i$为评分等级向量的转置；$Z_i$为各项指标的综合评分。

本文的模糊综合评价模型为：

$$Z_i=K\times[0.397,0.323,0.280]\times\begin{bmatrix}r_{i11}&r_{i12}&\cdots&r_{i1m}\\r_{i21}&r_{i22}&\cdots&r_{i2m}\\\cdots&\cdots&&\cdots\\r_{il1}&r_{il2}&\cdots&r_{ilm}\end{bmatrix}\times\begin{bmatrix}9\\7\\5\\3\\1\end{bmatrix}\tag{2.1}$$

所有指标的K值均为1。

在此基础上，计算出各指标的权重系数，即：

$$P_i=Z_i/\sum Z_i\tag{2.2}$$

式中，P_i为权重系数；Z_i为各项指标的综合评分。

（二）基于熵值法确定客观权重

以医共体机构间的协同度的评价指标为例，医共体机构间的协同度的评价体系中有32个评价参数，共13个待评价对象。

为消除因计量单位的不同而对实证结果产生干扰，获得评价数据后需经过量纲一化处理，从而将其标准化。32个评价参数均属于效益型指标，采用$p'_{ij}=(p_{ij}-\min p_{ij})/(\max p_{ij}-\min p_{ij})$公式，式中，$\max p_{ij}$、$\min p_{ij}$为各评价对象对第$j$个评价参数的最大值和最小值。

根据熵值及熵权定义，第j个参数的熵值H_j及熵权W_j分别为：

$$H_j=-\frac{1}{\ln 13}\sum_{i=1}^{13}\frac{p'_{ij}}{\sum_{i=1}^{13}p'_{ij}}\ln\frac{p'_{ij}}{\sum_{i=1}^{13}p'_{ij}}\tag{2.3}$$

$$W_j=\frac{1-H_j}{32-\sum_{j=1}^{32}H_j} \tag{2.4}$$

式2.3中，$0\leqslant H_j\leqslant 1$，规定当$\frac{p'_{ij}}{\sum_{i=1}^{13}p'_{ij}}=0$时，$\sum_{i=1}^{13}\frac{p'_{ij}}{\sum_{i=1}^{13}p'_{ij}}\ln\frac{p'_{ij}}{\sum_{i=1}^{13}p'_{ij}}=0$。

式2.4中，$0\leqslant W_j\leqslant 1$且$\sum_{j=1}^{32}W_j=1$。

（三）最终组合权重确定

本研究使用较简便且能反映主客观权重主次的线性加权组合方法，根据该方法求得参数的综合权重。

$$q_j=uS_j+(1-u)W_j \tag{2.5}$$

$$u=\begin{cases}0.2, & \lg\frac{z}{m}\leqslant -0.3\\ 0.5+\lg\frac{z}{m}, & -0.3<\lg\frac{z}{m}\leqslant 0.3\\ 0.8, & \lg\frac{z}{m}>0.3\end{cases}$$

式中，u为专家偏好系数，可反映主客观权重的主次问题，其取值范围为$0<u<1$。m为评价对象数，z为评价专家数。为使专家偏好系数不至于极大或极小而忽略了数据的客观或专家的偏好，专家偏好系数模型将u的取值范围进一步缩小到$0.2<u<0.8$。

（四）协同度测算

Claude E. Shannon将系统S内存在的多个离散事件$S=\{L_1, L_2, \cdots, L_N\}$，每个事件随机出现概率$P=\{P_1, P_2, \cdots, P_N\}$的信息熵定义为[60]：

$$H(S)=-\sum P_i\log P_i,(i=1,2,\cdots,n) \tag{2.6}$$

宋华岭等[61]详细阐述了管理熵就是系统内部单个要素信息量对整个系统信息总量的贡献程度的度量。

若n_r为系统的协同关系数，t为不同系统的要素数，则系统协同关系链为$n=\sum_{r=1}^{t}n_r$；如果概率为$f_x=n_t/n$，则协同熵为：

$$H=-\sum_{r=1}^{t}\frac{n_t}{n}\log\frac{n_t}{n}=-\sum_{r=1}^{t}f_r\log f_r=\sum_{r=1}^{t}p_r\log p_r \tag{2.7}$$

医共体内各级指标的协同关系和协同效应，必然反映了其内部及彼此间形成的协同交互影响，这种影响又被施加到医共体机构内、机构间的协同过程和结果，则可建立医共体各级指标间的协同影响力矩阵$\varepsilon=\left[Q_i,\ Q_j\right]_{n\times n}=(\mu_{ij})_{n\times n}$，

$$\varepsilon=\begin{bmatrix}\mu_{11} & \mu_{12} & \cdots & \mu_{1v} & \cdots & \mu_{1n}\\ \mu_{21} & \mu_{22} & \cdots & \mu_{2v} & \cdots & \mu_{2n}\\ \vdots & \vdots & \cdots & \vdots & \cdots & \vdots\\ \mu_{u1} & \mu_{u2} & \cdots & \mu_{uv} & \cdots & \mu_{un}\\ \vdots & \vdots & & \vdots & & \vdots\\ \mu_{n1} & \cdots\mu_{n2} & \cdots & \mu_{nv} & \cdots & \mu_{nn}\end{bmatrix}, \tag{2.8}$$

$$\mu_{uv}=\begin{cases}1,\ \text{指标}i\text{与指标}j\text{协同}\\ 0,\ \text{指标}i\text{与指标}j\text{非协同}\end{cases}$$

式中，μ_{uv}或μ_{vu}为指标u与指标v两者之间的协同组合的可行性，且其组合是有助于协同目标点；$\mu_{uv}=\mu_{vu}$，则协同相关矩阵为对称矩阵；若$u=v$，则μ_{uv}代表该指标自身的协同属性或该指标不与其他指标协同，作为医共体协同过程中不可或缺的部分。

本研究中，如果机构L_i与L_j在某个指标上的协同矩阵的i行或j列的L_{ij}皆为1，则称该指标为全协同状态；否则，称该指标处于非全协同状态。协同矩阵是对称矩阵。若$h(i,\ j)$为机构L_i与机构L_j的协同轨迹上的一个节点，所有节点的总数为k，则L_i的协同轨迹上的节点集合为$h=[(L_i,\ L_1),(L_i,\ L_2),\cdots,(L_i,\ L_j),\cdots,(L_i,\ L_k)]$，$k\leqslant n$。设具有协同状态的机构个数为$k_u$，则维度间或各三级指标协同熵为：

$$H(Q_u)=-\frac{k_u}{k}\log\frac{k_u}{k}\ (u=1,2,\cdots,n) \tag{2.9}$$

若$H(Q_u)_{\max}$为某一层次中三级指标的最大协同熵，$T(Q_u)$为三级指标Q_u与其他三级指标之间的协同程度，则其协同度：

$$T(Q_u)=1-\frac{H(Q_u)}{H(Q_u)_{\max}}\quad (u=1,\ 2,\ \cdots,\ n) \tag{2.10}$$

协同分为系统内协同和系统间协同,因此,协同熵也存在内部协同熵和间协同熵。对于医共体而言,三级指标之间的协同程度反映的是医共体内机构间的匹配、协作的过程。各层次三级指标协同熵只考虑三级指标间协同熵即可,二级指标协同熵则需考虑维度内和维度间的协同熵。二级维度间协同熵 $H_1(Q_u)$为:

$$H_1(Q_u)=-\frac{k_u}{k}\log\frac{k_u}{k}\quad(u=1,2,\cdots,n)\tag{2.11}$$

医共体各层次二级维度内部协同熵值:

$$H_2(Q_u)=-\sum_{u=1}^{n}w_{ijd}\frac{k_u}{k}\log\frac{k_u}{k}\quad(u=1,2,\cdots,n)\tag{2.12}$$

式中,w_{ijd}为各三级指标的综合权重。

各层次二级维度的协同总熵为:

$$H_3(Q_u)=H_1(Q_u)+H_2(Q_u)\quad(u=1,2,\cdots,n)\tag{2.13}$$

二级指标的整体协同度:

$$T_1(Q_u)=1-\frac{H_1(Q_u)+H_2(Q_u)}{\left[H_1(Q_u)+H_2(Q_u)\right]_{\max}}\tag{2.14}$$

式中,$\left[H_1(Q_u)+H_2(Q_u)\right]_{\max}$为二级指标的最大协同总熵。

根据二级指标协同度可得一级指标协同度 $T_2(Q_u)$为:

$$T_2(Q_u)=\sum_{j=1}^{m}w_j T_1(Q_u)\quad(j=1,2,\cdots,n)\tag{2.15}$$

式中,w_j为二级指标的综合权重。

层次协同度:

$$T_3(Q_u)=\sum_{i=1}^{n}w_i T_2(Q_u)\quad(i=1,2,\cdots,n)\tag{2.16}$$

式中,w_i为一级指标的综合权重。

四、医共体协同度测量指标体系的构建

(一)指标选取的原则

1.科学性原则

本研究指标体系的取舍与公式的推导都具有科学的依据。就医共体

协同度的指标选择而言,从相关政策和文献出发,科学地选取指标。在实践中,又根据专家咨询结果和实际情况对指标进行删减或者新增,或将原有的一些指标进行修改,使说法更加专业和通俗易懂。

2.综合性原则

影响和体现医共体协同度的因素有很多,利用单一因子不可能对医共体协同度及其变化趋势进行科学评价,需要考虑到医共体涉及的制度、流程、信息化、人员互动等,确定评价层次,并且指标之间应尽量不互相重复。

3.易获得性原则

医共体协同度评价指标体系的构建具有可持续性的应用价值,所选的指标必须具有较好的可操作性。为最大可能地保证指标体系的真实、客观,选取的指标是能够通过各机构已存档或已上报的历史数据进行收集或现场查阅文件等资料来评价。

4.代表性原则

指标体系无法概括医共体协同度的所有方面,指标具有代表性,能直接反映医共体的主要现状与协同特征。同时,又可以简化指标体系,集中反映医共体各个方面的协同趋势。

(二)评价指标框架的初步构建

通过分析相关文献,发现医共体的协同源于机构内部,逐渐拓展和延伸到机构间,最后转化到以患者为中心、以患者服务的连续性为重点的服务链。医共体评价最常见的有人才培养、科研合作、资源共享、双向转诊、信息化建设等[6-7,11]。初步确定医共体机构内协同度评价指标体系包括3个一级指标、7个二级指标和13个三级指标;医共体机构间协同度评价指标体系包括3个一级指标、14个二级指标、35个三级指标;医共体服务链协同度评价指标体系包括3个一级指标、5个二级指标和15个三级指标。

(三)专家咨询结果

1.专家的基本情况

本研究遵照以下几点进行专家筛选:(1)专家在医共体领域的专业性。我们选取了来自卫生事业管理、公共卫生、卫生管理、卫生政策、临床领域的专家,这些皆为对医共体管理和具体工作有较好了解的专家。(2)专家的数量。两轮共咨询了15个专家。(3)专家的配合性。本研究填写专家咨询表需要有一定的时间和精力,所选取的专家均表示有时间配合咨询,并保证所答内容的真实性。两轮共咨询30人次,共15位专家。专家年龄段集中分布在30~59岁,其中53.33%为硕士研究生及以上学历,担任行政职务的占73.33%。详见表2.1。

表2.1 专家的基本情况(N=15)

变量	分类	人数	构成比(%)
年龄(岁)	20~30	1	6.67
	30~40	5	33.33
	40~50	3	20.00
	50~	6	40.00
文化程度	高中或大专	3	20.00
	本科	4	26.67
	硕士研究生及以上	8	53.33
行政职务	无	4	26.67
	工会主席	2	13.33
	副主任	2	13.33
	副院长	4	26.67
	院长	3	20.00
专业领域	公共卫生	3	20.00
	卫生管理	4	26.67
	卫生政策	3	20.00
	医院管理	2	13.33
	临床医疗	3	20.00

根据专家的距离情况,以电子邮件的形式进行咨询。两轮专家咨询分别于2020年5月和2020年6月进行,收回全部问卷。咨询表内容包括专家的基本信息,对各级指标的重要性、可操作性、熟悉程度进行打分,以及判断依据选择,两轮咨询均针对研究和表内容进行了介绍。回收咨询表后,利用Excel 2016计算指标重要性和可操作性的均值、标准差及变异系数。均数表示专家意见的集中趋势,变异系数表示专家对某个指标的打分的一致程度。两轮专家咨询结果均以均值大于3.5、变异系数小于0.25为标准对指标进行保留[62]。

2.咨询结果的可靠性分析

(1)专家的积极程度

专家的积极程度的大小说明专家对该课题的关心程度[63]。本研究两轮咨询的专家的积极程度均为100%,详见表2.2。

表2.2　专家的积极程度

咨询轮数	发出问卷数(份)	回收问卷数(份)	专家的积极程度(%)
第一轮	15	15	100
第二轮	15	15	100

(2)专家的权威程度

专家判断依据和对指标的熟悉程度是专家的权威程度的两个决定因素。本研究将专家判断依据分为国内外同行的了解、理论分析、实践经验、直觉,分别对其赋值0.1、0.3、0.5、0.1,经计算,本研究中的专家判断系数为0.8,表明判断依据对专家的影响程度较高。把专家对指标的熟悉程度打分分为5个等级——非常不熟悉、不太熟悉、一般、熟悉和 非常熟悉,由低到高分别赋值0.2、0.4、0.6、0.8、1.0。专家的权威程度等于专家判断系数与熟悉程度的算术平均数[62-63],其计算公式为:

$$Cr=(Ca+Cs)/2 \tag{2.17}$$

式中,Cr为专家的权威程度;Ca为判断系数;Cs为熟悉程度。

通过计算,$Cs=0.78$,大于0.7,说明专家对本次研究内容整体上比较熟悉。$Cr=0.79$,大于0.7,说明本次咨询结果的可信度较高。

(3)专家咨询协调系数

专家咨询协调系数可以判断专家对每一个指标的评价是否存在较大的分歧,同时也能反映咨询结果的可信程度[62-63]。

肯德尔和谐系数的公式与计算:协调系数W,$0\leqslant W\leqslant 1$,W越大,说明协调程度越好;反之,W越小,说明协调程度越差。

$$S_j=\sum_{i=1}^{M_j}R_{ij} \tag{2.18}$$

式中,S为全部指标等级和的离均差平方和。

W为所有专家对所有指标的协调系数,m为专家总数,n为指标总数。W的计算公式如下:

$$W=\frac{12}{m^2(n^3-n)-m\sum_{i=1}^{m}T_i}\sum_{i=1}^{m}d_j^2 \tag{2.19}$$

专家咨询协调系数数据分析如表2.3所示。在指标的重要性和可操作性方面,专家意咨询协调性较好,可信度较高,结果可取。

表2.3　专家咨询协调系数

项目	重要性			可操作性		
	W	χ^2	P	W	χ^2	P
第一轮	0.172	239.40	<0.001	0.186	276.25	<0.001
第二轮	0.276	216.06	<0.001	0.388	267.92	<0.001

3.专家咨询结果及指标权重的确定

(1)第一轮专家咨询结果

邀请15位专家对医共体协同度测量指标进行重要性和可操作性打分。根据所获得的结果,计算出各指标体系中各级指标的均值、标准差、方差和变异系数。

①重要性分析

调查结果显示,在医共体机构内协同度评价指标体系的三级指标中,重要性均值最高的为4.667,对应的指标为"机构内共享型卫生信息化平台的科室覆盖率""机构各科室能够认可并支持加入医共体";均值最低的为3.800,对应的指标为"机构各行政管理部门的管理职能数"。变异系数最低的指标的变异系数为0.132,对应的指标为"机构各科室对医共体制度具有较强的执行力",说明专家对这个指标的重要性打分较一致;变异系数最高的为0.322,对应的指标为"机构根据职位权力等级划分的管理级数"和"机构各管理级数中的管理人数"。

在医共体机构间协同度评价指标体系的三级指标中,重要性均值最高的为4.733,对应的指标为"医共体内各机构以推进服务一体化进程、构建整合型医疗卫生服务体系为目标"和"医共体医保支付、绩效考核与医共体各机构内部分配机制是否协同";均值最低的为3.800,对应的指标为"医共体能够与非医共体内成员单位之间形成有序竞争"。变异系数最低的为0.097,对应的指标为"医共体内各机构以推进服务一体化进程、构建整合型医疗卫生服务体系为目标"和"医共体医保支付、绩效考核与医共体各机构内部分配机制是否协同";变异系数最高的为0.339,对应的指标为"医共体内各机构能够与非医共体内成员单位之间形成有序竞争"。

医共体服务链协同度评价指标体系的三级指标中,重要性均值最高的为4.733,对应的指标为“医共体建立了双向转诊制度与服务流程”和“医共体医疗服务体系建立了基层首诊制,并提供切实可行的实施方案”;重要性均值最低的为4.100,对应的指标为“医共体建立了后勤服务中心”。变异系数最低的为0.097,对应的指标是重要性均值最高的两个指标;变异系数最高的为0.268,对应的指标为“医共体建立了消毒供应中心”。

结果详见表2.4至表2.6。

②可操作性分析

指标可操作性分析的结果显示,对于一些能够通过现有文件或数据获取的指标,专家们也认为其可操作性较好,如“机构根据职位权力等级划分的管理级数”,但因为其重要性较差,所以还是选择删除此类指标。

具体来看,机构内协同度评价指标体系的三级指标中,可操作性均值最高的为4.667,对应的指标为“机构内共享型卫生信息化平台的科室覆盖率”和“机构行政管理部门中本科以上学历且中级以上技术职称的人数占比”。专家认为,这两个数据比较容易获取。可操作性均值最低的为4.000,对应的指标为“机构各行政管理部门的管理职能数”“患者门急诊、住院等服务中各业务科室服务流程衔接顺畅且透明互通”和“机构内采用全通道式沟通方式的科室数占比”。可操作性变异系数最低的为0.132,对应的指标为“机构行政管理部门中本科以上学历且中级以上技术职称的人数占比”,说明专家对这个指标的可获得性的看法高度一致;变异系数最高的指标为“机构各科室能够认可并支持加入医共体”,系数为0.261。

医共体机构间协同度评价指标体系的三级指标中,可操作性均值最高的为4.533,对应的指标为“医共体内各机构之间有横向联通机构”“单位实际占用总床日数、实际开放总床日数”“单位双向转诊效果:本年度上转患者人次、下转患者人次、通过病例协调员或专职部门协调转诊的人次数”;可操作性均值最低的为3.800,对应的指标为“医共体内各机构拥有统一的价值理念和文化氛围,有一体的服务理念和群体意识”“医共体内各机构拥有良好的诚信意识,能够相互信任”。可操作性变异系数最低的指标的变异系数为0.052,对应的指标为“医共体内各机构核定编制总量,统筹使用”;变异系数最高的指标为“医共体内各机构定期参加医共体工作会议”,变异系数为0.272。

医共体服务链协同度评价指标体系的三级指标中,可操作性均值最高的为4.600,对应的指标为“医共体结合实际制定了病种目录、转诊前评估制度”“医共体内实现了影像共享”“医共体内实现了检查检验共享”。专家认为，这些指标能够通过实地走访和制度文件来客观反映，比较容易获取。可操作性均值最低的为3.967，对应的指标为“医疗服务利用者、经过整合的医疗服务提供者不再是孤立的个体，而是医共体服务链的重要组成部分”。可操作性变异系数最低的指标的变异系数为0.110，对应的指标为“医共体结合实际制定了病种目录、转诊前评估制度”，说明专家对这个指标的可操作性的看法高度一致；变异系数最高的为0.257，对应的指标为“医共体建立了消毒供应中心”。

结果详见表2.7至表2.9。

第一轮专家咨询后，以均值大于3.5、变异系数小于0.25为指标保留标准。删除了医共体机构内协同度三级指标筛选表中的评价机构管理的3个指标，分别是“机构根据职位权力等级划分的管理级数”“机构各管理级数中的管理人数”和“机构各行政管理部门的管理职能数”；还删除了“机构各科室能够践行医院文化和服务宗旨”“机构各科室能够认可并支持加入医共体”。此外，部分专家认为“机构行政管理部门中本科以上学历且中级以上技术职称的人数占比”受地方经济及医院政策的影响较大，需要根据实际情况判断是否具有代表性。医共体机构间协同度三级指标筛选表中，删除了“医共体内各机构认可并协同实施医共体的战略方案”“医共体内各机构能够根据医共体战略方案制定合理清晰的工作目标”“医共体内各机构之间有横向联通机构”“医共体内各机构定期参加医共体工作会议”“医共体内各机构本年度获得的财政补助比例”“单位实际占用总床日数、实际开放总床日数”“本年度单位签约服务状况”“医共体内各机构拥有良好的诚信意识，能够相互信任”“医共体内各机构能够与非医共体内成员单位之间形成有序竞争”。对于可能与其他指标存在重复交叉的“医共体内各机构有统一的战略目标和发展规划”指标也给予了删除。医共体服务链协同度三级指标筛选表中，删除了“医共体建立了消毒供应中心”“医共体建立了后勤服务中心”“医共体建立了消毒供应中心”。

增加指标：医共体机构间协同度三级指标筛选表中增加了“医共体内建立了公平合理的医保基金结余分配比例”“医共体的监督和考核机制是否与各机构内部机制协同”“医共体内各机构都实施了针对转诊患者的医保优惠政策”“医共体内各机构间维持着公平有效的分工合作关系”“本年度您单位的医务人员去上级医院学习进修的人次数”“上级医院本年度派出到您单位的专业技术人才的人次数”。医共体服务链协同度三级指标筛选表中增加了“医共体内县级专家与基层医生、全科医生能够随时联络沟通”“医共体将分工协作的情况纳入单位绩效考核体系”“医共体内建立了统一规范的电子健康档案和电子病历”。除此之外，将部分指标进行合并或者拆分、修改名称。

表2.4　第一轮专家对医共体机构内协同度评价指标重要性的处理结果

三级指标	均值	标准差	变异系数	处理
1.机构根据职位权力等级划分的管理级数	3.867	1.246	0.322	删除
2.机构各管理级数中的管理人数	3.867	1.246	0.322	删除
3.机构各行政管理部门的管理职能数	3.800	1.148	0.302	删除
4.机构各部门能够明确部门责权利关系并建立目标明确、公平有效的制度	4.467	0.746	0.167	保留
5.机构各科室对医共体制度具有较强的执行力	4.467	0.590	0.132	保留
6.机构行政管理部门中本科以上学历且中级以上技术职称的人数占比	4.133	0.918	0.222	待定
7.患者门急诊、住院等服务中各业务科室服务流程衔接顺畅且透明互通	4.600	0.630	0.137	保留
8.将各科室之间的人员分工协作的情况纳入了绩效考核体系	4.533	0.916	0.202	保留
9.机构对结余资金的分配公平合理地体现了医务人员的劳动技术价值	4.467	0.742	0.166	保留
10.机构内共享型卫生信息化平台的科室覆盖率	4.667	0.816	0.175	保留
11.机构各科室能够践行医院文化和服务宗旨	4.200	1.067	0.254	删除
12.机构内采用全通道式沟通方式的科室数占比	4.067	0.883	0.217	保留
13.机构各科室能够认可并支持加入医共体	4.667	1.223	0.262	删除

表2.5　第一轮专家对医共体机构间协同度评价指标重要性的处理结果

三级指标	均值	标准差	变异系数	处理
1.医共体内各机构以整合优化资源配置为目标	4.333	0.615	0.142	保留
2.医共体内各机构以提升基层医疗机构卫生服务能力为目标	4.333	0.724	0.167	保留
3.医共体各机构以推进服务一体化进程、构建整合型医疗卫生服务体系为目标	4.733	0.459	0.097	保留
4.医共体内各机构有统一的战略目标和发展规划	4.467	0.518	0.116	删除
5.医共体内各机构认可并协同实施医共体的战略方案	4.233	1.113	0.263	删除

续表

三级指标	均值	标准差	变异系数	处理
6.医共体内各机构能够根据医共体战略方案制定合理清晰的工作目标	4.467	1.188	0.266	删除
7.医共体内各机构设有负责医共体事务的专门管理部门	4.600	0.630	0.137	保留
8.医共体内各机构之间有横向联通机构	4.400	1.267	0.288	删除
9.医共体内各机构有明确的协同合作的职责划分	4.600	0.630	0.137	保留
10.医共体内各机构定期参加医共体工作会议	4.333	1.179	0.272	删除
11.医共体内各机构统一了人事管理制度	4.267	0.883	0.207	保留
12.医共体内各机构核定编制总量,统筹使用	4.067	0.883	0.217	保留
13.牵头医院是否能够根据各成员单位的发展需要及时调整投入	4.000	0.756	0.189	保留
14.医共体内各机构本年度获得的财政补助比例	4.000	1.004	0.251	删除
15.医共体内各机构建立了资源配置及业务开展计划/方案,以便医共体对设备、技术等进行统一调整配置	4.400	0.634	0.144	保留
16.医共体内各机构之间业务开展内容优势互补,医疗业务的交流、支持与帮扶活动经常进行	4.600	0.506	0.110	保留
17.医共体内各机构都有病例协调员或专职部门对患者进行全服务链过程管理	4.467	0.916	0.205	保留
18.单位实际占用总床日数、实际开放总床日数	4.067	1.086	0.267	删除
19.单位双向转诊效果:本年度上转患者人次、下转患者人次、向同级(综合/专科)医疗卫生机构转诊人次、通过病例协调员或专职部门协调转诊的人次数	4.600	0.630	0.137	保留
20.本年度单位开展的面向医共体内其他单位医务人员的专题讲座次数	4.267	0.799	0.187	保留
21.本年度单位签约服务状况(基层医疗卫生机构填写):家庭医生服务人次数、年末高血压患者累计规范管理人数、年末糖尿病患者累计规范管理人数	4.133	1.033	0.250	删除
22.医共体内各机构行政部门合并同类项,降低运营成本	4.067	0.884	0.217	保留
23.医共体内各机构后勤部门合并同类项,降低运营成本	4.000	0.845	0.211	保留

续表

三级指标	均值	标准差	变异系数	处理
24.医共体内各机构药品耗材统一管理、统一采购配送、统一支付货款	4.600	0.630	0.137	保留
25.医共体医保支付、绩效考核与医共体各机构内部分配机制是否协同	4.733	0.459	0.097	保留
26.医共体内各机构统一财务制度、统一票据管理、统一会计电算化、医共体内统一财务档案	4.333	0.901	0.208	保留
27.医共体内各机构拥有统一的价值理念和文化氛围,有一体的服务理念和群体意识	4.333	0.724	0.167	保留
28.医共体内各机构拥有良好的诚信意识,能够相互信任	4.600	1.155	0.251	删除
29.医共体内各机构拥有整体、合作意识	4.467	0.742	0.166	保留
30.医共体内各机构共享医共体品牌、营销方式和渠道	4.333	0.815	0.188	保留
31.医共体能够与非医共体内成员单位之间形成有序竞争	3.800	0.939	0.247	保留
32.医共体内各机构能够与非医共体内成员单位之间形成有序竞争	3.913	1.352	0.339	删除
33.医共体内各机构公共卫生信息系统、健康信息管理系统、电子病历系统、医保信息系统等信息沟通共享平台使用频繁、方便、快捷	4.467	0.835	0.187	保留
34.医共体内各机构的检查结果能够在医共体内传递、流通和互认	4.600	0.630	0.137	保留
35.医共体内各机构间进行着科研和项目协作,交流科研经验和结果,分享研究成果	4.267	0.704	0.165	保留
36.医共体内建立了公平合理的医保基金结余分配比例				新增
37.医共体的监督和考核机制是否与各机构内部机制协同				新增
38.医共体内各机构都实施了针对转诊患者的医保优惠政策				新增
39.医共体内各机构间维持着公平有效的分工合作关系				新增
40.本年度您单位的医务人员去上级医院学习进修的人次数				新增

续表

三级指标	均值	标准差	变异系数	处理
41.上级医院本年度派出到您单位的专业技术人才的人次数				新增

表2.6　第一轮专家对医共体服务链协同度评价指标重要性的处理结果

三级指标	均值	标准差	变异系数	处理
1.医共体服务链上的所有机构、组织能够打破利益壁垒，实现医疗服务最优化，提供连续、有效、方便、价廉的医疗服务	4.600	0.630	0.137	保留
2.医疗服务利用者、经过整合的医疗服务提供者不再是孤立的个体，而是医共体服务链的重要组成部分	4.533	0.640	0.141	保留
3.医共体在推进整合型医疗卫生服务模式过程中制定了为患者提供诊疗—康复—长护连续性服务的指导文件或制度	4.400	0.986	0.224	保留
4.医共体内各机构制定了对转诊患者提供先接诊、先住院等优先服务的相关指导意见	4.667	0.490	0.105	保留
5.纵向医疗机构间建立了针对转诊患者的沟通交流制度，使跨机构医师充分掌握患者的病情	4.467	0.742	0.166	保留
6.医共体建立了医疗质量同质化管理制度	4.533	0.640	0.141	保留
7.医共体建立了双向转诊制度与服务流程	4.733	0.459	0.097	保留
8.医共体医疗服务体系建立了基层首诊制，并提供切实可行的实施方案	4.733	0.459	0.097	保留
9.在推进整合型医疗卫生服务模式过程中，各机构根据当地病情和人群健康的需要建立了分诊、双向转诊相关的制度、流程、标准	4.467	0.835	0.187	保留
10.医共体结合实际制定了病种目录、转诊前评估制度	4.533	0.640	0.141	保留
11.医共体内实现了影像共享	4.467	0.835	0.187	保留
12.医共体内实现了检查检验共享	4.467	0.835	0.187	保留
13.医共体建立了消毒供应中心	4.133	1.108	0.268	删除
14.医共体建立了后勤服务中心	4.100	1.095	0.267	删除
15.医共体在推进整合型医疗卫生服务模式过程中开展了远程医疗	4.467	0.742	0.166	保留

续表

三级指标	均值	标准差	变异系数	处理
16.医共体内县级专家与基层医生、全科医生能够随时联络沟通				新增
17.医共体将分工协作的情况纳入单位绩效考核体系				新增
18.医共体内建立了统一规范的电子健康档案和电子病历				新增

表2.7　第一轮专家对医共体机构内协同度评价指标可操作性的处理结果

三级指标	均值	标准差	变异系数	处理
1.机构根据职位权力等级划分的管理级数	4.267	0.800	0.187	—
2.机构各管理级数中的管理人数	4.067	0.799	0.196	—
3.机构各行政管理部门的管理职能数	4.000	0.655	0.164	—
4.机构各部门能够明确部门责权利关系并建立目标明确、公平有效的制度	4.100	1.000	0.244	保留
5.机构各科室对医联体制度具有较强的执行力	4.300	1.042	0.242	保留
6.机构行政管理部门中本科以上学历且中级以上技术职称的人数占比	4.667	0.617	0.132	待定
7.患者门急诊、住院等服务中各业务科室服务流程衔接顺畅且透明互通	4.000	0.845	0.211	保留
8.将各科室之间的人员分工协作的情况纳入了绩效考核体系	4.467	0.743	0.166	保留
9.机构对结余资金的分配公平合理地体现了医务人员的劳动技术价值	4.267	0.884	0.207	保留
10.机构内共享型卫生信息化平台的科室覆盖率	4.667	0.816	0.175	保留
11.机构内发展“互联网＋”医疗服务的科室覆盖率	4.333	0.816	0.188	删除
12.机构内采用全通道式沟通方式的科室数占比	4.000	0.845	0.211	保留
13.机构各科室能够认可并支持加入医共体	4.267	1.113	0.261	删除

表2.8 第一轮专家对医共体机构间协同度评价指标可操作性的处理结果

三级指标	均值	标准差	变异系数	处理
1.医共体内各机构以整合优化资源配置为目标	3.867	0.743	0.192	保留
2.医共体内各机构以提升基层医疗机构卫生服务能力为目标	4.133	0.834	0.202	保留
3.医共体内各机构以推进服务一体化进程、构建整合型医疗卫生服务体系为目标	4.000	0.655	0.164	保留
4.医共体内各机构有统一的战略目标和发展规划	4.267	0.834	0.195	删除
5.医共体内各机构认可并协同实施医共体的战略方案	3.933	1.000	0.254	删除
6.医共体内各机构能够根据医共体战略方案制定合理清晰的工作目标	4.067	1.041	0.256	删除
7.医共体内各机构设有负责医共体事务的专门管理部门	4.367	0.576	0.132	保留
8.医共体内各机构之间有横向联通机构	4.533	1.183	0.261	删除
9.医共体内各机构有明确的协同合作的职责划分	4.400	0.737	0.167	保留
10.医共体内各机构定期参加医共体工作会议	4.368	1.188	0.272	删除
11.医共体内各机构统一了人事管理制度	4.000	0.845	0.211	保留
12.医共体内各机构核定编制总量,统筹使用	3.933	0.258	0.052	保留
13.牵头医院是否能够根据各成员单位的发展需要及时调整投入	3.891	0.961	0.247	保留
14.医共体内各机构本年度获得的财政补助比例	4.267	1.131	0.265	删除
15.医共体内各机构建立了资源配置及业务开展计划/方案,以便医共体对设备、技术等进行统一调整配置	4.200	0.676	0.161	保留
16.医共体内各机构之间业务开展内容优势互补,医疗业务的交流、支持与帮扶活动经常进行	4.067	0.799	0.196	保留
17.医共体各机构都有病例协调员或专职部门对患者进行全服务链过程管理	4.267	0.962	0.225	保留
18.单位实际占用总床日数、实际开放总床日数	4.533	1.197	0.264	删除
19.单位双向转诊效果:本年度上转患者人次、下转患者人次、通过病例协调员或专职部门协调转诊的人次数	4.533	0.743	0.164	保留
20.本年度单位开展的面向医共体内其他单位医务人员的专题讲座次数	4.467	0.743	0.166	保留

续表

三级指标	均值	标准差	变异系数	处理
21.本年度单位签约服务状况(基层医疗卫生机构填写):家庭医生服务人次数、年末高血压患者累计规范管理人数、年末糖尿病患者累计规范管理人数	4.467	1.188	0.266	删除
22.医共体内各机构行政部门合并同类项,降低运营成本	4.067	0.884	0.217	保留
23.医共体内各机构后勤部门合并同类项,降低运营成本	4.133	0.833	0.202	保留
24.医共体内各机构药品耗材统一管理、统一采购配送、统一支付货款	4.267	0.704	0.165	保留
25.医共体医保支付、绩效考核与医共体内各机构内部分配机制是否协同	3.933	0.704	0.179	保留
26.医共体内统一财务制度、医共体内统一开设账户、医共体内统一票据管理、医共体内统一会计电算化、医共体内统一财务档案	4.200	0.774	0.184	保留
27.医共体内各机构拥有统一的价值理念和文化氛围,有一体的服务理念和群体意识	3.800	0.775	0.199	保留
28.医共体内各机构拥有良好的诚信意识,能够相互信任	3.800	0.977	0.257	删除
29.医共体内各机构拥有整体、合作意识	3.891	0.961	0.247	保留
30.医共体内各机构共享医共体品牌、营销方式和渠道	4.416	1.082	0.245	保留
31.医共体能够与非医共体内成员单位之间形成有序竞争	3.918	0.956	0.244	保留
32.医共体内各机构能够与非医共体内成员单位之间形成有序竞争	3.400	1.352	0.398	删除
33.医共体内各机构建立了公共卫生信息系统、健康信息管理系统、电子病历系统、医保信息系统等信息沟通共享平台	4.400	0.737	0.167	保留
34.医共体内各机构的检查结果能够在医共体内传递、流通和互认	4.200	0.775	0.184	保留
35.医共体内各机构间进行着科研和项目协作,交流科研经验和结果,分享研究成果	3.933	0.704	0.179	保留

表2.9 第一轮专家对医共体服务链协同度评价指标可操作性的处理结果

三级指标	均值	标准差	变异系数	处理
1.医共体服务链上的所有机构、组织能够打破利益壁垒,实现医疗服务最优化,提供连续、有效、方便、价廉的医疗服务	4.105	1.014	0.247	保留
2.医疗服务利用者、经过整合的医疗服务提供者不再是孤立的个体,而是医共体服务链的重要组成部分	3.967	0.976	0.246	保留
3.医共体在推进整合型医疗卫生服务模式过程中制定了为患者提供诊疗—康复—长护连续性服务的指导文件或制度	4.267	0.961	0.225	保留
4.医共体内各机构制定了对转诊患者提供先接诊、先住院等优先服务的相关指导意见	4.533	0.640	0.142	保留
5.纵向医疗机构间建立了针对转诊患者的沟通交流制度,使跨机构医师充分掌握患者的病情	4.333	0.724	0.167	保留
6.医共体建立了医疗质量同质化管理制度	4.267	0.704	0.165	保留
7.医共体建立了双向转诊标准与程序	4.533	0.516	0.114	保留
8.医共体医疗服务体系内建立了基层首诊制,并提供切实可行的实施方案	4.200	0.775	0.184	保留
9.在推进整合型医疗卫生服务模式过程中,各机构根据当地病情和人群健康的需要建立了分诊、双向转诊相关的制度、流程、标准	4.533	0.516	0.114	保留
10.医共体结合实际制定了病种目录、转诊前评估制度	4.600	0.507	0.110	保留
11.医共体内实现了影像共享	4.600	0.737	0.160	保留
12.医共体内实现了检查检验共享	4.600	0.737	0.160	保留
13.医共体建立了消毒供应中心	4.533	1.165	0.257	删除
14.医共体建立了后勤服务中心	4.467	1.126	0.252	删除
15.医共体在推进整合型医疗卫生服务模式过程中开展了远程医疗	4.533	0.743	0.164	保留

(2)第二轮专家咨询结果

指标重要性分析结果显示,医共体机构内协同度评价指标体系的三级指标中,重要性均值最高的为4.933,对应的指标为“机构各科室对医共体制度具有较强的执行力”;重要性均值最低的为4.533,对应的指标是“机构内采用全通道式沟通方式的科室数占比”。重要性变异系数最低的为

0.052,对应的指标是“机构各科室对医共体制度具有较强的执行力”,说明专家对该指标的重要性的看法高度一致;重要性变异系数最高的指标的变异系数为0.184,对应的指标为“机构内采用全通道式沟通方式的科室数占比”。

医共体机构间协同度评价指标体系的三级指标中,重要性均值最高的为5.000,对应的指标为“医共体内各机构以推进服务一体化进程、构建整合型医疗卫生服务体系为目标”“医共体内各机构设有负责医共体事务的专门管理部门”“医共体内各机构有明确的协同合作的职责划分”“医共体内各机构统一财务制度、统一票据管理、统一会计电算化、医共体内统一财务档案”和“医共体内建立了公平合理的医保基金结余分配比例”;重要性均值最低的为4.400,对应的指标是“本年度通过病例协调员或专职部门协调转诊的人次数”和“医共体能够与非医共体内成员单位之间形成有序竞争”。重要性变异系数最低的为0.000;重要性变异系数最高的指标的变异系数为0.207,对应的指标为“医共体能够与非医共体内成员单位之间形成有序竞争”。

医共体服务链协同度评价指标体系的三级指标中,重要性均值最高的为5.000,对应的指标为“医共体内实现了影像共享”“医共体服务链上的所有机构、组织能够打破利益壁垒,实现医疗服务最优化,提供连续、有效、方便、价廉的医疗服务”等。重要性变异系数最高的指标的变异系数为0.160,对应的指标为“医共体结合实际制定了病种目录、转诊前评估制度”。以均值3.5以上、变异系数0.25以下为筛选标准,对指标的处理结果均为保留。

指标可操作性分析结果显示,医共体机构内协同度评价指标体系的三级指标中,可操作性均值最高的为4.800,对应的指标为“机构内共享型卫生信息化平台的科室覆盖率”;可操作性均值最低的为4.067,对应的指标为“机构各部门能够明确部门责权利关系并建立目标明确、公平有效的制度”。可操作性变异系数最低的指标的变异系数为0.086,对应的指标是“机构内共享型卫生信息化平台的科室覆盖率”;变异系数最高的指标为“机构对本单位结余资金的分配公平合理地体现了医务人员的劳动技术价值”,变异系数为0.245。所有指标的可操作性变异系数均低于0.25。

医共体机构间协同度评价指标体系的三级指标中,可操作性均值最高的为5.000,对应的指标为“医共体内各机构设有负责医共体事务的专门管理部门”和“本年度下转患者人次”。可操作性均值最低的为4.267,对应的指标为"医共体的监督和考核机制是否与各机构内部机制协同""医共体内各机构之间业务开展内容优势互补,医疗业务的交流、支持与帮扶活动经常进行"和"医共体内各机构共享医共体品牌、营销方式和渠道"等;可操作性变异系数最低的指标的变异系数为0.000;变异系数最高的指标为"医共体内各机构之间业务开展内容优势互补,医疗业务的交流、支持与帮扶活动经常进行",变异系数为0.242。

医共体服务链协同度评价指标体系的三级指标中,可操作性均值最高的为4.933,对应的指标为"医共体内各机构制定了对转诊患者提供先接诊、先住院等优先服务的相关指导意见""医共体内实现了检查检验共享";可操作性均值最低的为4.000,对应的指标为"医共体服务链上的所有机构、组织能够打破利益壁垒,实现医疗服务最优化,提供连续、有效、方便、价廉的医疗服务"。可操作性变异系数最低的指标的变异系数为0.052,对应的指标是"医共体内各机构制定了对转诊患者提供优先接诊、先住院等优先服务的相关指导意见"和"医共体内实现了检查检验共享";变异系数最高的为0.224,对应的指标为"纵向医疗机构间建立了针对转诊患者的沟通交流制度,使跨机构医师充分掌握患者的病情"。

详见表2.10至表2.12。

表2.10 第二轮专家咨询医共体机构内协同度评价指标的分析结果

指标	重要性			可操作性		
	均值	标准差	变异系数	均值	标准差	变异系数
1系统结构	4.800	0.561	0.117	4.600	0.737	0.160
2行动过程	4.800	0.561	0.117	4.400	0.737	0.167
3行动效果	4.733	0.594	0.125	4.467	0.743	0.166
1.1决策能力	4.867	0.352	0.072	4.267	0.799	0.187
1.2日常规范	4.867	0.352	0.072	4.600	0.632	0.137
2.1交流顺畅	4.867	0.352	0.072	4.600	0.632	0.137
2.2执行情况	4.800	0.414	0.086	4.267	0.704	0.165
3.1结余分配	4.733	0.799	0.169	4.267	0.884	0.207
1.1.1机构各部门能够明确部门责权利关系并建立目标明确、公平有效的制度	4.733	0.458	0.097	4.067	0.961	0.236
1.2.1患者门急诊、住院等服务中各业务科室服务流程衔接顺畅且透明互通	4.733	0.458	0.097	4.333	0.724	0.167

续表

指标	重要性			可操作性		
	均值	标准差	变异系数	均值	标准差	变异系数
1.2.2 将各科室之间的人员分工协作的情况纳入了绩效考核体系	4.800	0.414	0.086	4.733	0.458	0.097
2.1.1 机构内共享型卫生信息化平台的科室覆盖率	4.867	0.632	0.137	4.800	0.414	0.086
2.1.2 机构内采用全通道式沟通方式的科室数占比	4.533	0.834	0.184	4.733	0.799	0.169
2.2.1 机构各科室对医共体制度具有较强的执行力	4.933	0.258	0.052	4.400	0.910	0.207
3.1.1 机构对本单位结余资金的分配公平合理地体现了医务人员的劳动技术价值	4.667	0.816	0.175	4.333	1.062	0.245

表 2.11　第二轮专家咨询医共体机构间协同度评价指标的分析结果

指标	重要性			可操作性		
	均值	标准差	变异系数	均值	标准差	变异系数
1 系统结构	4.800	0.561	0.117	4.467	0.743	0.116
2 行动过程	4.800	0.561	0.117	4.400	0.737	0.167
3 行动效果	4.800	0.561	0.117	4.400	0.737	0.167
1.1 目标匹配	4.867	0.352	0.072	4.467	0.743	0.166
1.2 组织设置	4.933	0.258	0.052	4.667	0.617	0.132
1.3 人财物配置	4.800	0.414	0.086	4.467	0.640	0.143
2.1 服务协同	4.933	0.258	0.052	4.467	0.640	0.143
2.2 人员流动	4.933	0.258	0.052	4.267	0.704	0.165
2.3 信息共享	4.867	0.352	0.072	4.533	0.640	0.141
3.1 协作表现	4.800	0.414	0.086	4.333	0.724	0.167
3.2 利益分配	4.733	0.458	0.097	4.800	0.414	0.086
3.3 持续合作	4.867	0.352	0.072	4.333	0.724	0.167
3.4 良性竞争	4.200	1.014	0.241	3.467	0.834	0.241
1.1.1 医共体内各机构以整合优化资源配置为目标	4.933	0.258	0.052	4.467	0.640	0.143

续表

指标	重要性			可操作性		
	均值	标准差	变异系数	均值	标准差	变异系数
1.1.2 医共体内各机构以提升基层医疗机构卫生服务能力为目标	4.933	0.258	0.052	4.400	0.737	0.167
1.1.3 医共体内各机构以推进服务一体化进程、构建整合型医疗卫生服务体系为目标	5.000	0.000	0.000	4.400	0.737	0.167
1.2.1 医共体内各机构设有负责医共体事务的专门管理部门	5.000	0.000	0.000	5.000	0.000	0.000
1.2.2 医共体内各机构有明确的协同合作的职责划分	5.000	0.000	0.000	4.733	0.458	0.097
1.2.3 医共体内各机构行政后勤部门合并同类项,降低运营成本	4.733	0.594	0.125	4.533	0.915	0.202
1.3.1 医共体内各机构统一了人事管理制度	4.800	0.414	0.086	4.867	0.352	0.072
1.3.2 医共体内各机构核定编制总量,统筹使用	4.867	0.352	0.072	4.533	0.743	0.163
1.3.3 牵头医院是否能够根据各成员单位的发展需要及时调整投入	4.800	0.414	0.086	4.533	0.743	0.163
1.3.4 医共体内各机构统一财务制度、统一票据管理、统一会计电算化、医共体内统一财务档案	5.000	0.000	0.000	4.733	0.594	0.125
1.3.5 医共体内各机构建立了资源配置及业务开展计划/方案,以便医共体对设备、技术等进行统一调整配置	4.867	0.352	0.072	4.400	0.737	0.167
1.3.6 医共体内各机构药品耗材统一管理、统一采购配送、统一支付货款	4.933	0.258	0.052	4.333	0.724	0.167
1.3.7 医共体的监督和考核机制是否与各机构内部机制协同	4.733	0.458	0.097	4.267	0.799	0.187
2.1.1 医共体内各机构之间业务开展内容优势互补,医疗业务的交流、支持与帮扶活动经常进行	4.667	0.724	0.155	4.267	1.033	0.242
2.1.2 医共体内各机构都有病例协调员或专职部门对患者进行全服务链过程管理	4.600	0.507	0.110	4.733	0.458	0.097

续表

指标	重要性			可操作性		
	均值	标准差	变异系数	均值	标准差	变异系数
2.1.3 医共体内各机构都实施了针对转诊患者的医保优惠政策	4.933	0.258	0.052	4.400	0.737	0.167
2.2.1 医共体内各机构间维持着公平有效的分工合作关系	4.533	0.640	0.141	4.533	0.640	0.141
2.2.2 本年度您单位的医务人员去上级医院学习进修的人次数	4.533	0.640	0.141	4.933	0.258	0.052
2.2.3 上级医院本年度派出到您单位的专业技术人才的人次数	4.467	0.834	0.187	4.667	0.724	0.155
2.3.1 医共体内各机构公共卫生信息系统、健康信息管理系统、电子病历系统、医保信息系统等信息沟通共享平台使用频繁、方便、快捷	4.933	0.258	0.052	4.733	0.600	0.125
2.3.2 医共体内各机构的检查结果能够在医共体内传递、流通和互认	4.733	0.798	0.169	4.533	0.834	0.184
2.3.3 医共体内各机构间进行着科研和项目协作，交流科研经验和结果，分享研究成果	4.733	0.458	0.097	4.533	0.915	0.202
3.1.1 本年度上转患者人次	4.667	0.617	0.132	4.933	0.258	0.052
3.1.2 本年度下转患者人次	4.733	0.594	0.125	5.000	0.000	0.000
3.1.3 本年度通过病例协调员或专职部门协调转诊的人次数	4.400	0.734	0.167	4.800	0.414	0.086
3.1.4 本年度单位开展的面向医共体内其他单位医务人员的专题讲座次数	4.667	0.488	0.105	4.867	0.352	0.072
3.2.1 医共体医保支付、绩效考核与医共体内各机构内部分配机制是否协同	4.933	0.258	0.052	4.463	0.915	0.205
3.2.2 医共体内建立了公平合理的医保基金结余分配比例	5.000	0.000	0.000	4.600	0.910	0.198
3.3.1 医共体内各机构拥有统一的价值理念和文化氛围，有一体的服务理念和群体意识	4.867	0.352	0.072	4.333	0.900	0.208
3.3.2 医共体内各机构拥有整体、合作意识	4.933	0.258	0.052	4.600	0.828	0.180

续表

指标	重要性			可操作性		
	均值	标准差	变异系数	均值	标准差	变异系数
3.4.1医共体内各机构共享医共体品牌、营销方式和渠道	4.467	0.915	0.205	4.267	0.961	0.225
3.4.2医共体能够与非医共体内成员单位之间形成有序竞争	4.400	0.910	0.207	4.583	1.100	0.240

表2.12 第二轮专家咨询医共体服务链协同度评价指标的分析结果

指标	重要性			可操作性		
	均值	标准差	变异系数	均值	标准差	变异系数
1系统结构	4.933	0.258	0.052	4.867	0.516	0.106
2行动过程	4.933	0.258	0.052	4.800	0.561	0.117
3行动效果	4.933	0.258	0.052	4.733	0.594	0.125
1.1连续性服务设计	4.933	0.258	0.052	4.867	0.352	0.072
1.2管理制度	5.000	0.000	0.000	4.867	0.352	0.072
2.1即时沟通	5.000	0.000	0.000	4.867	0.352	0.072
2.2信息共享	5.000	0.000	0.000	4.867	0.352	0.072
3.1服务一体化	4.867	0.352	0.072	4.667	0.488	0.105
1.1.1医共体在推进整合型医疗卫生服务模式过程中制定了为患者提供诊疗—康复—长护连续性服务的指导文件或制度	4.933	0.258	0.052	4.533	0.64	0.141
1.1.2医共体内各机构制定了对转诊患者提供先接诊、先住院等优先服务的相关指导意见	4.933	0.258	0.052	4.933	0.258	0.052
1.2.1医共体建立了医疗质量同质化管理制度	4.867	0.352	0.072	4.867	0.352	0.072
1.2.2医共体内建立了双向转诊制度与服务流程并保证实施	4.867	0.352	0.072	4.867	0.352	0.072
1.2.3医共体医疗服务体系内建立了基层首诊制，即除急诊外，必须先到社区看全科医生，并提供切实可行的实施方案，如经基层医生预约的转诊制度	4.867	0.352	0.072	4.800	0.775	0.161

续表

指标	重要性			可操作性		
	均值	标准差	变异系数	均值	标准差	变异系数
1.2.4 在推进整合型医疗卫生服务模式过程中，各机构根据当地病情和人群健康的需要建立了分诊、双向转诊相关的制度、流程、标准	4.933	0.258	0.052	4.867	0.352	0.072
1.2.5 医共体结合实际制定了病种目录、转诊前评估制度	4.600	0.737	0.160	4.600	0.737	0.160
1.2.6 医共体将分工协作的情况纳入单位绩效考核体系	4.867	0.352	0.072	4.800	0.561	0.117
1.2.7 医共体内建立了统一规范的电子健康档案和电子病历	4.800	0.561	0.117	4.667	0.724	0.155
2.1.1 纵向医疗机构间建立了针对转诊患者的沟通交流制度，使跨机构医师充分掌握患者的病情	4.667	0.724	0.155	4.200	0.941	0.224
2.1.2 医共体内县级专家与基层医生、全科医生能够随时联络沟通	4.933	0.258	0.052	4.667	0.617	0.132
2.1.3 医共体在推进整合型医疗卫生服务模式过程中开展了远程医疗	4.933	0.258	0.052	4.733	0.704	0.149
2.2.1 医共体内实现了影像共享	5.000	0.000	0.000	4.800	0.561	0.117
2.2.2 医共体内实现了检查检验共享	4.933	0.258	0.052	4.933	0.258	0.052
3.1.1 医共体服务链上的所有机构、组织能够打破利益壁垒，实现医疗服务最优化，提供连续、有效、方便、价廉的医疗服务	5.000	0.000	0.000	4.000	1.195	0.219
3.1.2 医疗服务利用者、经过整合的医疗服务提供者不再是孤立的个体，而是医共体服务链的重要组成部分	4.933	0.258	0.052	4.133	0.915	0.221

（3）医共体协同度评价指标

经过两轮的专家咨询，对3个指标体系进行了删除、新增和合并修改，最终形成的医共体协同度评价指标体系如表2.13至表2.15所示。

表2.13 医共体机构内部协同度评价指标体系

一级指标	二级指标	三级指标
1系统结构	1.1决策能力	1.1.1机构各部门能够明确部门责权利关系并建立目标明确、公平有效的制度
	1.2日常规范	1.2.1患者门急诊、住院等服务中各业务科室服务流程衔接顺畅且透明互通
		1.2.2各科室之间的人员分工协作的情况纳入了绩效考核体系
2行动过程	2.1交流顺畅	2.1.1机构内共享型卫生信息化平台的科室覆盖率
		2.1.2机构内采用全通道式沟通方式的科室数占比
	2.2执行情况	2.2.1机构各科室对医共体制度具有较强的执行力
3行动效果	3.1结余分配	3.1.1机构对本单位结余资金的分配公平合理地体现了医务人员的劳动技术价值

表2.14 医共体机构间协同度评价指标体系

一级指标	二级指标	三级指标
1系统结构	1.1目标匹配	1.1.1医共体内各机构以整合优化资源配置为目标
		1.1.2医共体内各机构以提升基层医疗机构卫生服务能力为目标
		1.1.3医共体内各机构以推进服务一体化进程、构建整合型医疗卫生服务体系为目标
	1.2组织设置	1.2.1医共体内各机构设有负责医共体事务的专门管理部门
		1.2.2医共体内各机构有明确的协同合作的职责划分
		1.2.3医共体内各机构行政后勤部门合并同类项,降低运营成本
	1.3人财物配置	1.3.1医共体内各机构统一了人事管理制度
		1.3.2医共体内各机构核定编制总量,统筹使用
		1.3.3牵头医院是否能够根据各成员单位的发展需要及时调整投入
		1.3.4医共体内各机构统一财务制度、统一票据管理、统一会计电算化、医共体内统一财务档案
		1.3.5医共体内各机构建立了资源配置及业务开展计划/方案,以便医共体对设备、技术等进行统一调整配置
		1.3.6医共体内各机构药品耗材统一管理、统一采购配送、统一支付货款
		1.3.7医共体的监督和考核机制是否与各机构内部机制协同

续表

一级指标	二级指标	三级指标
2行动过程	2.1服务协同	2.1.1医共体内各机构之间业务开展内容优势互补，医疗业务的交流、支持与帮扶活动经常进行
		2.1.2医共体内各机构都有病例协调员或专职部门对患者进行全服务链过程管理
		2.1.3医共体内各机构都实施了针对转诊患者的医保优惠政策
	2.2人员流动	2.2.1医共体内各机构间维持着公平有效的分工合作关系
		2.2.2本年度您单位的医务人员去上级医院学习进修的人次数
		2.2.3上级医院本年度派出到您单位的专业技术人才的人次数
	2.3信息共享	2.3.1医共体内各机构公共卫生信息系统、健康信息管理系统、电子病历系统、医保信息系统等信息沟通共享平台使用频繁、方便、快捷
		2.3.2医共体内各机构的检查结果能够在医共体内传递、流通和互认
		2.3.3医共体内各机构间进行着科研和项目协作，交流科研经验和结果，分享研究成果
3行动效果	3.1协作表现	3.1.1本年度上转患者人次
		3.1.2本年度下转患者人次
		3.1.3本年度通过病例协调员或专职部门协调转诊的人次数
		3.1.4本年度单位开展的面向医共体内其他单位医务人员的专题讲座次数
	3.2利益分配	3.2.1医共体医保支付、绩效考核与医共体内各机构内部分配机制是否协同
		3.2.2医共体内建立了公平合理的医保基金结余分配比例
	3.3持续合作	3.3.1医共体内各机构拥有统一的价值理念和文化氛围，有一体的服务理念和群体意识
		3.3.2医共体内各机构拥有整体、合作意识
	3.4良性竞争	3.4.1医共体内各机构共享医共体品牌、营销方式和渠道
		3.4.2医共体能够与非医共体内成员单位之间形成有序竞争

表2.15　医共体服务链协同度评价指标体系

一级指标	二级指标	三级指标
1系统结构	1.1连续性服务设计	1.1.1医共体在推进整合型医疗卫生服务模式过程中制定了为患者提供诊疗—康复—长护连续性服务的指导文件或制度

续表

<table>
<tr><th>一级指标</th><th>二级指标</th><th>三级指标</th></tr>
<tr><td rowspan="8">1系统结构</td><td>1.1 连续性服务设计</td><td>1.1.2医共体内各机构制定了对转诊患者提供先接诊、先住院等优先服务的相关指导意见</td></tr>
<tr><td rowspan="7">1.2管理制度</td><td>1.2.1医共体建立了医疗质量同质化管理制度</td></tr>
<tr><td>1.2.2医共体建立了双向转诊标准与程序</td></tr>
<tr><td>1.2.3医共体医疗服务体系内建立了基层首诊制,并提供切实可行的实施方案</td></tr>
<tr><td>1.2.4在推进整合型医疗卫生服务模式过程中,各机构根据当地病情和人群健康的需要建立了分诊、双向转诊相关的制度、流程、标准</td></tr>
<tr><td>1.2.5医共体结合实际制定了病种目录、转诊前评估制度</td></tr>
<tr><td>1.2.6医共体将分工协作的情况纳入单位绩效考核体系</td></tr>
<tr><td>1.2.7医共体内建立了统一规范的电子健康档案和电子病历</td></tr>
<tr><td rowspan="5">2行动过程</td><td rowspan="3">2.1即时沟通</td><td>2.1.1纵向医疗机构间建立了针对转诊患者的沟通交流制度,使跨机构医师充分掌握患者的病情</td></tr>
<tr><td>2.1.2医共体内县级专家与基层医生、全科医生能够随时联络沟通</td></tr>
<tr><td>2.1.3医共体在推进整合型医疗卫生服务模式过程中开展了远程医疗</td></tr>
<tr><td rowspan="2">2.2信息共享</td><td>2.2.1医共体内实现了影像共享</td></tr>
<tr><td>2.2.2医共体内实现了检查检验共享</td></tr>
<tr><td rowspan="2">3行动效果</td><td rowspan="2">3.1 服务一体化</td><td>3.1.1医共体服务链上的所有机构、组织能够打破利益壁垒,实现医疗服务最优化,提供连续、有效、方便、价廉的医疗服务</td></tr>
<tr><td>3.1.2医疗服务利用者、经过整合的医疗服务提供者不再是孤立的个体,而是医共体服务链的重要组成部分</td></tr>
</table>

(4)指标权重的确定

①机构内协同度指标权重

根据上述公式2.1至公式2.5,采用Excel计算得医共体机构内协同度评价指标体系的各级指标权重如表2.16所示:主观权重中,系统结构的最大,为0.337;客观权重中,行动过程的最大,为0.459;综合权重中,行动过程的权重最大,为0.361。三级指标中,综合权重最大的指标是"机构对本单位结余资金的分配公平合理地体现了医务人员的劳动技术价值",为0.286。

②机构间协同度指标权重

医共体机构间协同度评价指标中，系统结构的主客观权重和综合权重均为最大。系统结构中，综合权重最大的为0.149，对应的指标为“1.3 人财物配置”；行动过程中，综合权重最大的为0.118，对应的指标为“2.1 服务协同”；行动效果中，“3.1 协作表现”和“3.2 利益分配”的综合权重相差无几，分别为0.085和0.084，但协作表现的客观权重较利益分配较大，利益分配的主观权重则较协作表现略大。三级指标中，综合权重位列前三位的分别是“2.1.2 医共体内各机构都有病例协调员或专职部门对患者进行全服务链过程管理”“2.3.3 医共体内各机构间进行着科研和项目协作，交流科研经验和结果，分享研究成果”“3.2.1 医共体医保支付、绩效考核与医共体内各机构内部分配机制是否协同”。详见表2.17。

③医共体服务链协同度指标权重

医共体服务链协同度评价指标中，系统结构、行动过程和行动效果的综合权重分别为0.378、0.326、0.296；二级指标中，综合权重最大的前三位指标分别是“3.1 服务一体化”“1.2 管理制度”“2.1 即时沟通”；三级指标中，综合权重最大的前三位指标分别是“3.1.2 医疗服务利用者、经过整合的医疗服务提供者不再是孤立的个体，而是医共体服务链的重要组成部分”“3.1.1 医共体服务链上的所有机构、组织能够打破利益壁垒，实现医疗服务最优化，提供连续、有效、方便、价廉的医疗服务”“2.1.3 医共体在推进整合型医疗卫生服务模式过程中开展了远程医疗”。详见表 2.18。

表2.16　医共体机构内协同度指标权重

一级指标	主观权重	客观权重	综合权重	二级指标	主观权重	客观权重	综合权重	三级指标	主观权重	客观权重	综合权重
1 系统结构	0.337	0.404	0.352	1.1 决策能力	0.168	0.199	0.175	1.1.1 机构各部门能够明确部门责权利关系并建立目标明确、公平有效的制度	0.199	0.168	0.175
				1.2 日常规范	0.169	0.204	0.177	1.2.1 患者门急诊、住院等服务中各业务科室服务流程衔接顺畅且透明互通	0.135	0.091	0.101
								1.2.2 将各科室之间的人员分工协作的情况纳入了绩效考核体系	0.069	0.078	0.076

续表

一级指标	主观权重	客观权重	综合权重	二级指标	主观权重	客观权重	综合权重	三级指标	主观权重	客观权重	综合权重
2 行动过程	0.332	0.459	0.361	2.1 交流顺畅	0.169	0.421	0.226	2.1.1 机构内共享型卫生信息化平台的科室覆盖率	0.285	0.098	0.141
								2.1.2 机构内采用全通道式沟通方式的科室数占比	0.136	0.070	0.085
				2.2 执行情况	0.163	0.038	0.135	2.2.1 机构各科室对医共体制度具有较强的执行力	0.038	0.163	0.135
3 行动效果	0.331	0.137	0.287	3.1 结余分配	0.330	0.137	0.286	3.1.1 机构对本单位结余资金的分配公平合理地体现了医务人员的劳动技术价值	0.137	0.330	0.286

表2.17 医共体机构间协同度指标权重

一级指标	主观权重	客观权重	综合权重	二级指标	主观权重	客观权重	综合权重	三级指标	主观权重	客观权重	综合权重
1 系统结构	0.334	0.428	0.356	1.1 目标匹配	0.111	0.064	0.100	1.1.1 医共体内各机构以整合优化资源配置为目标	0.029	0.035	0.034
								1.1.2 医共体内各机构以提升基层医疗机构卫生服务能力为目标	0.018	0.038	0.033
								1.1.3 医共体内各机构以推进服务一体化进程、构建整合型医疗卫生服务体系为目标	0.018	0.038	0.033

续表

一级指标	主观权重	客观权重	综合权重	二级指标	主观权重	客观权重	综合权重	三级指标	主观权重	客观权重	综合权重
1 系统结构	0.334	0.428	0.356	1.2 组织设置	0.113	0.085	0.107	1.2.1 医共体内各机构设有负责医共体事务的专门管理部门	0.029	0.043	0.040
								1.2.2 医共体内各机构有明确的协同合作的职责划分	0.042	0.035	0.037
								1.2.3 医共体内各机构行政后勤部门合并同类项,降低运营成本	0.014	0.035	0.030
				1.3 人财物配置	0.111	0.278	0.149	1.3.1 医共体内各机构统一了人事管理制度	0.060	0.016	0.026
								1.3.2 医共体内各机构核定编制总量,统筹使用	0.060	0.015	0.025
								1.3.3 牵头医院是否能够根据各成员单位的发展需要及时调整投入	0.026	0.018	0.020
								1.3.4 医共体内各机构统一财务制度、统一票据管理、统一会计电算化、医共体内统一财务档案	0.031	0.016	0.019
								1.3.5 医共体内各机构建立了资源配置及业务开展计划/方案,以便医共体对设备、技术等进行统一调整配置	0.047	0.017	0.024
								1.3.6 医共体内各机构药品耗材统一管理、统一采购配送、统一支付货款	0.021	0.014	0.015

续表

一级指标	主观权重	客观权重	综合权重	二级指标	主观权重	客观权重	综合权重	三级指标	主观权重	客观权重	综合权重
1 系统结构	0.334	0.428	0.356	1.3 人财物配置	0.111	0.278	0.149	1.3.7 医共体的监督和考核机制是否与各机构内部机制协同	0.033	0.015	0.019
2 行动过程	0.333	0.295	0.324	2.1 服务协同	0.112	0.140	0.118	2.1.1 医共体内各机构之间业务开展内容优势互补，医疗业务的交流、支持与帮扶活动经常进行	0.060	0.031	0.037
								2.1.2 医共体内各机构都有病例协调员或专职部门对患者进行全服务链过程管理	0.060	0.047	0.050
								2.1.3 医共体内各机构都实施了针对转诊患者的医保优惠政策	0.020	0.034	0.031
				2.2 人员流动	0.110	0.034	0.092	2.2.1 医共体内各机构间维持着公平有效的分工合作关系	0.009	0.034	0.028
								2.2.2 本年度您单位的医务人员去上级医院学习进修的人次数	0.016	0.038	0.033
								2.2.3 上级医院本年度派出到您单位的专业技术人才的人次数	0.009	0.038	0.031
				2.3 信息共享	0.111	0.121	0.113	2.3.1 医共体内各机构公共卫生信息系统、健康信息管理系统、电子病历系统、医保信息系统等信息沟通共享平台使用频繁、方便、快捷	0.021	0.041	0.037

续表

一级指标	主观权重	客观权重	综合权重	二级指标	主观权重	客观权重	综合权重	三级指标	主观权重	客观权重	综合权重
2 行动过程	0.333	0.295	0.324	2.3 信息共享	0.111	0.121	0.113	2.3.2 医共体内各机构的检查结果能够在医共体内传递、流通和互认	0.019	0.035	0.031
								2.3.3 医共体内各机构间进行着科研和项目协作，交流科研经验和结果，分享研究成果	0.081	0.035	0.045
3 行动效果	0.333	0.278	0.320	3.1 协作表现	0.086	0.082	0.085	3.1.1 本年度上转患者人次	0.029	0.024	0.026
								3.1.2 本年度下转患者人次	0.009	0.016	0.015
								3.1.3 本年度通过病例协调员或专职部门协调转诊的人次数	0.025	0.020	0.021
								3.1.4 本年度开展的面向医共体内其他单位医务人员的专题讲座次数	0.018	0.024	0.023
				3.2 利益分配	0.089	0.069	0.084	3.2.1 医共体医保支付、绩效考核与医共体内各机构内部分配机制是否协同	0.031	0.047	0.044
								3.2.2 医共体内建立了公平合理的医保基金结余分配比例	0.038	0.041	0.040
				3.3 持续合作	0.086	0.050	0.078	3.3.1 医共体内各机构拥有统一的价值理念和文化氛围，有一体的服务理念和群体意识	0.029	0.047	0.043

续表

一级指标	主观权重	客观权重	综合权重	二级指标	主观权重	客观权重	综合权重	三级指标	主观权重	客观权重	综合权重
3 行动效果	0.333	0.278	0.320	3.3 持续合作	0.086	0.050	0.078	3.3.2 医共体内各机构拥有整体、合作意识	0.021	0.040	0.035
				3.4 良性竞争	0.072	0.077	0.073	3.4.1 医共体内各机构共享医共体品牌、营销方式和渠道	0.060	0.030	0.037
								3.4.2 医共体能够与非医共体内成员单位之间形成有序竞争	0.017	0.042	0.036

表 2.18　医共体服务链协同度评价指标权重

一级指标	主观权重	客观权重	综合权重	二级指标	主观权重	客观权重	综合权重	三级指标	主观权重	客观权重	综合权重
1 系统结构	0.335	0.522	0.378	1.1 连续性服务设计	0.167	0.103	0.153	1.1.1 医共体在推进整合型医疗卫生服务模式过程中制定了为患者提供诊疗－康复－长护连续性服务的指导文件或制度	0.048	0.087	0.078
								1.1.2 医共体内各机构制定了对转诊患者提供先接诊、先住院等优先服务的相关指导意见	0.055	0.081	0.075
				1.2 管理制度	0.168	0.419	0.225	1.2.1 医共体建立了医疗质量同质化管理制度	0.085	0.024	0.038
								1.2.2 医共体建立了双向转诊标准与程序	0.053	0.026	0.032

续表

一级指标	主观权重	客观权重	综合权重	二级指标	主观权重	客观权重	综合权重	三级指标	主观权重	客观权重	综合权重
1 系统结构	0.335	0.522	0.378	1.2 管理制度	0.168	0.419	0.225	1.2.3 医共体医疗服务体系内建立了基层首诊制，并提供切实可行的实施方案	0.036	0.021	0.024
								1.2.4 在推进整合型医疗卫生服务模式过程中，各机构根据当地病情和人群健康的需要建立了分诊、双向转诊相关的制度、流程、标准	0.023	0.024	0.024
								1.2.5 医共体结合实际制定了病种目录、转诊前评估制度	0.046	0.024	0.029
								1.2.6 医共体将分工协作的情况纳入单位绩效考核体系	0.052	0.022	0.029
								1.2.7 医共体内建立了统一规范的电子健康档案和电子病历	0.124	0.026	0.048
2 行动过程	0.334	0.300	0.326	2.1 即时沟通	0.167	0.235	0.182	2.1.1 纵向医疗机构间建立了针对转诊患者的沟通交流制度，使跨机构医师充分掌握患者的病情	0.026	0.054	0.048
								2.1.2 医共体内县级专家与基层医生、全科医生能够随时联络沟通	0.048	0.058	0.056
								2.1.3 医共体在推进整合型医疗卫生服务模式过程中开展了远程医疗	0.161	0.054	0.079

续表

一级指标	主观权重	客观权重	综合权重	二级指标	主观权重	客观权重	综合权重	三级指标	主观权重	客观权重	综合权重
2 行动过程	0.334	0.300	0.326	2.2 信息共享	0.167	0.065	0.144	2.2.1 医共体内实现了影像共享	0.028	0.083	0.071
								2.2.2 医共体内实现了检查检验共享	0.036	0.083	0.073
3 行动效果	0.331	0.178	0.296	3.1 服务一体化	0.331	0.178	0.296	3.1.1 医共体服务链上的所有机构、组织能够打破利益壁垒，实现医疗服务最优化，提供连续、有效、方便、价廉的医疗服务	0.047	0.165	0.138
								3.1.2 医疗服务利用者、经过整合的医疗服务提供者不再是孤立的个体，而是医共体服务链的重要组成部分	0.131	0.165	0.158

（四）三层一体评价模型的构建

经过对医共体结构的分析和评价指标的选择、确定以及指标权重的计算确定，最终形成了本研究的评价模型，如图 2.1 所示。

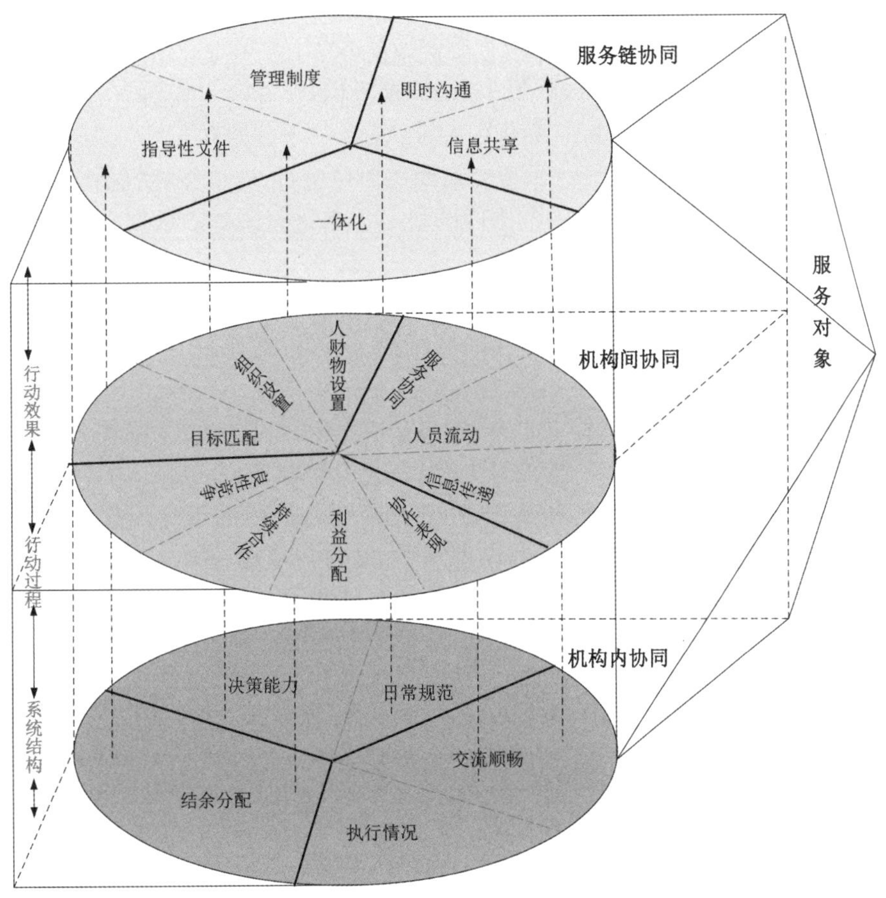

图2.1　医共体三层一体协同度评价模型图

五、实证研究

(一)研究对象简介

本研究的调查采用随机数表法随机选取世界银行贷款中国医疗卫生改革促进项目县。选取安徽省濉溪县内的医共体和福建省尤溪县的医共体为调查对象。安徽省濉溪县共有2个医共体,即濉溪县中医院医共体和县医院医共体，均于2016年组建；福建省尤溪县内有1个医共体，为县总医院医共体，于2017年组建。濉溪县中医院医共体托管6家乡镇卫生院、105个村卫生室；县医院医共体托管12家乡镇卫生院、163个卫生室[64]；尤溪县总医院医共体依托原县医院和县中医院，管辖15个分院和1个社区卫生服务中心、212个村卫生室[65]。本研究对牵头单位进行调查，并随机抽取成员单位，对成员单位对接/管辖范围内的村卫生室进行调查。数据调查的年份为2016—2020年。

本研究的有效样本量为濉溪县中医院医共体（以下简称A医共体）的1个牵头单位、6个乡镇卫生院/社区卫生服务中心和29个村卫生室，濉溪县县医院医共体（以下简称为B医共体）的1个牵头单位、3个乡镇卫生院/社区卫生服务中心和59个村卫生室，尤溪县总医院医共体（以下简称C医共体）的1个牵头单位、15个乡镇卫生院/社区卫生服务中心和36个村卫生室。研究涉及的相关资料和数据，主要来源于各医院的卫生信息填报系统、调查县的卫生健康委员会官方网站、安徽省与福建省统计局和卫生信息统计中心、卫生统计年鉴及相关地市的统计年鉴，以及各医院的文件汇编、年报。

（二）A医共体协同度评价

以A医共体机构间协同度评价为例，呈现完整的医共体协同度计算步骤，在B、C医共体协同度计算中不再赘述。机构内协同度和服务链协同度的计算步骤与机构间协同度的计算一致。

1.A医共体协同度计算

（1）机构间协同度计算

三级指标协同度计算。构建2016—2020年A医共体的1个牵头单位、6个乡镇卫生院/社区卫生服务中心和29个村卫生室数据的协同矩阵（参照公式2.8），通过协同矩阵得到协同关系链数，进一步将其代入公式2.9，得到A医共体机构间协同度评价三级指标协同熵。其中，“2.2.2”“2.2.3”“3.1.1”“3.1.2”“3.1.3”“3.1.4”需要代入公式2.7进行计算从而得到指标协同熵。最后，按照公式2.10，求得各三级指标协同度。需要说明的是，经专家咨询，并结合实际情况，在判断三级指标“1.2.3医共体内各机构行政后勤部门合并同类项，降低运营成本”的协同状态时，需排除对村卫生室的考量，即在计算该三级指标协同熵时，公式2.9中的$u=7$。结果详见表2.19。

二级指标协同度计算。二级指标间的协同熵需计算该二级指标间的协同链数，如2017年A医共体36家机构在“组织设置”方面的协同链数为29，代入公式2.11而求得二级维度间协同熵为0.07。二级指标内的协同熵值计算需要代入公式2.12，经计算，二级维度内协同熵为0.01，代入公式2.13，求得二级指标协同总熵为0.08。再代入公式2.14，求得二级指标协同度为0.52。2016—2020年A医共体机构间二级指标“目标匹配”的协同度分别是0.79、0.79、0.92、0.93、0.93。“组织设置”的协同度分别是0.42、0.52、0.52、0.65、0.65；“人财物配置”的协同度分别是0.00、0.00、0.00、0.00、0.00；“服务协同”的协同度分别是0.08、0.08、0.08、0.08、0.08；“人员流动”的协同度分别是0.49、0.49、0.50、0.60、0.30；“信息传递”的协同度分别是0.32、0.32、0.31、0.31、0.32；“协作表现”的协同度分别是0.35、0.46、0.52、0.64、0.52；“利益分配”的协同度分别0.59、0.59、0.59、0.72、0.72；“持续合作”的协同度分别是0.72、0.72、0.72、0.72、0.72；“良性竞争”的协同度分别是0.78、0.78、0.72、0.72、0.72。详见表2.20。

一级指标和机构间协同度计算。将已求得的二级指标协同度与权重代入公式2.15，求得一级指标协同度，如2018年“目标匹配”“组织设置”“人财物配置”3个二级指标的协同度分别为0.92、0.52和0.00，综合权重分别为0.10、0.11和0.15，则一级指标“系统结构”协同度$=0.92\times0.10+0.52\times0.11+0.00\times0.15\approx0.15$。同理，将已求得的一级指标协同度与权重代入公式2.16，可得机构间协同度。经计算，2016—2020年A医共体机构间协同度分别是0.14、0.14、0.15、0.14、0.15。2016—2020年A医共体机构间一级指标“系统结构”的协同度分别是0.12 、0.13 、0.15 、0.09、0.16；一级指标“行动过程”的协同度分别是0.09 、0.09 、0.09 、0.10 、0.07；一级指标“行动效果”的协同度分别是0.19 、0.20 、0.20、0.22、0.21。详见表2.21。

(2)机构内协同度计算

参照A医共体机构间协同度计算，逐步代入公式2.9～2.16，求得A医共体机构内各级指标的协同度。经计算，2016—2020年A医共体机构内“决策能力”二级指标的协同度分别是1.00、1.00、1.00、1.00、1.00。“日常规范”二级指标的协同度分别是0.26、0.27、0.77、0.77、1.00 ；“交流顺畅”二级指标的协同度分别是0.00、0.00、0.00、0.00、0.00；“执行情况”二级指标的协同度分别是1.00、1.00、0.77、1.00、1.00；“结余分配”二级指标的协同度分别是0.73、0.74、0.73、0.73、0.73。

2016—2020年A医共体机构内协同度分别是0.19、0.19、0.21、0.22、

0.23。2016—2020年A医共体机构内一级指标“系统结构”协同度分别是0.22、0.22、0.31、0.31、0.35;“行动过程”协同度分别是0.14、0.14、0.10、0.14、0.36。“行动效果”协同度分别是0.21、0.21、0.21、0.21、0.29。

(3)服务链协同度计算

参照A医共体机构内协同度计算,逐步代入公式2.9~2.16,求得A医共体服务链间各级指标的协同度。2016—2020年A医共体服务链二级指标“连续性服务设计”的协同度分别是0.00、0.00、0.00、0.00、0.00;“管理制度”的协同度分别是0.08、0.16、0.17、0.27、0.20;“即时沟通”的协同度分别是0.03、0.10、0.05、0.12、0.05;“信息共享”的协同度分别是0.35、0.17、0.25、0.34、0.29;“服务一体化”的协同度分别是0.48、0.48、0.61、0.60、0.57。

2016—2020年A医共体服务链协同度分别是0.07、0.07、0.08、0.10、0.08。2016—2020年A医共体服务链一级指标“系统结构”协同度分别是0.02 、0.04 、0.04 、0.06、0.05;“行动过程”协同度分别是0.06 、0.04 、0.05 、0.07 、0.05;“行动效果”协同度分别是0.14 、0.14 、0.18、0.18、0.17。

2.A医共体协同度变化趋势分析

(1)机构内协同度分析

图2.2显示A医共体机构内协同度二级指标中,“决策能力”和“执行情况”几乎一直保持在“1”全协同的状态,说明A医共体自组建初各机构就已建立了目标明确、权责清晰的制度,同时,各科室对医共体制度也具有较强的执行力。随着医共体连续性服务和绩效考核制度的逐渐完善,各业务科室的服务流程更加衔接顺畅,将分工协作情况纳入了人员绩效,A医共体机构内日常规范协同度趋近于1。

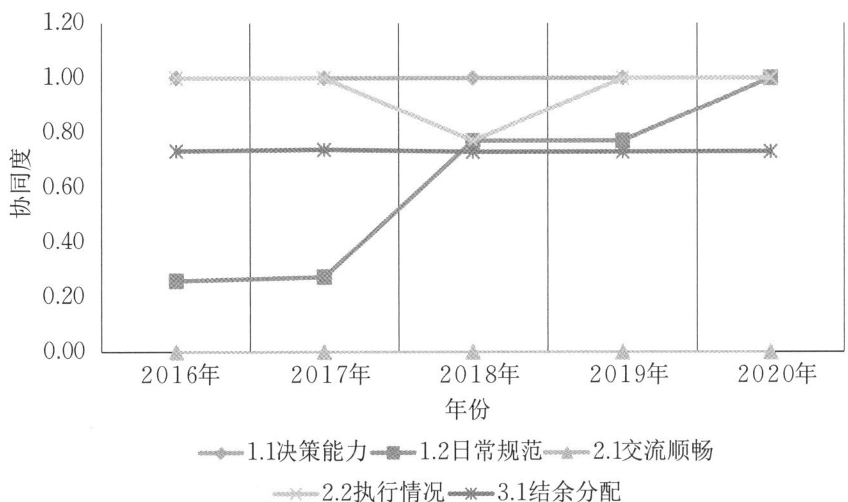

图 2.2　A 医共体机构内二级指标协同度变化

(2)机构间协同度分析

图 2.3 呈现了 A 医共体机构间二级指标协同度的变化。“系统结构”维度中,“目标匹配”的协同度高于“组织设置”的协同度,这可能是因为相对于医共体内部发生的组织结构变化,国家层面提出的政策思想更易引起机构的重视。此外,“人财物配置”的协同度保持在“0”的水平,说明各机构对于医共体的人事、财务、资源配置、药品耗材、监督考核机制认知和实施上存在着较大的不同。“行动过程”维度中,“服务协同”和“信息传递”指标的协同度均保持较为稳定的状态。在 2018—2019 年,A 医共体机构间人员流动的协同度呈明显上升,这可能受到 A 医共体试点运行进程的影响。2018—2019 年正值牵头医院托管卫生院试点扩大期[66],A 医共体各机构相互交流学习,进修下派等往来密切。“行动效果”维度中,2019 年机构间协作表现协同度的涨幅较大,这可能归因于机构间人员流动的增加;利益分配、持续合作和良性竞争协同度随着 A 医共体的发展,逐渐呈现同步发展态势。

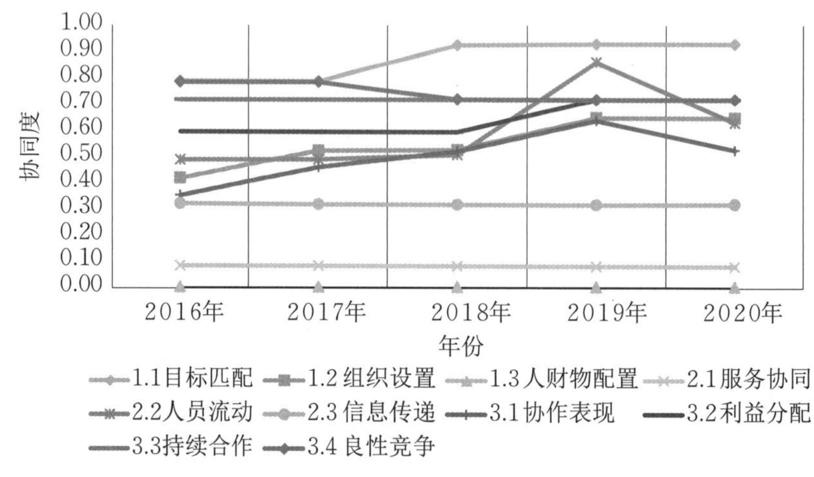

图2.3　A医共体机构间二级指标协同度变化

(3)服务链协同度分析

图2.4呈现了A医共体服务链二级指标协同度的变化,“连续性服务设计”的协同度一直为0,表明各机构负责人对医共体连续性服务指导文件的知晓情况不协同;“即时沟通”的协同度较差,反映出A医共体中纵向医疗卫生机构间的沟通交流不畅,可能缺少渠道或者缺少制度保障。“服务一体化”的协同度较好,说明A医共体内各机构对医共体内其他机构打破利益壁垒,对将医疗卫生服务利用者视为服务链的重要组成部分持肯定和信任的态度。

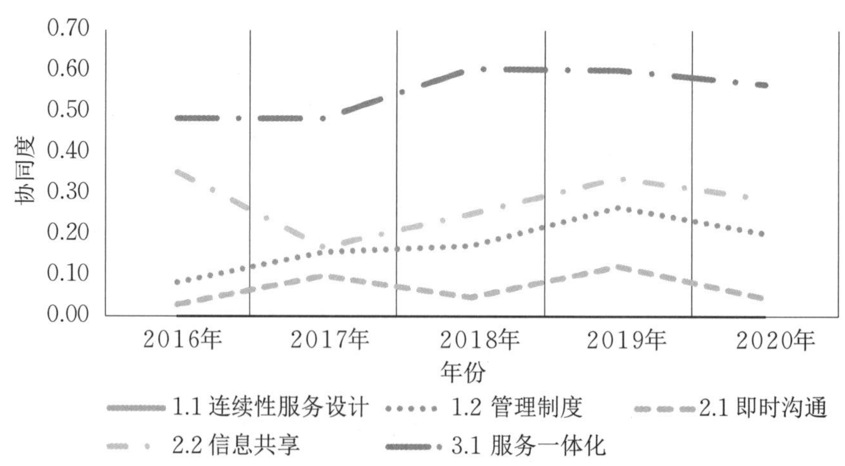

图2.4　A医共体服务链二级指标协同度变化

表2.19　A医共体2016—2020年机构间协同度评价三级指标协同度计算结果

评价参数	2016年				2017年				2018年				2019年				2020年			
	协同链数k_u	协同熵H (Q_u)	最大协同熵	协同度T (Q_u)	协同链数k_u	协同熵H (Q_u)	最大协同熵	协同度T (Q_u)	协同链数k_u	协同熵H (Q_u)	最大协同熵	协同度T (Q_u)	协同链数k_u	协同熵H (Q_u)	最大协同熵	协同度T (Q_u)	协同链数k_u	协同熵H (Q_u)	最大协同熵	协同度T (Q_u)
1.1.1医共体内各机构以整合优化资源配置为目标	35	0.01	0.16	0.92	35	0.01	0.16	0.92	35	0.01	0.14	0.91	36	0.00	0.14	1.00	36	0.00	0.13	1.00
1.1.2医共体内各机构以提升基层医疗机构卫生服务能力为目标	34	0.02		0.85	34	0.02		0.85	35	0.01		0.91	35	0.01		0.91	35	0.01		0.91
1.1.3医共体内各机构以推进服务一体化进程、构建整合型医疗卫生服务体系为目标	34	0.02		0.85	34	0.02		0.85	35	0.01		0.91	36	0.00		1.00	36	0.00		1.00
1.2.1医共体内各机构设有负责医共体事务的专门管理部门	32	0.05		0.71	32	0.05		0.71	32	0.05		0.67	33	0.03		0.75	33	0.03		0.73
1.2.2医共体内各机构有明确的协同合作的职责划分	36	0.00		1.00	36	0.00		1.00	36	0.00		1.00	36	0.00		1.00	36	0.00		1.00
1.2.3医共体内各机构行政后勤部门合并同类项，降低运营成本	2	0.16		0.00	3	0.16		0.00	4	0.14		0.00	5	0.10		0.24	5	0.10		0.20

续表

评价参数	2016年				2017年				2018年				2019年				2020年			
	协同链数k_u	协同熵H (Q_u)	最大协同熵	协同度T (Q_u)	协同链数k_u	协同熵H (Q_u)	最大协同熵	协同度T (Q_u)	协同链数k_u	协同熵H (Q_u)	最大协同熵	协同度T (Q_u)	协同链数k_u	协同熵H (Q_u)	最大协同熵	协同度T (Q_u)	协同链数k_u	协同熵H (Q_u)	最大协同熵	协同度T (Q_u)
1.3.1医共体内各机构统一了人事管理制度	31	0.06		0.64	32	0.05		0.71	32	0.05		0.67	32	0.05		0.67	32	0.05		0.65
1.3.2医共体内各机构核定编制总量,统筹使用	28	0.08		0.45	28	0.08		0.46	28	0.08		0.39	28	0.08		0.38	28	0.08		0.35
1.3.3牵头医院是否能够根据各成员单位的发展需要及时调整投入	20	0.14		0.09	20	0.14		0.10	21	0.14		0.02	21	0.14		0.00	22	0.13		0.00
1.3.4医共体内各机构统一财务制度、统一票据管理、统一会计电算化、医共体内统一财务档案	29	0.08		0.51	29	0.08		0.52	29	0.08		0.46	31	0.06		0.59	31	0.06		0.57
1.3.5医共体内各机构建立了资源配置及业务开展计划/方案,以便医共体对设备、技术等进行统一调整配置	24	0.12		0.24	24	0.12		0.26	24	0.12		0.15	24	0.12		0.14	24	0.12		0.10
1.3.6医共体内各机构药品耗材统一管理、统一采购配送、统一支付货款	35	0.01		0.92	35	0.01		0.92	35	0.01		0.91	35	0.01		0.91	35	0.01		0.91

续表

评价参数	2016年				2017年				2018年				2019年				2020年			
	协同链数k_u	协同熵$H(Q_u)$	最大协同熵	协同度$T(Q_u)$	协同链数k_u	协同熵$H(Q_u)$	最大协同熵	协同度$T(Q_u)$	协同链数k_u	协同熵$H(Q_u)$	最大协同熵	协同度$T(Q_u)$	协同链数k_u	协同熵$H(Q_u)$	最大协同熵	协同度$T(Q_u)$	协同链数k_u	协同熵$H(Q_u)$	最大协同熵	协同度$T(Q_u)$
1.3.7医共体的监督和考核机制是否与各机构内部机制协同	31	0.06		0.64	31	0.06		0.65	31	0.06		0.60	32	0.05		0.67	32	0.05		0.65
2.1.1医共体内各机构之间业务开展内容优势互补，医疗业务的交流、支持与帮扶活动经常进行	29	0.08		0.51	29	0.08		0.52	29	0.08		0.46	29	0.08		0.45	29	0.08		0.42
2.1.2医共体内各机构都有病例协调员或专职部门对患者进行全服务链过程管理	22	0.13		0.16	22	0.13		0.17	22	0.13		0.06	22	0.13		0.04	22	0.13		0.00
2.1.3医共体内各机构都实施了针对转诊患者的医保优惠政策	31	0.06		0.64	31	0.06		0.65	31	0.06		0.60	32	0.05		0.67	32	0.05		0.65
2.2.1医共体内各机构间维持着公平有效的分工合作关系	7	0.00		1.00	7	0.00		1.00	7	0.00		1.00	7	0.00		1.00	6	0.06		0.56
2.2.2本年度您单位的医务人员去上级医院学习进修的人次数		0.08		0.46		0.09		0.45		0.09		0.39		0.08		0.80		0.06		0.52

续表

评价参数	2016年				2017年				2018年				2019年				2020年			
	协同链数k_u	协同熵$H(Q_u)$	最大协同熵	协同度$T(Q_u)$	协同链数k_u	协同熵$H(Q_u)$	最大协同熵	协同度$T(Q_u)$	协同链数k_u	协同熵$H(Q_u)$	最大协同熵	协同度$T(Q_u)$	协同链数k_u	协同熵$H(Q_u)$	最大协同熵	协同度$T(Q_u)$	协同链数k_u	协同熵$H(Q_u)$	最大协同熵	协同度$T(Q_u)$
2.2.3上级医院本年度派出到您单位的专业技术人才的人次数		0.08		0.48		0.08		0.50		0.07		0.47		0.05		0.86		0.05		0.60
2.3.1医共体内各机构公共卫生信息系统、健康信息管理系统、电子病历系统、医保信息系统等信息沟通共享平台使用频繁、方便、快捷	35	0.01		0.92	35	0.01		0.92	34	0.02		0.83	34	0.02		0.83	35	0.01		0.91
2.3.2医共体内各机构的检查结果能够在医共体内传递、流通和互认	32	0.05		0.71	31	0.06		0.65	32	0.05		0.67	33	0.03		0.75	33	0.03		0.73
2.3.3医共体内各机构间进行着科研和项目协作，交流科研经验和结果，分享研究成果	25	0.11		0.29	25	0.11		0.30	25	0.11		0.21	25	0.11		0.19	25	0.11		0.16
3.1.1本年度上转患者人次		0.05		0.67		0.04		0.74		0.03		0.75		0.04		0.72		0.03		0.73
3.1.2本年度下转患者人次		0.13		0.15		0.14		0.09		0.09		0.36		0.09		0.31		0.08		0.39

续表

评价参数	2016年				2017年				2018年				2019年				2020年			
	协同链数k_u	协同熵$H(Q_u)$	最大协同熵	协同度$T(Q_u)$	协同链数k_u	协同熵$H(Q_u)$	最大协同熵	协同度$T(Q_u)$	协同链数k_u	协同熵$H(Q_u)$	最大协同熵	协同度$T(Q_u)$	协同链数k_u	协同熵$H(Q_u)$	最大协同熵	协同度$T(Q_u)$	协同链数k_u	协同熵$H(Q_u)$	最大协同熵	协同度$T(Q_u)$
3.1.3本年度通过病例协调员或专职部门协调转诊的人次数		0.08		0.49		0.08		0.50		0.06		0.55		0.06		0.53		0.07		0.48
3.1.4本年度单位开展的面向医共体内其他单位医务人员的专题讲座次数		0.15		0.04		0.08		0.48		0.12		0.14		0.03		0.74		0.12		0.10
3.2.1医共体医保支付、绩效考核与医共体内各机构内部分配机制是否协同	31	0.06		0.64	31	0.06		0.65	31	0.06		0.60	33	0.03		0.75	33	0.03		0.73
3.2.2医共体内建立了公平合理的医保基金结余分配比例	33	0.03		0.78	33	0.03		0.78	33	0.03		0.75	33	0.03		0.75	33	0.03		0.73
3.3.1医共体内各机构拥有统一的价值理念和文化氛围，有一体的服务理念和群体意识	32	0.05		0.71	32	0.05		0.71	32	0.05		0.67	32	0.05		0.67	32	0.05		0.65
3.3.2医共体内各机构拥有整体、合作意识	33	0.03		0.78	33	0.03		0.78	33	0.03		0.75	33	0.03		0.75	33	0.03		0.73

续表

评价参数	2016年				2017年				2018年				2019年				2020年			
	协同链数k_u	协同熵$H(Q_u)$	最大协同熵	协同度$T(Q_u)$	协同链数k_u	协同熵$H(Q_u)$	最大协同熵	协同度$T(Q_u)$	协同链数k_u	协同熵$H(Q_u)$	最大协同熵	协同度$T(Q_u)$	协同链数k_u	协同熵$H(Q_u)$	最大协同熵	协同度$T(Q_u)$	协同链数k_u	协同熵$H(Q_u)$	最大协同熵	协同度$T(Q_u)$
3.4.1医共体内各机构共享医共体品牌、营销方式和渠道	33	0.03		0.78	33	0.03		0.78	32	0.05		0.67	32	0.05		0.67	32	0.05		0.65
3.4.2医共体能够与非医共体内成员单位之间形成有序竞争	33	0.03		0.78	33	0.03		0.78	33	0.03		0.75	33	0.03		0.75	33	0.03		0.73

表2.20　A医共体2016—2020年机构间协同度评价二级指标协同度计算结果

评价参数	2016年					2017年					2018年					2019年					2020年				
	指标内部协同熵$H_2(Q_u)$	指标间协同熵$H_1(Q_u)$	二级指标协同总熵$H_3(Q_u)$	最大协同总熵	二级指标协同度$T_1(Q_u)$	指标内部协同熵$H_2(Q_u)$	指标间协同熵$H_1(Q_u)$	二级指标协同总熵$H_3(Q_u)$	最大协同总熵	二级指标协同度$T_1(Q_u)$	指标内部协同熵$H_2(Q_u)$	指标间协同熵$H_1(Q_u)$	二级指标协同总熵$H_3(Q_u)$	最大协同总熵	二级指标协同度$T_1(Q_u)$	指标内部协同熵$H_2(Q_u)$	指标间协同熵$H_1(Q_u)$	二级指标协同总熵$H_3(Q_u)$	最大协同总熵	二级指标协同度$T_1(Q_u)$	指标内部协同熵$H_2(Q_u)$	指标间协同熵$H_1(Q_u)$	二级指标协同总熵$H_3(Q_u)$	最大协同总熵	二级指标协同度$T_1(Q_u)$
1.1 目标匹配	0.01	0.03	0.04	0.17	0.79	0.01	0.03	0.04	0.17	0.79	0.00	0.01	0.01	0.17	0.92	0.00	0.01	0.01	0.17	0.93	0.00	0.01	0.01	0.17	0.93
1.2 组织设置	0.01	0.09	0.0		0.42	0.00	0.08	0.08		0.52	0.00	0.08	0.08		0.52	0.00	0.06	0.06		0.65	0.00	0.06	0.06		0.65
1.3 人财物配置	0.01	0.16	0.17		0.00	0.01	0.16	0.17		0.00	0.01	0.16	0.17		0.00	0.01	0.16	0.17		0.00	0.01	0.16	0.17		0.00
2.1 服务协同	0.01	0.15	0.16		0.08	0.01	0.15	0.16		0.08	0.01	0.15	0.16		0.08	0.01	0.15	0.16		0.08	0.01	0.15	0.16		0.08

续表

评价参数	2016年					2017年					2018年					2019年					2020年				
	指标内部协同熵 H_2 (Q_u)	指标间协同熵 H_1 (Q_u)	二级指标协同总熵 H_3 (Q_u)	最大协同总熵	二级指标协同度 T_1 (Q_u)	指标内部协同熵 H_2 (Q_u)	指标间协同熵 H_1 (Q_u)	二级指标协同总熵 H_3 (Q_u)	最大协同总熵	二级指标协同度 T_1 (Q_u)	指标内部协同熵 H_2 (Q_u)	指标间协同熵 H_1 (Q_u)	二级指标协同总熵 H_3 (Q_u)	最大协同总熵	二级指标协同度 T_1 (Q_u)	指标内部协同熵 H_2 (Q_u)	指标间协同熵 H_1 (Q_u)	二级指标协同总熵 H_3 (Q_u)	最大协同总熵	二级指标协同度 T_1 (Q_u)	指标内部协同熵 H_2 (Q_u)	指标间协同熵 H_1 (Q_u)	二级指标协同总熵 H_3 (Q_u)	最大协同总熵	二级指标协同度 T_1 (Q_u)
2.2 人员流动	0.01	0.08	0.09		0.49	0.01	0.08	0.09		0.49	0.00	0.08	0.08		0.50	0.00	0.07	0.07		0.60	0.01	0.11	0.12		0.30
2.3 信息传递	0.01	0.11	0.12		0.32	0.01	0.11	0.12		0.32	0.01	0.11	0.12		0.31	0.01	0.11	0.12		0.31	0.01	0.11	0.12		0.32
3.1 协作表现	0.01	0.10	0.11		0.35	0.01	0.08	0.09		0.46	0.00	0.08	0.08		0.52	0.00	0.06	0.06		0.64	0.01	0.07	0.08		0.52
3.2 利益分配	0.00	0.07	0.07		0.59	0.00	0.07	0.07		0.59	0.00	0.07	0.07		0.59	0.00	0.05	0.05		0.72	0.00	0.05	0.05		0.72

续表

评价参数	2016年					2017年					2018年					2019年					2020年				
	指标内部协同熵 $H_2(Q_u)$	指标间协同熵 $H_1(Q_u)$	二级指标协同总熵 $H_3(Q_u)$	最大协同总熵	二级指标协同度 $T_1(Q_u)$	指标内部协同熵 $H_2(Q_u)$	指标间协同熵 $H_1(Q_u)$	二级指标协同总熵 $H_3(Q_u)$	最大协同总熵	二级指标协同度 $T_1(Q_u)$	指标内部协同熵 $H_2(Q_u)$	指标间协同熵 $H_1(Q_u)$	二级指标协同总熵 $H_3(Q_u)$	最大协同总熵	二级指标协同度 $T_1(Q_u)$	指标内部协同熵 $H_2(Q_u)$	指标间协同熵 $H_1(Q_u)$	二级指标协同总熵 $H_3(Q_u)$	最大协同总熵	二级指标协同度 $T_1(Q_u)$	指标内部协同熵 $H_2(Q_u)$	指标间协同熵 $H_1(Q_u)$	二级指标协同总熵 $H_3(Q_u)$	最大协同总熵	二级指标协同度 $T_1(Q_u)$
3.3 持续合作	0.00	0.05	0.05		0.72	0.00	0.05	0.05		0.72	0.00	0.05	0.05		0.72	0.00	0.05	0.05		0.72	0.00	0.05	0.05		0.72
3.4 良性竞争	0.01	0.03	0.04		0.78	0.00	0.04	0.04		0.78	0.00	0.05	0.05		0.72	0.00	0.05	0.05		0.72	0.00	0.05	0.05		0.72

表 2.21　A 医共体 2016—2020 年机构间协同度评价一级指标协同度计算结果

二级指标编号	2016年				2017年				2018年				2019年				2020年			
	二级指标协同度 T_1 (Q_u)* 二级指标权重	一级指标协同度 T_2 (Q_u)	一级指标权重	机构间协同度 T_3 (Q_u)	二级指标协同度 T_1 (Q_u)* 二级指标权重	一级指标协同度 T_2 (Q_u)	一级指标权重	机构间协同度 T_3 (Q_u)	二级指标协同度 T_1 (Q_u)* 二级指标权重	一级指标协同度 T_2 (Q_u)	一级指标权重	机构间协同度 T_3 (Q_u)	二级指标协同度 T_1 (Q_u)* 二级指标权重	一级指标协同度 T_2 (Q_u)	一级指标权重	机构间协同度 T_3 (Q_u)	二级指标协同度 T_1 (Q_u)* 二级指标权重	一级指标协同度 T_2 (Q_u)	一级指标权重	机构间协同度 T_3 (Q_u)
1.1	0.08				0.08				0.09				0.09				0.09			
1.2	0.04	0.12	0.36		0.06	0.13	0.36		0.06	0.15	0.36		0.06	0.09	0.36		0.07	0.16	0.36	
1.3	0.00				0.00				0.00				0.00				0.00			
2.1	0.01				0.01				0.01				0.01				0.01			
2.2	0.04	0.09	0.32	0.14	0.05	0.09	0.32	0.14	0.05	0.09	0.32	0.15	0.05	0.10	0.32	0.14	0.03	0.07	0.32	0.15
2.3	0.04				0.04				0.04				0.04				0.04			
3.1	0.03				0.04				0.04				0.04				0.04			
3.2	0.05	0.19	0.32		0.05	0.20	0.32		0.05	0.20	0.32		0.05	0.22	0.32		0.06	0.21	0.32	
3.3	0.06				0.06				0.06				0.06				0.06			
3.4	0.06				0.06				0.05				0.05				0.05			

(三)B医共体协同度评价

计算步骤同A医共体机构内协同度的方法,得到2016—2020年B医共体选取的1个牵头单位、3个乡镇卫生院/社区卫生服务中心和59个村卫生室数据的三级指标协同度、二级指标协同度。按照公式2.9~2.16,求得B医共体各级指标的协同度和整体协同度。

1.B医共体协同度计算

(1)机构内协同度计算

2016年三级指标协同度最大的为0.80,对应的指标是"全通道式沟通方式科室占比";2017年三级指标协同度最大的为0.80,对应的指标是"全通道式沟通方式科室占比";2018—2019年三级指标协同度最大的为1.00,对应的指标是"各科室对制度有较强的执行力";2020年三级指标协同度最大的为1.00,对应的指标是"建立明确责权利的有效制度"和"各科室对制度有较强的执行力"。

2016—2020年B医共体机构内"决策能力"二级指标的协同度分别是0.20、0.26、0.81、0.78、1.00。"日常规范"二级指标的协同度分别是0.09、0.09、0.58、0.59、0.59;"交流顺畅"二级指标的协同度分别是0.64、0.65、0.16、0.00、0.00;"执行情况"二级指标的协同度分别是0.23、0.29、0.84、1.00、1.00;"结余分配"二级指标的协同度分别是0.00、0.00、0.00、0.44、0.28。

2016年B医共体机构内"系统结构""行动过程""行动效果"3个一级指标的协同度分别是0.05、0.18、0.00;2017年为0.06、0.19、0.00;2018年为0.24、0.15、0.00;2019年为0.24、0.14、0.13;2020年为0.28、0.14、0.08。2016—2020年B医共体机构内协同度分别是0.08、0.09、0.14、0.17、0.17。

(2)机构间协同度计算

2016—2020年B医共体机构间二级指标"目标匹配"的协同度分别是0.04、0.41、0.92、0.92、0.92。"组织设置"的协同度分别是0.10、0.35、0.71、0.68、0.66;"人财物配置"的协同度分别是0.00、0.00、0.00、0.00、0.00;"服务协同"的协同度分别是0.04、0.09、0.18、0.20、0.19;"人员流动"的协同度分别是0.09、0.25、0.12、0.18、0.26;"信息传递"的协同度分别是0.18、0.18、0.38、0.37、0.37;"协作表现"的协同度分别是0.00、0.69、0.64、0.81、0.69;"利益分配"的协同度分别是0.42、0.45、0.88、0.96、0.96;"持续合作"的协同度分别是0.51、0.51、0.92、0.96、0.96;"良性竞争"的协同度分别是0.43、

0.42、0.64、0.65、0.68。

2016—2020年B医共体机构间协同度分别是0.05、0.10、0.16、0.17、0.17。2016—2020年B医共体机构间一级指标“系统结构”的协同度分别是0.02、0.08、0.17、0.16、0.16;“行动过程”的协同度分别是0.03、0.05、0.08、0.08、0.09;“行动效果”的协同度分别是0.11、0.17、0.25、0.27、0.26。

(3)服务链协同度计算

2016—2020年B医共体服务链二级指标“连续性服务设计”的协同度分别是0.37、0.27、0.58、0.50、0.59;“管理制度”的协同度分别是0.12、0.00、0.10、0.00、0.00;“即时沟通”的协同度分别是0.00、0.22、0.00、0.40、0.44;“信息共享”的协同度分别是0.44、0.27、0.33、0.29、0.11;“服务一体化”的协同度分别是0.44、0.34、0.81、0.77、0.89。

2016—2020年B医共体服务链协同度分别是0.08、0.07、0.13、0.13、0.14。2016年B医共体机构内“系统结构”“行动过程”“行动效果”3个一级指标的协同度分别是0.06、0.06、0.13;2017年为0.04、0.08、0.10;2018年为0.11、0.05、0.24;2019年为0.08、0.11、0.23;2020年为0.09、0.10、0.26。

2.B医共体协同度变化趋势分析

(1)机构内协同度分析

图2.5显示了B医共体机构内二级指标协同度的变化趋势,“系统结构”维度中,“决策能力”的协同度优于“日常规范”的协同度,且2020年“决策能力”的协同度已经达到了“1”的状态,说明2020年B医共体各机构内都已建立了目标明确、权责清晰、公平有效的制度,各部门的责权利清晰明确。“行动过程”维度中“交流顺畅”的协同度在2018—2020年出现“倒退”现象,这可能因为个别机构存在共享型卫生信息化平台科室覆盖率不升反降的情况。“行动效果”维度中,“结余分配”的协同度在2019年有了大幅度的增加,这可能归因于随着医共体结余分配制度的确立实施,机构调整了医务人员的绩效算法,再与结余资金挂钩,让分配更加公平合理。

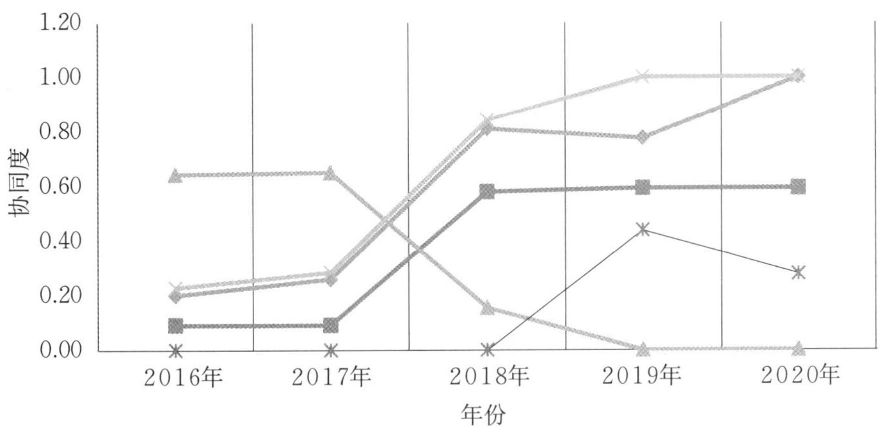

图2.5　B医共体机构内二级指标协同度变化

(2)机构间协同度分析

图2.6显示,B医共体组建后机构间的"目标匹配"的协同度迅速增长后趋于平稳,并在机构间协同度的"系统结构"维度中起着主导作用,而"人财物配置"的协同度则成为短板,说明B医共体内各机构对医共体组建的目的和发展目标有着明确且一致的认识,但对于医共体内已经统一了人事制度、财务制度、药品耗材管理等个别成员单位存在不知情的状况。"行动过程"维度中,"服务协同"的协同度较低,"信息传递"的协同度发展较好,反映出B医共体中信息技术与医疗卫生全面融合,各机构科研项目协作、检查结果共享互认的情况良好;机构间医疗业务活动的交流帮扶、患者全过程管理服务等亟须提升。"行动效果"维度中,机构双向转诊、专题讲座等协作状态平稳,各机构内部分配机制与医共体制度渐渐有效衔接,协作的紧密和利益分配的合理,也促进了医共体机构持续合作的意愿。

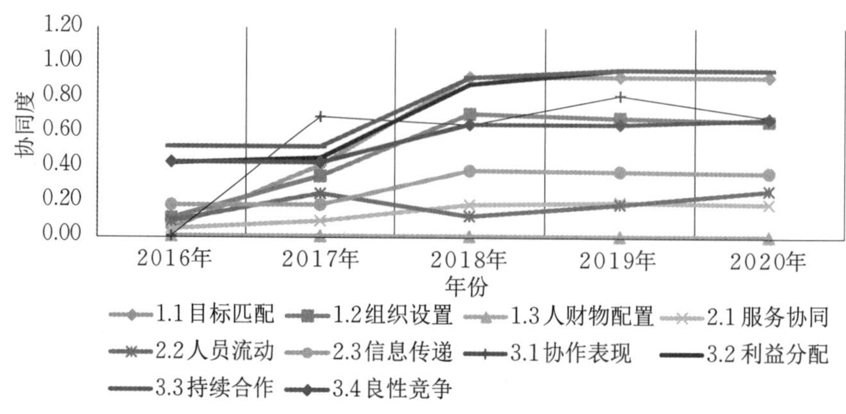

图2.6 B医共体机构间二级指标协同度变化

(3)服务链协同度分析

B医共体服务链协同度中,"系统结构"维度中的"连续性服务设计"和"行动效果"维度中的"服务一体化"的协同度虽有小幅波动,但整体增幅较大,增长较快。这反映出B医共体越来越多的机构知晓连续性服务制度,认识到要打破利益壁垒,为患者提供诊疗—康复—长护连续性服务,成长为医共体动态服务网络中的重要节点。但"系统结构"维度中的"管理制度"和"行动过程"维度中的"信息共享"的协同度不容乐观,透露着医共体中制度建设可能存在着解释不明、指导宣传不到位的问题,医共体影像、检查检验结果共享平台可能存在着范围覆盖率小或使用率低的问题。详见图2.7。

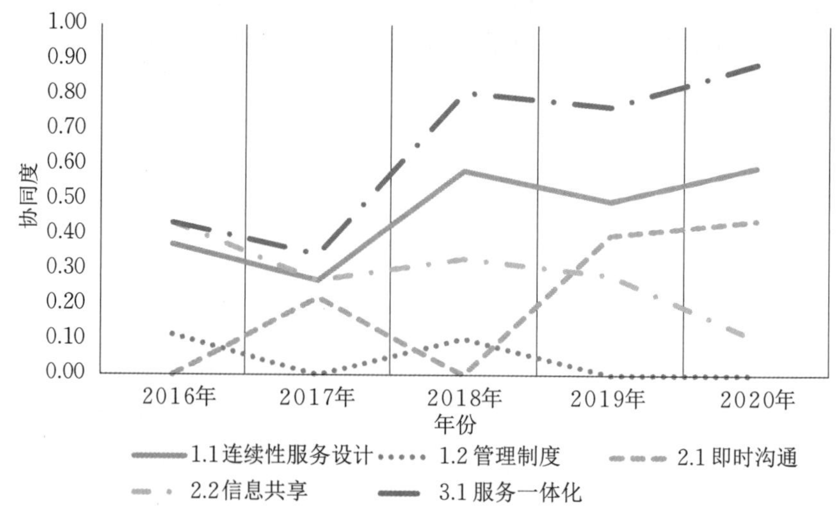

图2.7 B医共体机构服务链二级指标协同度变化

（四）C医共体协同度评价

计算步骤同A医共体机构内协同度的方法，得到2017—2020年C医共体选取的1个牵头单位、15个乡镇卫生院/社区卫生服务中心和36个村卫生室数据的三级指标协同度、二级指标协同度。按照公式2.9～2.16，求得C医共体各级指标协同度和整体协同度。

1.C医共体协同度计算

（1）机构内协同度计算

2017—2020年三级指标中协同度最大的为1.00，对应的指标都是“业务科室服务流程衔接顺畅”。2017—2020年C医共体机构内“决策能力”二级指标的协同度分别是0.33、0.47、0.38、0.38。“日常规范”二级指标的协同度分别是0.51、0.52、0.43、0.43；“交流顺畅”二级指标的协同度分别是0.39、0.41、0.30、0.31；“执行情况”二级指标的协同度分别是0.48、0.62、0.69、0.69；“结余分配”二级指标的协同度分别是0.00、0.00、0.00、0.00。

2017－2020年C医共体机构内“系统结构”“行动过程”“行动效果”一级指标的协同度分别是0.15、0.15、0.00（2017年）；0.14、0.14、0.00（2018年）；0.14、0.16、0.00（2019年）；0.14、0.16、0.00（2020年）。2017—2020年C医共体机构内协同度分别为0.11、0.11、0.11、0.11。

（2）机构间协同度计算

2017—2020年C医共体机构间二级指标“目标匹配”的协同度分别是0.70、0.81、0.57、0.87。“组织设置”的协同度分别是0.44、0.43、－0.08、0.47；“人财物配置”的协同度分别是0.26、0.16、－0.74、0.19；“服务协同”的协同度分别是0.00、0.00、－0.54、0.00；“人员流动”的协同度分别是0.57、0.53、－0.07、0.51；“信息传递”的协同度分别是0.35、0.53、－0.08、0.53；“协作表现”的协同度分别是0.78、0.72、0.39、0.73；“利益分配”的协同度分别是0.65、0.70、0.31、0.70；“持续合作”的协同度分别是0.71、0.70、0.31、0.82；“良性竞争”的协同度分别是0.50、0.54、－0.06、0.53。

2017—2020年C医共体机构间协同度分别是0.15、0.16、－0.02、0.17。2017年C医共体机构间“系统结构”“行动过程”“行动效果”一级指标的协同度分别为0.16、0.09、0.21；2018年分别为0.15、0.11、0.21；2019年分别为－0.06、－0.08、0.08；2020年分别为0.17、0.11、0.22。

（3）服务链协同度计算

2017—2020年C医共体服务链二级指标“连续性服务设计”的协同度

分别是0.44、0.50、0.48、0.53;“管理制度”的协同度分别是0.14、0.20、0.16、0.20;“即时沟通”的协同度分别是0.26、0.54、0.52、0.57;“信息共享”的协同度分别是0.09、0.28、0.30、0.29;“服务一体化”的协同度分别是0.00、0.00、0.00、0.00。

2017—2020年C医共体服务链的协同度分别是0.06、0.09、0.09、0.10。2017年C医共体机构间“系统结构”“行动过程”“行动效果”一级指标协的同度分别为0.10、0.06、0.00;2018年分别为0.12、0.14、0.00;2019年分别为-0.11、0.14、0.00; 2020年分别为0.13、0.15、0.00。

2.C医共体协同度变化趋势分析

(1)机构内协同度分析

图2.8显示C医共体机构内结余分配协同度一直保持在0的水平,提示我们医共体各机构负责人对“本单位结余资金的分配公平合理地体现了医务人员的劳动技术价值”的评价存在较大的不同,这可能因为福建省现有的医共体财务管理制度并没有统一规范县级医院与基层医疗卫生机构的差异,仍处于摸索完善阶段。

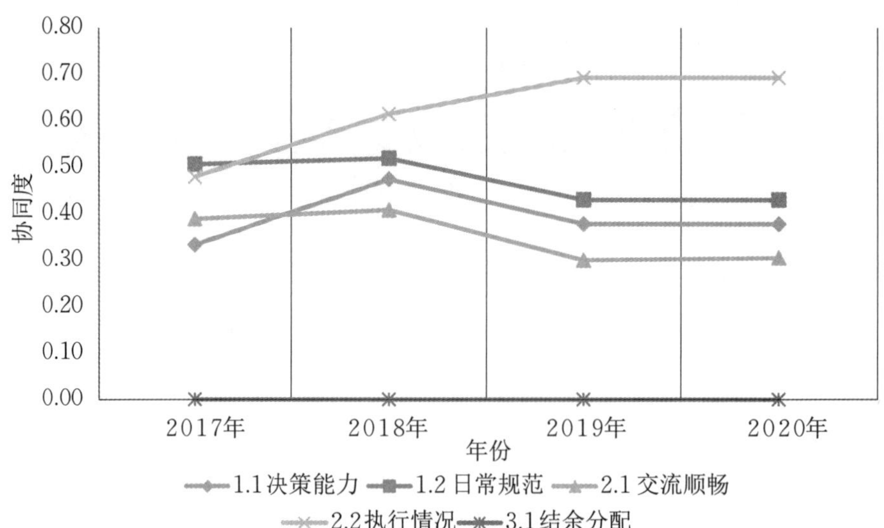

图2.8 C医共体机构内二级指标协同度变化

(2)机构间协同度分析

图2.9显示2019年医共体机构间各二级维度指标的协同度都呈洼谷。其中,“系统结构”维度的“人财物配置”的协同度的降幅最大,“行动过程”维度协同度中的“服务协同”的降幅明显,“行动效果”维度的“机构间良性竞争”协同度的降幅最大。这可能是因为政府大力推广福建省医改经验,C医共体对自身提出了更高的要求,在不断尝试新的方法来探索紧密型医共体更好的发展时而引起的波动。

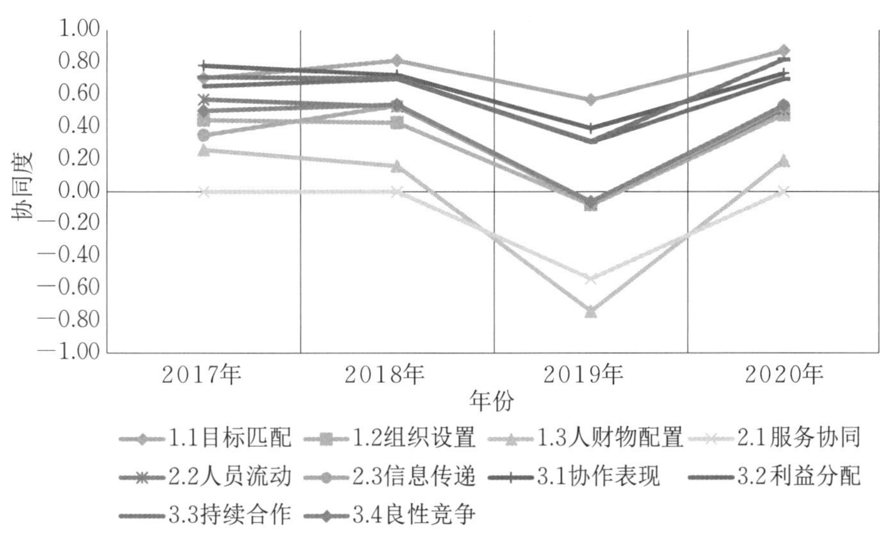

图2.9　C医共体机构间二级指标协同度变化

(3)服务链协同度分析

如图2.10所示,在C医共体服务链协同度的二级指标中,2019年大多数指标的协同度有小幅下降,但“信息共享”的协同度在此阶段有小幅上升,这可能得益于C医共体注重将“互联网+”与家庭医生签约服务、慢性病管理、分级诊疗工作等工作结合[67],个人健康云APP的推广使用、医共体里检验(检查)结果互认等促进了各机构对医共体信息共享的认同。“服务一体化”维度保持在不协同的状态,说明C医共体内存在着机构未能打破利益壁垒,未能把医疗服务利用者视为医共体服务链的重要组成部分,这可能会导致患者的满意度下降,流失患者。

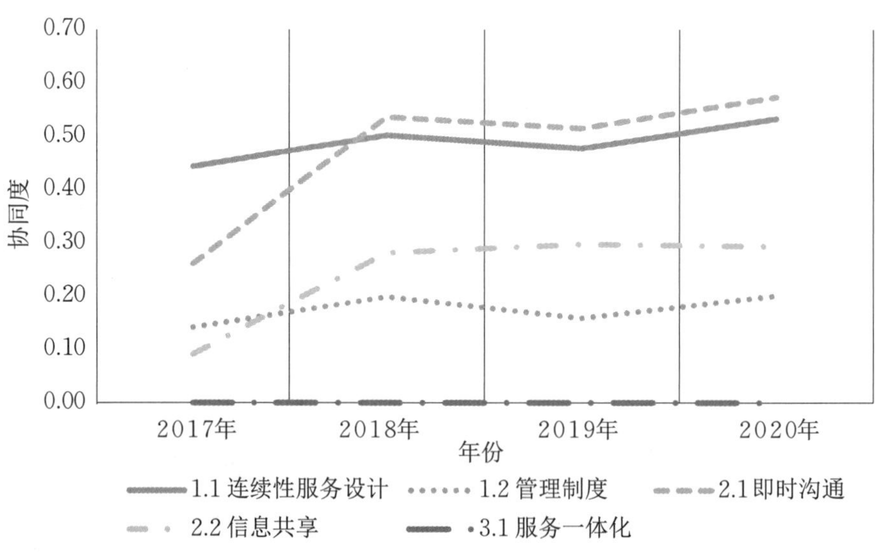

图2.10 C医共体服务链二级指标协同度变化

六、结论与建议

医共体的结构可以被看作是多个层次的集合，通过机构内、机构间和服务链互动实现价值共创。机构内是各科室/部门与单个机构之间的结构和活动，是二元结构的活动。机构间是利益相关者系统之间的结构与活动，机构间的互动促进了医共体内部网络结构的形成，从机构内二元关系扩展到网络关系，各机构通过资源整合和持续协作的网络直接或间接互动来实现协同发展。服务链是服务提供的动态系统，医共体内各级医疗卫生服务机构间的协同整合是通过建立跨机构的服务链，利用互联网、大数据等信息技术，统筹服务链上各环节的人力、物力、财力、信息和技术等资源，最终为患者提供连续性服务[68]。3个层次的结构和活动不是固定的和绝对独立的，会随着时间不断演进和变化。本章在医共体协同度评价模型实证研究结果的基础上，结合面对面的访谈结果，针对医共体协同度的3个层次，分别从机构内协同、机构间协同和服务链协同3个方面提出医共体协同度提升策略。

（一）重视医务人员的技术劳务价值，激发机构内部协同动力源

机构内各科室/部门拥有共同的组织结构，通过密切交流和利益分配可直接实现协同提升。分析发现内部协同度的基本增长点在于机构各部门责权利清晰明确和各科室对医共体的制度具有较强的执行力，内部协同度的提升要从公平合理的结余分配及卫生信息沟通渠道的通畅性入手。

1.协同机构内外考核标准，完善内部薪酬水平决定机制

调查发现3家医共体牵头单位都已建立了医保打包资金结余分配制度，如A医共体中医保结余资金在县、乡、村中的分配比例为6:3:1，还有5%用于专业公共卫生机构（疾控、妇幼、卫生监督）来开展基本公共卫生和医防融合工作等。各成员单位对于获得的医保结余资金应统筹分配，主要用于机构内相关人员的绩效，这就要求机构内建立与医共体分配制度相协同的内部考核标准，将结余资金分配制度与绩效考核制度相结合，逐步建立主要体现岗位职责的薪酬体系[69]，责薪相适、考核兑现，做到奖勤罚懒、优绩优酬。

2.提高信息化平台的覆盖率，规范医疗卫生信息的沟通渠道

结合医疗卫生行业信息化发展的需要，利用大数据和网络技术构建起可灵活扩展的一体化医共体综合平台是现实所需[70]。调查发现，医共体内根据市县要求建立了全市/全县范围内统一的健康信息平台，破解了因之前存在的各机构信息化水平差距大、信息平台的标准不一、因医疗卫生信息相互不兼容而造成健康信息无法共享的难题[71]，但平台维护成本高、操作手册复杂、“学不会”等问题，导致许多设备被闲置、被遗忘。对此，医共体各机构要借助政府力量与技术公司交涉以降低运营和维护成本，邀请公司技术人员到院培训一批具备操作和管理医共体信息平台能力的人才[72]，也要鼓励医务人员紧跟时代，树立掌握信息化手段的信心，多练实操，及时总结操作技巧，让医共体信息共享发挥实效。

（二）增加资源配置的灵活性，筑牢机构间风险共担机制

医共体机构间的协同需要网络核心成员发挥重要作用，关注“真帮扶、共分担”的实际行动，形成利益共同体。调查发现3家医共体中各机构在价值理念和医共体建设目标上具有较好的协同性，不协同的地方主要集中在牵头单位资源配置、资金投入的灵活性和及时性方面。

1. 因地制宜调整帮扶方案，打造基层特色诊疗科室

机构协同发展需要牵头单位真帮扶、真投入，通过中长期规划，帮助成员单位实现人才上的进步和卫生技术上的跟进，但同时要根据成员单位的实际情况协调多家机构的利益，动态调整帮扶方案和资金投入，帮助机构精准定位、发掘优势所在，共同建立专科孵化机制。成员单位要全方位、多渠道调研患者的现状和需求，加大特色科室的宣传力度来提高医院的知名度，走差异化发展道路。

2. 树立风险共担的责任意识，打造持续协作服务流程

2020年《中共中央　国务院关于深化医疗保障制度改革的意见》，指出要全面落实基本医疗保险市地级统筹[73]。访谈中，牵头医院的工作人员对此表示"医保市级统筹后，市三级医院起付线下降，县乡报销比例下降5个百分点，县内、县外、省外报销比例的差距缩小，降低了县域内医院的竞争力，必须大力提升县级医院和乡镇卫生院的服务能力，做好医防融合工作，才能保住医保资金的安全，防止穿底。"医保政策的变化倒逼医共体机构向好发展，牵头单位要及时向各机构说明医保市级统筹的必要性，团结一致，积极应对政策变化带来的风险；同时，寻求医保政策支撑，拉大县域内不同医疗卫生机构的报销比例，继续维持分级诊疗政策对患者基层就诊的引导力。

（三）落实管理制度，保障服务连续性

调查发现，医共体服务链的协同度低于机构内和机构间的协同度。服务链中交换和共享每个成员资源，分享自身的资源使其他成员实现增值，应用其他成员的资源使自身实现资源增值[74]，使得机构关系在一般网络关系的基础上转变为复杂的网络系统。而制度是促进和协调服务系统协同活动的核心，能够保障各机构的利益平衡，促进个体参与者之间的互动。

1. 追求制度理解协同，确保绿色通道畅通

访谈发现，医务人员对医共体的制度大多是一知半解，存在知道有这个制度但没有按照要求来的情况。究其原因，一方面是因为医务人员工作忙碌而无暇仔细阅读制度要求，另一方面是医疗卫生服务机构管理人员或科室负责人没有根据实际情况对制度进行解释、强调。而患者对于医共体的许多的制度的了解程度较低，无法很好地运用已有制度来优化自己的就

医流程，尤其是双向转诊事宜。

医疗卫生服务机构管理人员要做好医务人员的服务工作，有效解读制度文件，上传下达，及时收集医务人员对新制度的疑惑并帮助解答，并在后期多观察，勤监督。医务人员是离患者最近的关键节点，在做好本职工作的同时，尽量帮助做好双向转诊流程、转诊绿色通道等患者常用制度的宣传工作，不能强制患者必须在乡村所属医共体内就医。医疗卫生服务机构也可以设专人负责转诊流程的解说与协助就诊工作，还可以充分利用院内语音播报、宣传栏以及健康云APP等，用视听结合的方式向患者解说医共体的建设和转诊操作流程。

2.从细节入手做好制度宣传，夯实群众基础

制度发挥作用离不开宣传和使用。本研究的结果显示医共体各机构对医共体人事、财务、资源配置、药品耗材、监督考核机制的认知和实施上存在较大的不同，出现牵头单位已有具体的“八个统一”“七统一”等管理文件或共享平台，但部分成员单位的个别负责人对此“没用过”“没听说过”；牵头单位开发了网上挂号小程序、设置了自助缴费一体机，患者对此反馈“不知道可以用手机挂号，大清早来了挂了一个下午的号”“不识字”“不会用，怕弄坏”等情况。这反映出政策落地出现了断层，患者无法享受政策红利。对此，医共体牵头单位要抓好服务指导及培训工作，使各成员单位能够较好地了解医共体的现有政策、现有技术，同时培养一批学习能力强的新技术推广团队，能够下乡指导培训。

更进一步来看，各成员单位应在所辖区域因地制宜采取群众易于理解和接受的方式进行政策宣传，还可以借鉴周边乡镇好的经验做法，比如有的乡镇依托家庭医生签约服务，制作内容丰富有趣的宣传册，让家庭医生入户时做好解读宣传工作；还有的乡镇专门定制了一些生活用品（印有宣传标语和流程指导），深受群众喜爱。

第三章

分级诊疗背景下县域医共体协同利益相关者的诉求研究

一、研究背景

构建优质高效的整合型医疗卫生服务体系，是党的十九大提出实施健康中国战略的重要决策部署，是卫生健康事业高质量发展的必然要求。我国以县(市、区)医疗卫生机构为单位展开了县域医疗卫生资源整合的个性化探索，如安徽天长医共体、山西运城一体化改革、浙江德清保健集团等模式。实践证明，医共体建设是走出基层医疗卫生发展困境、提升基层卫生服务能力、实现分级诊疗的可行方案[75]，旨在通过协同县、乡、村三级医疗服务机构的发展，引导分级诊疗格局的形成，为患者提供一体化的连续性医疗卫生服务。

政策的实施过程总是在相关利益主体之间实现利益的分配，不同利益主体之间的相互摩擦和推动，成为政策有效实施的强大约束[76]。医共体的建设是一项涉及众多利益相关者的复杂工程，在构建过程中势必将会触动卫生健康主管部门、各成员医院、居民和医务人员等不同主体的利益，政策实施的过程中也会因为利益群体的不同的利益诉求而产生利益冲突，正是这些利益差别可能成为推进或阻挠改革持续发展的因素。

因此，本研究基于利益相关者的视角，在全面归纳和分析参与医共体协同的利益相关者的基础上，用科学的方法识别出关键利益相关者，丰富利益相关者的理论。通过探索不同利益相关者的利益诉求，寻找医共体协同发展中各利益相关者满意的平衡点，引导尊重各利益相关者的合理诉求，推动利益相关者之间的良性互动，促进县域内医疗卫生服务体系的整合，推动医共体的协同发展。

二、国内外的研究现状

(一)利益相关者理论及其在医疗卫生领域的应用

1963年,斯坦福研究院最早将“利益相关者”作为一个明确的理论概念提出,他们认为利益相关者是这样一些团体——没有其支持,组织就不可能生存[77]。传统广义的利益相关者的定义出现在1984年Freeman的《战略管理:利益相关者管理的分析方法》一书中,他将利益相关者定义为是能够影响一个组织目标的实现,或者受到一个组织实现其目标过程影响的所有的个体和群体[78]。

Franco-Trigo L [79]等运用社交网络分析和利益相关者分析,围绕社区药房服务(comprehensive pharmacy services,CPS)的协作式卫生服务规划进行了研究,确定和分析了大量的利益相关者,并选定了一组关键利益相关者。研究发现,大多数利益相关者愿意在发展CPS方面进行合作,公共卫生和科学是主要推动利益,利益相关者之间存在一个协作网络。Amanda J Nguyen[80]等研究了利益相关者对将精神卫生服务纳入伊拉克北部初级保健的看法,主要对四种类型的利益相关者:客户、心理健康服务提供者、在机构工作的非心理健康(mental health,MH)员工和机构管理者就自主性、可接受性、适当性、可行性、可访问性、可持续性和组织氛围等方面进行了调查。

我国利益相关者分析方法在卫生领域的应用起步于20世纪90年代晚期,并于21世纪初逐渐推广到卫生政策等多个领域。陈玲丽[81]运用米切尔评分法对医疗联合体的利益相关者进行了界定,认为应对不同类型的利益相关者采取分类管理、全面分析,并尽可能相互满足各核心利益相关者可能有利于医联体的健康发展。陈文琴[82]等在新型农村合作医疗支付方式改革的背景下对医疗服务供方的利益诉求进行了分析,结果显示医疗机构的利益诉求为促进机构自身发展、获得机构外部认同和支持、有利于医务人员开展工作;医务人员的利益诉求为获得良好的工作环境、获得合理的福利待遇和社会认同。仲星光[83]在对县域公共卫生服务供方服务协同供给诉求的研究中,将不同类型的医疗卫生服务机构的利益诉求分为知识共享、战略协同、资金协同、业务协同、文化协同5个维度,并指出利益诉求的差异性是协同供给实现的阻力,而共同利益诉求是协同供给实现的动力。

(二)协同理论及其在医疗卫生领域的应用

协同是指系统内各要素间积极、互补的相互干预影响,是系统在整体发展和运行过程中表现出来的协调与合作的性质[84]。德国物理学家Haken[85]于1971年提出了统一的“协同(synergy)”理念,各种事物普遍存在有序和无序的现象,有序现象即为协同,无序即为混沌,两者在一定的条件下可以相互转化[86]。

国内外现已将协同理论运用于区域医疗卫生协同管理等相关领域,建立由不同级别医疗卫生服务机构协同提供医疗卫生服务的假说,并且着眼于如何保证医疗卫生服务的联系性。Shorte [87]早在1976年时就主张应由各种医疗卫生组织提供与患者需求相一致的、一系列的、协调的和连续性的服务。David[88]在对英格兰和威尔士两种合同外包制度合作与冲突情况比较时,发现购买者和提供者的相互依赖性长期合作关系与合同的设计、合同的惩罚及奖励制度一样重要。而且,当合同伙伴之间出现冲突和紧张局势时,协同行为变得至关重要。

国内学者刘丹[23]在总结县域医院集团试点地区存在问题(如医院集团整体战略不清晰,内部信息沟通不顺畅,彼此间业务协同松散等)的基础上,结合管理协同理论,提出了县域医院集团化模式:要以信息协同为技术支撑,以战略协同为核心结构,并以业务协同和资源整合为基本框架。张远妮[89]从医疗集团中上级医疗机构对基层医疗机构的管控模式出发,综合分析技术型模式、战略型模式、运营型模式3种管控模式的各自优势和弊端后,结合协同理论,提出构建多元化医疗集团的管理框架,即发挥战略协同管控的核心作用,充分整合人力资源、财务资源、物力资源等基本要素,完善协同管控的基本框架,同时发挥信息系统的支撑作用与文化资源的引领作用。高鹏[90]基于协同理论分析了组合型、技术协作与多层级分工协同、整合型这3种类型医联体的生成逻辑,并对不同类型的医联体分别提出了3种优化协同的路径:“利益协同、运作协同、整合协同”。

三、研究内容和方法

（一）研究内容

1. 医共体协同发展利益相关者的概念构建

以“利益相关者”“县域医共体”“利益诉求”“Stakeholder”“County Medical Community”“Interest Claims”等作为关键词查阅国内外文献，进行资料的收集和整理，分析在利益相关者视角下的医共体协同发展的概念模型的构成。

2. 医共体协同发展利益相关者的分类

通过文献研究和专家咨询法得出候选医共体协同发展利益相关者的名单。运用专家咨询法，选择医共体研究的学者、卫生行政部门负责人、医共体管理者共15名进行咨询。利用米切尔评分法，对各利益相关者的合法性、权力性、紧急性3个维度进行评分，确定供给利益相关者并根据3个维度的得分情况对利益相关者进行分类。

3. 医共体协同发展利益相关者的利益诉求分析

对医共体协同发展核心利益相关者从战略协同、结构协同、运行协同等维度进行利益诉求问卷调查和深度访谈，利用因子分析等统计学方法确定核心利益相关者的诉求，分别从战略协同、制度协同、协同效能、医保制度完善、医保基金使用、文化信息协同、辐射带动、服务协同等维度进行分析。

（二）研究方法

1. 文献研究法

通过PubMed、中国知网、维普数据库、万方数据库等，查阅国内外有关利益相关者、医共体协同发展及利益相关者理论在医疗卫生领域的应用等文献，总结医共体协同发展利益相关者以及其相关的利益诉求。

2. 专家咨询法

通过文献研究法和头脑风暴法，初步提出候选医共体协同发展利益相关者，邀请医共体研究的学者、卫生健康主管部门负责人、医共体管理者等共15名专家学者进行咨询，根据专家对候选利益相关者的支持率，确定出医共体协同利益相关者，并根据各利益相关者在合法性、权力性及紧急性3个维度上的得分情况对利益相关者进行分类。根据专家对核心利益相关者每一个利益主体的利益诉求及诉求的协同维度等进行咨询，确定医共体协同利益相关者的诉求维度。

3.问卷调查法

(1)调查对象

选取安徽省濉溪县、福建省上杭县和尤溪县作为样本县，其县域内的医共体所辖乡镇作为样本乡镇。

(2)调查现场

调查现场为样本县的县级卫生健康主管部门、县医保局、医共体牵头医院和成员医院。对89名牵头单位管理人员，448名成员单位管理人员，302名牵头单位医务人员(包括医生、护士等医技人员)，1093名成员单位医务人员(包括医生、护士等医技人员)以及653名医共体服务对象采用问卷调查的方式。

(3)调查内容

调查问卷的第一部分是调查对象的背景资料，具体包括性别、年龄、职业、文化程度、收入水平等项目。第二部分的问题主要探究利益相关者对医共体协同的利益诉求。参照学者们对医联体[91-92]、医共体[93]、医务人员[94-95]及患者利益诉求[96]等的研究，分别开发了牵头单位管理人员及医务人员、成员单位管理人员及医务人员、医共体服务对象的调查问卷。

4.个人访谈

对25名卫生健康主管部门和27名县级医保部门工作人员进行现场访谈，了解其对医共体协同的利益诉求。

5.质量控制方法

本次研究的现场调查均由具有现场调查经验的研究生完成，开展调查前进行针对性培训，使调查员对整个研究课题、问卷整体及调查中的关键点有清晰的认识，并统一调查标准和方法。调查时，调查员对调查对象不明白的地方及时给予解释说明，调查结束后对问卷进行核对检查，及时补充遗漏问题。完成整个调查后，使用EpiData 3.1建立数据库，录入数据前进行逻辑校对，发现缺损值或异常值时及时进行讨论，并对问卷进行统一编号,实行双录入,完成数据输入和校对,保证问卷录入的准确性。

6.统计分析方法

使用SPSS 23.0对数据进行统计分析。主要方法包括:

(1)描述性统计分析

分类资料运用频数和构成比进行描述。定量资料根据数据正态分布情况选择描述方式。若数据呈正态分布,则使用均值±标准差;若呈非正态分布,则使用中位数(四分位间距)。

(2)因子分析

采用主成分分析法并结合最大方差法进行正交转轴,对有效样本数据进行因子分析,提取因子并对因子进行命名。

(3)单因素分析

使用方差检验和$K-S$检验方法来检验数据的方差齐性与正态性。若方差齐且为正态分布,则使用t检验或单因素方差分析;若方差不齐或为非正态分布,则使用秩和检验分析来研究具备不同人口学特征的核心利益相关者利益诉求之间的差异。

四、医共体协同利益相关者的界定及分类

通过文献研究和头脑风暴法,初步得出候选医共体整合协同利益相关者。在此基础上,借助米切尔评分法,设计专家咨询表。选择从事医共体研究的学者、卫生健康主管部门负责人、医共体管理者,对所列出的个体、群体、机构是否属于医共体协同供给利益相关者做出判断,并分别从合法性、权力性、紧急性3个维度对医共体整合协同供给利益相关者进行5分制赋值。其中,5分代表合法性、权力性或紧急性等级最强,4分次之,1分代表合法性、权力性或紧急性等级最弱。

(一)专家咨询结果

通过对专家基本情况的分析,对结果进行质量控制,并利用有关统计指标反映专家的积极程度、权威程度和协调系数。参与本次咨询的专家的平均工作年限为20年,其具有较丰富的理论知识和实践经验。专家的基本情况详见表2.1。

1. 专家的积极程度

专家咨询表的回收率可以反映专家对所调查问题的关注程度，良好的参与度能够保证数据的完整和不偏倚。根据文献报道：专家咨询表的回收率若达到50%，是可以用来作为进行数据分析的起始比例；60%代表回收率好，专家的积极程度好；70%代表回收率非常好，专家的积极程度非常好[97]。本研究进行了一轮专家咨询，共邀请15名专家，有效咨询表的回收率为100%，回收率满足统计学要求，这表明参与调查的专家的积极程度较高，其对研究的问题较为关注。

2. 专家的权威程度

专家做出判断的依据(Ca)和专家对医共体协同的熟悉程度(Cs)决定了专家的权威程度[98]，计算公式：$Cr=(Ca+Cs)/2$。专家做出判断的依据包括实践经验、理论分析、同行了解和直觉(分别赋值为0.8、0.6、0.4、0.2)。专家对医共体协同的熟悉程度划分为很熟悉、熟悉、一般、不熟悉和很不熟悉(分别赋值为1.0、0.75、0.50、0.25、0)。专家的权威程度关系到研究预测精度，数值范围波动于0~0.95，一般认为专家的权威程度$Cr>0.7$，为可接受信度[99]。通过计算得出，本次专家做出判断的依据(Ca)为0.65，专家对医共体协同的熟悉程度(Cs)为0.89，专家的权威程度(Cr)为0.77，在统计学上具有可信度。

3. 专家咨询协调系数

专家咨询协调系数可以反映专家对利益相关者在3个维度上的评分是否存在较大的分歧，采用Kendall's W系数表示，系数越大，表明专家咨询协调的程度越高，专家意见的一致性越高。计算得到专家咨询协调系数W为0.634，并运用对专家咨询评分结果进行卡方检验，$\chi^2=266.138$，$P<0.001$，说明协调系数经检验后有显著性，结果可取。

(二)医共体协同利益相关者的界定

通过对医共体协同利益相关者的专家支持率进行统计，确定利益相关者。利益相关者界定专家咨询结果详见表3.1。

表3.1 利益相关者界定专家咨询结果

利益相关者	支持率(%)	利益相关者	支持率(%)
医共体牵头单位	86.7	编制部门	86.7
医共体成员单位	100.0	公检法相关部门	20.0
医共体牵头单位管理人员	86.7	人社部门	73.3
医共体牵头单位医务人员	86.7	民政部门	40.0
医共体成员单位管理人员	100.0	行业协会	46.7
医共体成员单位医务人员	100.0	血站	33.3
患者	93.3	疾病预防控制中心	93.3
医保部门	100.0	医学教育机构	33.3
营利性商业医疗保险机构	40.0	相关媒体	46.7
卫生健康主管部门	86.7	药品耗材供应商	73.3
食品和药品监督部门	53.3	非成员公立医院	53.3
工商管理部门	26.7	非成员私立医院	40.0
财政部门	86.7	政府部门*	6.7
发改部门	80.0	自然资源管理部门*	6.7
科技管理部门	26.7		

注:*表示咨询中未被列入候选者,专家咨询建议补充的利益相关者选项。

本次研究以专家支持率80%作为入选标准,医共体协同利益相关者包括医共体牵头单位、医共体成员单位、医共体牵头单位管理人员、医共体牵头单位医务人员、医共体成员单位管理人员、医共体成员单位医务人员、患者、医保部门、卫生健康主管部门、财政部门、发改部门、编制部门和疾病预防控制中心。

(三)医共体协同利益相关者的分类

依据米切尔评分法,从合法性、权力性和紧急性3个维度对专家咨询评分结果进行统计分析。利益相关者利益属性评分结果详见表3.2。

表3.2 利益相关者利益属性评分结果

利益相关者	利益属性			综合相关度
	合法性	权力性	紧急性	
医共体牵头单位	4.33	4.07	3.93	4.11
医共体成员单位	4.80	4.00	4.07	4.29

续表

利益相关者	利益属性			综合相关度
	合法性	权力性	紧急性	
医共体牵头单位管理人员	4.20	3.73	3.67	3.87
医共体牵头单位医务人员	4.27	3.53	3.53	3.78
医共体成员单位管理人员	4.40	3.80	3.67	3.96
医共体成员单位医务人员	4.20	3.53	3.53	3.75
患者	4.20	3.73	3.53	3.82
医保部门	4.73	4.73	4.73	4.73
营利性商业医疗保险机构	1.33	1.00	0.93	1.09
卫生健康主管部门	4.33	4.27	4.20	4.27
食品和药品监督部门	2.07	1.80	1.73	1.87
工商管理部门	1.33	1.20	1.07	1.20
财政部门	3.73	3.53	3.13	3.47
发改部门	3.13	3.00	2.60	2.91
科技管理部门	1.27	1.20	0.87	1.11
编制部门	3.40	3.47	2.93	3.27
公检法相关部门	1.20	1.27	0.93	1.13
人社部门	2.73	2.73	2.73	2.73
民政部门	1.40	1.27	1.33	1.33
行业协会	1.40	1.33	1.27	1.33
血站	1.13	0.87	0.93	0.98
疾病预防控制中心	3.27	2.80	2.93	3.00
医学教育机构	1.53	1.07	1.33	1.31
相关媒体	1.47	1.53	1.47	1.49
药品耗材供应商	2.00	1.73	1.60	1.78
非成员公立医院	1.20	1.13	1.00	1.11
非成员私立医院	0.87	1.00	0.80	0.89
政府部门*	0.33	0.33	0.33	0.33
自然资源管理部门*	0.27	0.27	0.27	0.27

注:*表示咨询中未被列入候选者,专家咨询建议补充的利益相关者选项。

1. 合法性维度探讨

根据合法性的定义和米切尔评分法,专家对利益相关者在合法性维度上的评分在3.5以上的，可认为该群体对医共体协同利益索取权拥有较强的合法性，分别为医共体牵头单位、医共体成员单位、医共体牵头单位管理人员、医共体牵头单位医务人员、医共体成员单位管理人员、医共体成员单位医务人员、患者、医保部门、卫生健康主管部门、财政部门。

对医共体协同利益索取权拥有适中的合法性的利益相关者，即专家对利益相关者在合法性维度上的评分在3.0分及以上、3.5分以下，分别为发改部门、编制部门和疾病预防控制中心。

专家对利益相关者在合法性维度的评分2.5分及以上、3.0分以下，即对医共体协同利益索取权合法性相对较弱的利益相关者有人社部门。

2. 权力性维度探讨

根据权力性的定义和米切尔评分法，专家对利益相关者在权力性维度的评分为3.5分及以上，可认为该群体对医共体的决策具有较强的影响力，分别为医共体牵头单位、医共体成员单位、医共体牵头单位管理人员、医共体牵头单位医务人员、医共体成员单位管理人员、医共体成员单位医务人员、患者、医保部门、卫生健康主管部门、财政部门。

对医共体决策影响力居中的利益相关者，即专家对利益相关者在权力性维度的评分为3.0分及以上、3.5分以下，分别为发改部门、编制部门。

专家对利益相关者在权力性维度的评分2.5分及以上、3.0分以下，对医共体决策相对缺乏权力的利益相关者，分别为人社部门和疾病预防控制中心。

3. 紧急性维度探讨

根据紧急性的定义和米切尔评分法，专家对利益相关者在权力性维度的评分为3.5分及以上，可认为该群体的要求能够立即引起医共体管理层重视的程度较高，分别为医共体牵头单位、医共体成员单位、医共体牵头单位管理人员、医共体牵头单位医务人员、医共体成员单位管理人员、医共体成员单位医务人员、患者、医保部门和卫生健康主管部门。

紧急性得分在3.0分及以上、3.5分以下的，表明该群体的要求能够立即引起医共体管理层重视的程度居中的是财政部门。

紧急性得分在2.5分及以上、3分以下的，表明该群体的要求能够立即引起医共体管理层重视的程度较弱，分别为发改部门、编制部门、人社部门和疾病预防控制中心。

4.利益相关者的分类结果

根据专家对候选医共体协同利益相关者在合法性、权力性、紧急性维度上的评分，将利益相关者进行分类，结果如下。

核心利益相关者：3个维度的得分在3.5分及以上，它们代表在医共体协同供给中不可或缺的利益者，存在非常紧密的联系，甚至可以直接影响医共体协同供给。这包括：医共体牵头单位、医共体成员单位、医共体牵头单位管理人员、医共体牵头单位医务人员、医共体成员单位管理人员、医共体成员单位医务人员、患者、医保部门和卫生健康主管部门。

潜在型利益相关者：3个维度的得分在3.0～3.5分，它们与医共体协同供给存在较为紧密的联系，其利益诉求应该得到关注和满足。结果显示，财政部门属于潜在型利益相关者。

边缘型利益相关者：至少2个维度的得分在2.5～3.0分，它们对医共体整合协同供给的影响程度小，重要性程度低。这包括发改部门、编制部门、人社部门和疾病预防控制中心。

5.利益相关者的综合相关度分析

通过计算医共体整合协同利益相关者在合法性、权力性和紧急性3个维度的平均分，即综合相关度，可进一步验证上述医共体整合协同利益相关者的分类结果。

利益相关者的综合相关度的结果表明：医共体牵头单位、医共体成员单位、医共体牵头单位管理人员、医共体牵头单位医务人员、医共体成员单位管理人员、医共体成员单位医务人员、患者、医保部门和卫生健康主管部门的综合相关度均在3.5分及以上，可归为一类利益群体。这一结果与从合法性、权力性和紧急性3个维度将医共体利益相关者分类为核心利益相关者的结论一致。

五、医共体整合协同核心利益相关者的利益诉求

医共体协同需要各利益相关者的共同参与，所追求的是利益相关者整体利益的最大化，而作为医共体协同的直接推动者和参与者，核心利益相关者的重要性不言而喻，因此，满足核心利益相关者的利益诉求就显得尤为重要。

在利益相关者界定和分类的基础上，需要进一步研究核心利益相关者

的利益诉求,综合平衡各利益相关者的利益诉求,最大限度地满足各利益相关者的利益诉求,从而实现医共体的有效协同。

(一)卫生健康主管部门的利益诉求分析

1.卫生健康主管部门的基本情况描述

在文献研究和理论分析的基础上,设计出卫生健康主管部门的利益诉求访谈提纲,并对福建省上杭县、尤溪县和安徽省濉溪县卫生健康委员会共25名工作人员,站在部门角度就其利益诉求进行访谈。卫生健康主管部门访谈对象的基本情况详见表3.3。

表3.3　卫生健康主管部门调查对象的基本情况(N=25)

变量	类别	频数	构成比(%)	变量	类别	频数	构成比(%)
县域	上杭县	9	36.0	文化程度	大专	9	36.0
	濉溪县	13	52.0		本科及以上	16	64.0
	尤溪县	3	12.0	工作年限	10年及以下	15	60.0
性别	男	13	52.0		11～20年	6	24.0
	女	12	48.0		21年及以上	4	16.0
年龄	35岁及以下	9	36.0	职务	科级副职	2	8.0
	36～45岁	10	40.0		科员	15	60.0
	46岁及以上	6	24.0		办事员	8	32.0

2.卫生健康主管部门利益诉求的分析结果

卫生健康主管部门作为医共体构建运行的主导力量,统筹医疗卫生服务的开展,把握政策发展方向,制定长期发展规划,协调控制医共体系统内各要素的正常运转。通过访谈可知,在医共体协同发展中,卫生健康主管部门的利益诉求主要包括:①协同效能,即在医共体内各要素的协同作用下,各利益主体的诉求均能得到一定的满足,县域内的就诊率能得到有效增长,各医疗卫生机构的服务效率和诊疗能力得到进一步提升,患者就医费用合理减少,医疗卫生服务连续性增强等;②战略协同,为发挥医共体建设的作用,探索协同发展方向,各行政主体部门能共同制定指导服务提供的战略性文件,以达到利益主体战略方向的一致性;③制度协同,制度作为人们相互交往的行为规则,能规范和约束各利益主体的行为,医共体能根据战略目标与整体利益最大化调整或制定合适的规则或制度,创造积极的医共体协同文化，促进协同行为的产生。

（二）医疗保险部门的利益诉求分析

1. 医疗保险部门的基本情况描述

在文献研究和理论分析的基础上，设计出医疗保险部门利益诉求的访谈提纲，并对福建省上杭县、尤溪县和安徽省濉溪县医保局共27名工作人员站在部门角度就其利益诉求进行访谈。县医疗保险部门调查对象的基本情况详见表3.4。

表3.4 医疗保险部门调查对象的基本情况（$N=27$）

变量	类别	频数	构成比（%）	变量	类别	频数	构成比（%）
县域	上杭	6	22.2	文化程度	大专	4	14.8
	濉溪	8	29.6		本科及以上	23	85.2
	尤溪	13	48.2	工作年限	10年及以下	15	55.6
性别	男	11	40.7		11～20年	8	29.6
	女	16	59.3		21年及以上	4	14.8
年龄	35岁及以下	6	22.2	职务	科级副职	3	11.1
	36～45岁	14	51.9		科员	15	55.6
	46岁及以上	7	25.9		办事员	9	33.3

2. 医疗保险部门利益诉求的分析结果

医疗保险部门是医共体构建和运行的重要推动力量与保障。通过访谈可知，其利益诉求主要在于：①信息共享，推进医共体内部医疗数字化监管，建立县域统一的医疗保障信息系统，实现县域医疗保障信息互联互通，数据有序共享；②完善医保制度，关系到广大参保人员的切身利益，能引导参保人员的就医行为，通过制定具有共同约束作用的医保制度规范县域内医保基金的使用，促进各组织间的协调与合作；③合理使用医保基金，为参保人员提供方便、快捷、高效的医疗卫生服务。

（三）牵头单位管理人员的利益诉求分析

1. 牵头单位管理人员的基本情况描述

在文献研究和理论分析的基础上，设计出牵头单位管理人员的利益诉求问卷，共计25个结构化问题。邀请福建省上杭县、尤溪县和安徽省濉溪县牵头单位管理人员站在机构角度对利益诉求进行评分。本次调查共发放100份问卷，实际回收89份，回收率为89.00%，其中，有效问卷89份，有效回收率为100%。牵头单位管理人员的基本情况详见表3.5。

表3.5　牵头单位管理人员的基本情况(N=89)

变量	类别	频数	构成比(%)	变量	类别	频数	构成比(%)
县域	上杭县	31	34.8	工作年限	10年及以下	29	32.6
	濉溪县	29	32.6		11～20年	19	21.3
	尤溪县	29	32.6		21～30年	27	30.4
性别	男	45	50.6		31年及以上	14	15.7
	女	44	49.4	职务	院级领导	9	10.1
年龄	30岁及以下	16	18.0		部门正职	43	48.3
	31～40岁	24	26.9		部门副职	16	18.0
	41～50岁	29	32.6		部门科员	21	23.6
	51岁及以上	20	22.5				
文化程度	中专及中技	6	6.7				
	大专	29	32.6				
	本科及以上	54	60.7				

2. 牵头单位管理人员的利益诉求的信度检验

由于样本量较小，不能采用因子分析进行处理。结合文献并参考原始信息，将题项划分为4个维度，分别命名为战略协同、服务协同、辐射带动和文化信息协同。

用Cronbach's α系数对问卷进行信度检验，4个因子的Cronbach's α系数分别是0.893、0.886、0.902、0.913，表明问卷的信度较高。

3. 牵头单位管理人员的利益诉求的各维度的得分情况

对本调查的4个利益诉求的维度得分进行整合，发现数据均呈非正态分布($K-S$检验 Y_1:Z= 0.168，P<0.001；Y_2:Z=0.164，P<0.001；Y_3:Z=0.162，P<0.001；Y_4:Z=0.213，P<0.001)，用题项中位数(四分位间距)进行描述，Y_1:4.40(1.00)；Y_2:4.17(0.83)；Y_3:4.00(0.93)；Y_4:4.14(0.93)，详见表3.6。采用Wilcoxon符号秩检验验证4个因子相互间的差值和0是否有显著性差异，结果显示差异均有统计学意义，详见表3.7。

表3.6 牵头单位管理人员利益诉求4个因子的描述性统计

因子编号	因子内容	最大值	最小值	中位数(四分位间距)
Y_1	战略协同因子	5	1	4.40(1.00)
Y_2	服务协同因子	5	1	4.17(0.83)
Y_3	辐射带动因子	5	1	4.00(0.93)
Y_4	文化信息协同因子	5	1	4.14(0.93)

表3.7 牵头单位管理人员利益诉求4个因子Wilcoxon符号秩的检验结果

因子配对	Z	P
Y_1-Y_2	−7.936	<0.001*
Y_1-Y_3	−8.150	<0.001*
Y_1-Y_4	−8.221	<0.001*
Y_2-Y_3	−7.395	<0.001*
Y_2-Y_4	−8.139	<0.001*
Y_3-Y_4	−2.384	0.017*

注:*表示$P<0.05$。

4.牵头单位管理人员的利益诉求的差异比较分析

为了进一步分析牵头单位管理人员的利益诉求在不同变量上的差异,需进行单因素分析。结果显示,不同文化程度和职务的管理人员对服务协同维度的关注度存在显著性差异,中专及中技文化程度的管理人员的关注度高于其他类型的管理人员,部门正职的管理人员的关注度高于其他类型的管理人员。不同职务的管理人员对文化信息协同维度的关注度也存在显著性差异,部门正职的关注度较高。牵头单位管理人员诉求差异的单因素方差分析详见表3.8。

表3.8 牵头单位管理人员诉求差异的单因素方差分析

变量		战略协同因子	服务协同因子	辐射带动因子	文化信息协同因子
性别	男	42.7	43.94	42.09	41.9
	女	47.35	46.08	47.98	48.17
$Z(P)$		−0.870(0.384)	−0.396(0.692)	−1.088(0.276)	−1.175(0.240)
年龄	30岁及以下	47.13	44.81	46.5	44.81
	31~40岁	39.52	38.85	41.46	40.98
	41~50岁	46.64	46.19	45.59	44.93

续表

变量		战略协同因子	服务协同因子	辐射带动因子	文化信息协同因子
年龄	51岁及以上	47.5	50.8	47.2	50.08
$\chi^2(P)$		1.564(0.667)	2.501(0.475)	0.682(0.878)	1.426(0.699)
工作年限	10年及以下	43.05	40.22	43.79	42.16
	11～20年	44.68	44.63	43.61	39.37
	21～30年	42.07	45.41	44.96	49
	31年及以上	55.11	54.61	49.46	50.82
$\chi^2(P)$		2.787(0.426)	3.026(0.388)	0.550(0.908)	2.752(0.431)
文化程度	中专或中技	64.83	68.17	62.75	64.42
	大专	47.12	48.07	45.78	45.36
	本科及以上	41.66	40.78	42.61	42.65
$\chi^2(P)$		4.862(0.088)	6.876(0.032*)	3.403(0.182)	4.048(0.132)
职务	院级领导	34.33	30.94	30.5	27.17
	部门正职	48.69	52.57	49.56	51.45
	部门副职	46.47	34.41	36.5	35.66
	部门科员	40.9	43.6	48.36	46.55
$\chi^2(P)$		3.135(0.371)	9.381(0.025*)	6.416(0.093)	9.628(0.022*)

注:*表示$P<0.05$。

(四)成员单位的利益诉求分析

1.成员单位的基本情况描述

在文献研究和理论分析的基础上,设计出成员单位利益诉求的问卷,共计24个结构化问题。邀请福建省上杭县、尤溪县和安徽省濉溪县成员单位管理人员站在机构角度对利益诉求进行评分。本次调查共发放480份问卷,实际回收449份,回收率为93.54%。其中,有效问卷448份,有效回收率为99.78%。成员单位管理人员的基本情况详见表3.9。

表3.9　成员单位管理人员的基本情况($N=448$)

变量	类别	频数	构成比(%)	变量	类别	频数	构成比(%)
县域	上杭县	89	19.9	工作年限	10年及以下	139	31.1
	濉溪县	172	38.4		11～20年	101	22.5
	尤溪县	187	41.7		21～30年	134	29.9

续表

变量	类别	频数	构成比(%)	变量	类别	频数	构成比(%)
性别	男	281	62.7		31年及以上	74	16.5
	女	167	37.3	职务	院级领导	167	37.3
年龄	30岁及以下	46	10.3		部门正职	90	20.1
	31~40岁	118	26.3		部门副职	25	5.5
	41~50岁	179	40.0		部门科员	166	37.1
	51岁及以上	105	23.4				
文化程度	中专及中技	149	33.2				
	大专	180	40.2				
	本科及以上	119	26.6				

2. 成员单位管理人员利益诉求问卷的项目分析、因子分析和信度检验

对问卷的24个题目进行项目分析，结果显示所有题目的t值均具有显著性，表明题目具有鉴别度。对题目进行因子分析而求出问卷结构效度，其中，KMO值为0.963，Bartlett球形检验的χ^2值为10872.200（自由度为276），$P<0.001$，差异具有统计学意义，说明本问卷适合进行因子分析。在限定因子数的条件下，采用主成分分析法并结合最大方差法进行正交转轴，对有效样本数据进行因子分析，从26个结构化问题中提取出4个因子，累计解释变异量为76.992%，即提取的4个因子能够包含24个问题中的绝大多数信息。结合文献并参考原始信息，对提取的4个因子进行重新命名：因子1为战略协同因子；因子2为服务协同因子；因子3为辐射带动因子；因子4为文化信息协同因子。成员单位利益诉求因子的成分矩阵详见表3.10。

用Cronbach's α系数对问卷进行信度检验，4个因子的Cronbach's α系数分别是0.932、0.931、0.926、0.956，表明问卷的信度较高。

表3.10　成员单位利益诉求因子的成分矩阵

题项	具体利益诉求	因子1	因子2	因子3	因子4
Q1	医共体有统一的战略目标和发展规划	0.756			
Q2	医共体所有单位和人员能够理解、认可战略目标	0.760			
Q3	医共体所有单位和部门能够根据战略目标制定协同供给医疗卫生服务的实施方案	0.779			

续表

题项	具体利益诉求	因子1	因子2	因子3	因子4
Q4	医共体能建立统一的治理单位或协调部门，完善组织管理构架和协作机制，形成统一的治理结构	0.784			
Q5	成员单位人力资源能够根据医疗联合体发展的需要及时调整培养	0.712			
Q6	医共体内部各医疗机构的职能定位清晰		0.687		
Q7	医共体内部能够建立医疗卫生服务的转诊体系		0.712		
Q8	医共体内业务信息（如患者的检查检验结果信息）可以相互传递、流通及互认		0.765		
Q9	医共体能够通过合作提供满足居民健康需求（数量和质量）的医疗卫生服务		0.710		
Q10	医共体内能够落实急慢分治要求，为患者提供疾病诊疗—康复—长期护理连续性服务		0.659		
Q11	本医疗卫生服务单位能够在牵头医院的帮助下开展教学查房工作			0.636	
Q12	本医疗卫生服务单位能够在牵头医院的帮助下开展科研项目协作			0.659	
Q13	医共体内能够进行知识共享（技术、信息等）			0.568	
Q14	本医疗卫生服务单位的床位利用率得到提高			0.802	
Q15	本医疗卫生服务单位患者的平均住院日减少			0.791	
Q16	本医疗卫生服务单位的门诊人次数增加			0.710	
Q17	本医疗卫生服务单位患者的人均费用和次均费用减少			0.700	
Q18	医共体内拥有统一的价值理念和文化氛围				0.666
Q19	医共体拥有一体的服务意识和群体意识				0.680
Q20	本医疗卫生服务单位有良好的诚信意识，能够相互信任				0.737
Q21	本医疗卫生服务单位有整体、合作意识				0.741
Q22	本医共体能够建设共享型卫生信息化平台，统一采集和存储医疗健康服务与管理数据				0.731
Q23	本医共体能够发展“互联网＋”医疗服务，进行多种方式的联系和合作				0.737
Q24	本医共体能够应用运行管理信息系统，实现信息共建共享、互联共通				0.701

3.成员单位管理人员利益诉求的各维度的得分情况

对本调查的4个利益诉求维度得分进行整合，发现数据均呈非正态分布（$K-S$检验 Y_1: $Z=0.160$，$P<0.001$；Y_2: $Z=0.160$，$P<0.001$；Y_3: $Z=0.144$，$P<0.001$；Y_4: $Z=0.158$，$P<0.001$），用题项中位数（四分位间距）进行描述，Y_1:4.00(1.00)；Y_2:4.00(1.00)；Y_3:4.00(0.86)；Y_4:4.14(1.00)，详见表3.11。采用Wilcoxon符号秩检验验证4个因子相互间的差值和0是否有显著性差异，结果显示差异均有统计学意义，详见表3.12。

表3.11 成员单位管理人员人员利益诉求4个因子的描述性统计

因子编号	因子内容	最大值	最小值	中位数(四分位间距)
Y_1	战略协同因子	5	1	4.00(1.00)
Y_2	服务协同因子	5	1	4.00(1.00)
Y_3	辐射带动因子	5	1	4.00(0.86)
Y_4	文化信息协同因子	5	1	4.14(1.00)

表3.12 成员单位管理人员利益诉求4个因子Wilcoxon符号秩的检验结果

因子配对	Z	P
Y_1-Y_2	−2.651	0.008*
Y_1-Y_3	−17.981	<0.001*
Y_1-Y_4	−18.367	<0.001*
Y_2-Y_3	−18.068	<0.001*
Y_2-Y_4	−18.372	<0.001*
Y_3-Y_4	−4.983	<0.001*

注：*表示$P<0.05$。

4.成员单位管理人员的利益诉求的差异比较分析

为了进一步分析成员单位管理人员的利益诉求在不同变量上的差异，需进行单因素分析。结果显示，不同文化程度的管理人员对战略协同、服务协同、辐射带动和文化信息协同4个维度的关注度存在显著性差异，本科及以上文化程度的管理人员的关注度高于其他类型的管理人员。不同职务的管理人员对辐射带动维度的关注度存在显著性差异，部门领导的关注度较高。成员单位管理人员的利益诉求差异的单因素方差分析详见表3.13。

表3.13　成员单位管理人员的利益诉求差异的单因素方差分析

变量		战略协同因子	服务协同因子	辐射带动因子	文化信息协同因子
性别	男	231.78	225.71	221.43	223.91
	女	212.26	222.46	229.67	225.5
$Z(P)$		−1.580(0.114)	−0.263(0.793)	−0.660(0.509)	−0.129(0.897)
年龄	30岁及以下	201.51	207.25	213.58	205.26
	31～40岁	235.69	241.92	235.23	237.01
	41～50岁	219.75	226.76	225.17	219.75
	51岁及以上	230.09	208.62	216.08	226.98
$\chi^2(P)$		2.902(0.407)	4.834(0.184)	1.628(0.653)	2.509(0.474)
工作年限	10年及以下	230.02	235.26	233.87	234.16
	11～20年	222.92	228.25	220.71	219.62
	21～30年	213.80	222.45	221.86	214.73
	31年及以上	235.66	202.88	216.84	230.7
$\chi^2(P)$		1.816(0.611)	3.283(0.350)	1.158(0.763)	1.936(0.586)
文化程度	中专或中技	201.18	196.97	198.61	202.09
	大专	226.79	230.32	227.03	228.89
	本科及以上	250.24	250.17	253.08	245.92
$\chi^2(P)$		10.05(0.007*)	12.30(0.002*)	12.13(0.002*)	8.301(0.016*)
职务	院级领导	235.63	226.71	226.4	225.14
	部门正职	225.13	241.87	248.33	240.92
	部门副职	255.74	240.66	258.88	250.24
	部门科员	208.26	210.42	204.50	211.08
$\chi^2(P)$		5.560(0.135)	4.201(0.241)	9.037(0.029*)	4.422(0.219)

注:*表示$P<0.05$。

(五)牵头单位医务人员的利益诉求分析

1.牵头单位医务人员的基本情况描述

在文献研究和理论分析的基础上,设计出牵头单位医务人员的利益诉求问卷,共计20个结构化问题。选取福建省上杭县、尤溪县和安徽省濉溪县牵头单位医务人员作为调查对象,要求其站在自身的角度对利益诉求进行评分。本次调查共发放330份问卷,实际回收302份,回收率为91.52%,

其中,有效问卷302份,有效回收率为100%。牵头单位医务人员的基本情况详见表3.14。

表3.14 牵头单位医务人员的基本情况(N=302)

变量	类别	频数	构成比(%)	变量	类别	频数	构成比(%)
县域	上杭县	80	26.5	文化程度	中专或中技	10	3.3
	濉溪县	171	56.6		大专	85	28.2
	尤溪县	51	16.9		本科及以上	207	68.5
性别	男	148	49.0	职称	无职称	28	9.3
	女	154	51.0		初级职称	104	34.4
年龄	30岁及以下	98	32.5		中级职称	107	35.4
	31~40岁	115	38.1		高级职称	63	20.9
	41~50岁	64	21.2	月均收入	3000元及以下	67	22.2
	51岁及以上	25	8.3		3001~4000元	71	23.5
工作年限	10年及以下	164	54.3		4001~5000元	65	21.5
	11~20年	80	26.5		5001~6000元	23	7.6
	21~30年	44	14.6		6001元及以上	76	25.2
	31年及以上	14	4.6				

2. 牵头单位医务人员利益诉求问卷的项目分析、因子分析和信度检验

对问卷的20个题目进行项目分析,结果显示所有题目的t值均具有显著性,表明题目具有鉴别度。对题目进行因子分析求出问卷结构效度,其中,KMO值为0.956,Bartlett球形检验的χ^2值为7419.027(自由度为190),P<0.001,差异具有统计学意义,说明本问卷适合进行因子分析。在限定因子数的条件下,采用主成分分析法并结合最大方差法进行正交转轴,对有效样本数据进行因子分析,从20个结构化问题中提取出3个因子,累计解释变异量为80.225%,即提取的3个因子能够包含13个问题中的绝大多数信息。结合文献并参考原始信息,对提取的3个因子进行重新命名:因子1为政策制度因子,指通过制定医共体内统一的制度规范来实现各组织间的协调和合作;因子2为工作待遇与社会认可因子,旨在通过优化工作条件、提高福利待遇、获得社会认可等激励因子调动医务人员的积极性,引导医务人员基层坐诊;因子3为服务协同因子,指医共体内部能够通过信息平台实现资源共享,为居民提供连续性医疗卫生服务。牵头单位医务人员利益诉求因子的分析结果详见表3.15。

用Cronbach's α系数对问卷进行信度检验，3个因子的Cronbach's α系数分别是0.923、0.971、0.934，表明问卷的信度较高。

表3.15　牵头单位医务人员利益诉求因子的成分矩阵

题项	具体利益诉求	因子1	因子2	因子3
Q1	卫生健康主管部门能够多提供执业机会	0.774		
Q2	政府医保部门可以完善医保报销制度，提高分级诊疗的报销比例，引导患者到本医疗卫生服务机构看病	0.776		
Q3	医共体有职工代表大会制度	0.732		
Q4	医共体有院务公开制度	0.772		
Q5	医共体能够为医务人员提供科学合理的晋升制度	0.641		
Q6	本医疗卫生服务机构与其他成员医院有良好的诊疗、协同管理秩序和制度	0.708		
Q7	医疗卫生服务机构中有良好的医患关系		0.712	
Q8	医疗卫生服务机构中有良好的组织文化氛围		0.703	
Q9	医共体能为本医疗卫生服务机构医务人员提供必要的生活设施		0.733	
Q10	医共体能为本医疗卫生服务机构医务人员提供必要的工作条件		0.753	
Q11	整合型医疗卫生服务的发展能有助于医务人员获得培训，提高自身能力		0.743	
Q12	医务人员的薪酬待遇水平与其在医疗联合体的工作绩效挂钩		0.712	
Q13	医务人员能够获得患者的尊重和信任		0.845	
Q14	医务人员能够得到医疗卫生服务机构管理者的肯定		0.819	
Q15	多机构医务人员在协同提供医疗卫生服务过程中均能得到支持和尊重		0.797	
Q16	医共体在涉及医务人员利益的决策上能够重视医务人员的意见		0.807	
Q17	医共体中的医务人员内能够落实急慢分治要求，为患者提供疾病诊疗一康复一长期护理连续性服务			0.747
Q18	医务人员能够获得医共体的共享知识（技术、信息等）			0.798
Q19	医务人员能与更多的患者建立联系，及时、准确地获得居民健康的相关信息			0.769
Q20	医共体成员单位能够为本医疗卫生服务机构转诊患者			0.643

3.牵头单位医务人员的利益诉求的各维度的得分情况

对本调查的3个利益诉求维度得分进行整合，发现数据均呈非正态分布（$K-S$检验 Y_1：Z= 0.157，P<0.001；Y_2：Z=0.203，P<0.001；Y_3：Z=0.222，P<0.001），用题项中位数（四分位间距）进行描述，Y_1：4.17(1.33)；

Y_2:4.40(1.00);Y_3:4.25(1.00),详见表3.16。采用Wilcoxon符号秩检验验证3个因子相互间的差值和0是否有显著性差异,结果显示差异均具有统计学意义,详见表3.17。

表3.16 牵头单位医务人员利益诉求3个因子的描述性统计

因子编号	因子内容	最大值	最小值	中位数(四分位间距)
Y_1	政策制度因子	5	1	4.17(1.33)
Y_2	工作待遇和社会认可因子	5	1	4.40(1.00)
Y_3	服务协同因子	5	1	4.25(1.00)

表3.17 牵头单位医务人员利益诉求3个因子Wilcoxon符号秩的检验结果

因子配对	Z	P
Y_1-Y_2	−15.124	<0.001*
Y_1-Y_3	−14.777	<0.001*
Y_2-Y_3	−15.139	<0.001*

注:*表示$P<0.05$。

4.牵头单位医务人员的利益诉求的差异比较分析

为了进一步分析牵头单位医务人员的利益诉求在不同变量上的差异,需进行单因素分析。结果显示差异均没有统计学意义。分析结果详见表3.18。

表3.18 牵头单位医务人员的利益诉求差异的单因素方差分析

变量		政策制度因子	工作待遇与社会认可因子	服务协同因子
性别	男	153.66	148.69	149.28
	女	149.42	154.2	153.63
$Z(P)$		−0.429(0.668)	−0.565(0.572)	−0.449(0.653)
年龄	30岁及以下	144.49	147.41	143.8
	31~40岁	159.1	158.25	157.32
	41~50岁	154.33	152.52	161.24
	51岁及以上	136.8	133.9	130
$\chi^2(P)$		2.356(0.502)	2.044(0.563)	3.874(0.275)
工作年限	10年及以下	155.29	157.59	154.67
	11~20年	153.99	149.41	152.39
	21~30年	130.07	136.8	145.64

续表

变量		政策制度因子	工作待遇与社会认可因子	服务协同因子
工作年限	31年及以上	160.21	138.25	127.75
$\chi^2(P)$		3.273(0.351)	2.562(0.464)	1.576(0.665)
文化程度	中专或中技	111	153	147.55
	大专	147.86	148.86	147.26
	本科及以上	154.95	152.51	153.43
$\chi^2(P)$		2.713(0.258)	0.115(0.944)	0.348(0.840)
职称	无职称	144.39	140.02	133.39
	初级职称	147.78	154.25	153.38
	中级职称	162.93	155.07	157.66
	高级职称	141.38	145.99	145.98
$\chi^2(P)$		3.16(0.368)	1.079(0.782)	2.201(0.532)
月均收入	3000元及以下	150.47	150.34	151.13
	3001～4000元	160.02	163.74	165.37
	4001～5000元	145.99	149.23	149.45
	5001～6000元	132.78	129.78	126.28
	6001元及以上	154.82	149.6	148.26
$\chi^2(P)$		2.183(0.702)	3.087(0.543)	4.16(0.385)

(六)成员单位医务人员的利益诉求分析

1.成员单位医务人员的基本情况描述

在文献研究和理论分析的基础上,设计出成员单位医务人员利益诉求问卷,共计22个结构化问题。选取福建省上杭县、尤溪县和安徽省濉溪县成员单位医务人员作为调查对象,要求其站在自身的角度对利益诉求进行评分。本次调查共发放1200份问卷,实际回收1093份,回收率为91.08%,其中,有效问卷1093份,有效回收率为100%。成员单位医务人员的基本情况详见表3.19。

表3.19　成员单位医务人员的基本情况(N=1093)

变量	类别	频数	构成比(%)	变量	类别	频数	构成比(%)
县域	上杭县	285	26.1	文化程度	中专或中技	294	26.9
	濉溪县	329	30.1		大专	552	50.5

续表

变量	类别	频数	构成比(%)	变量	类别	频数	构成比(%)
县域	尤溪县	479	43.8	文化程度	本科及以上	247	22.6
性别	男	484	44.3	职称	无职称	153	14.0
	女	609	55.7		初级职称	572	52.3
年龄	30岁及以下	334	30.5		中级职称	288	26.4
	31～40岁	273	25.0		高级职称	80	7.3
	41～50岁	304	27.8	月均收入	3000元及以下	492	45.0
	51岁及以上	182	16.7		3001～4000元	338	30.9
工作年限	10年及以下	564	51.6		4001～5000元	143	13.1
	11～20年	166	15.2		5001～6000元	42	3.9
	21～30年	247	22.6		6001元及以上	78	7.1
	31年及以上	116	10.6				

2.成员单位医务人员利益诉求问卷的项目分析、因子分析和信度检验

对问卷的22个题目进行项目分析,结果显示所有题目的t值均具有显著性,表明题目具有鉴别度。对题目进行因子分析求出问卷结构效度,其中,KMO值为0.974,Bartlett球形检验的χ^2值为26550.734(自由度为231),$P<0.001$,差距具有统计学意义,说明本问卷适合进行因子分析。在限定因子数的条件下,采用主成分分析法并结合最大方差法进行正交转轴,对有效样本数据进行因子分析,从22个结构化问题中提取出4个因子,累计解释变异量为79.776%,即提取的4个因子能够包含22个问题中的绝大多数信息。结合文献并参考原始信息,对提取的4个因子进行重新命名:因子1为政策制度因子;因子2为工作环境因子;因子3为社会认可因子;因子4为服务协同因子。成员单位医务人员的利益诉求因子分析结果详见表3.20。

用Cronbach's α系数对问卷进行信度检验,4个因子的Cronbach's α系数分别是0.917、0.945、0.951、0.950,表明问卷的信度较高。

表3.20 成员单位医务人员的利益诉求因子的成分矩阵

题项	具体利益诉求	因子1	因子2	因子3	因子4
Q1	卫生健康主管部门能够多提供执业机会	0.710			
Q2	政府医保部门可以完善医保报销制度,提高分级诊疗的报销比例,引导患者到本医疗卫生服务机构看病	0.672			

续表

题项	具体利益诉求	因子1	因子2	因子3	因子4
Q3	医共体有职工代表大会制度	0.800			
Q4	医共体有院务公开制度	0.767			
Q5	医共体能够为医务人员提供科学合理的晋升制度	0.658			
Q6	本医疗卫生服务机构与其他成员单位有良好的诊疗、协同管理秩序和制度	0.623			
Q7	医疗卫生服务机构中有良好的医患关系		0.680		
Q8	医疗卫生服务机构中有良好的组织文化氛围		0.616		
Q9	医共体能为本医疗卫生服务机构医务人员提供必要的生活设施		0.716		
Q10	医共体能为本医疗卫生服务机构医务人员提供良好的工作条件		0.723		
Q11	医共体能为本医疗卫生服务机构医务人员提供较好的安全保障、医疗纠纷赔偿和路途保险		0.724		
Q12	医务人员的薪酬待遇水平与其在医共体的工作绩效挂钩			0.629	
Q13	牵头医院能够为本医疗卫生服务机构医务人员提供进修等继续教育机会			0.648	
Q14	医疗服务协同供给的过程中能够获得牵头医院专家的指导和帮助			0.674	
Q15	医务人员能够获得患者的尊重和信任			0.659	
Q16	医务人员能够得到医疗卫生服务机构管理者的肯定			0.635	
Q17	多机构医务人员在协同提供医疗卫生服务过程中均能得到支持和尊重			0.628	
Q18	医共体中的医务人员在提供医疗卫生服务的过程中有明确的责任				0.679
Q19	医共体中的医务人员能够通过合作提供满足居民健康需求(数量和质量)的医疗卫生服务				0.751
Q20	医共体中的医务人员内能够落实急慢分治要求，为患者提供疾病诊疗－康复－长期护理连续性服务				0.792
Q21	医务人员能够获得医共体的共享知识(技术、信息等)				0.775
Q22	医务人员能与更多的患者建立联系，及时、准确地获得居民健康相关信息				0.752

3.成员单位医务人员利益诉求的各维度的得分情况

对本调查的4个利益诉求维度得分进行整合，发现数据均呈非正态分布（$K-S$ 检验 Y_1: $Z=0.111$, $P<0.001$; Y_2: $Z=0.166$, $P<0.001$; Y_3: $Z=0.156$, $P<0.001$; Y_4: $Z=0.169$, $P<0.001$），用题项中位数（四分位间距）进行描述，Y_1:4.00(1.00)；Y_2:4.20(1.00)；Y_3:4.33(1.00)；Y_4:4.00(1.00)，详见表3.21。采用Wilcoxon符号秩检验验证4个因子相互间的差值和0是否有显著性差异，结果显示差异均具有统计学意义，详见表3.22。

表3.21 成员单位医务人员利益诉求4个因子的描述性统计

因子编号	因子内容	最大值	最小值	中位数(四分位间距)
Y_1	政策制度因子	5	1	4.00(1.00)
Y_2	工作环境因子	5	1	4.20(1.00)
Y_3	社会认可因子	5	1	4.33(1.00)
Y_4	服务协同因子	5	1	4.00(1.00)

表3.22 成员单位医务人员利益诉求4个因子Wilcoxon符号秩的检验结果

因子配对	Z	P
Y_1-Y_2	−25.264	<0.001*
Y_1-Y_3	−13.616	<0.001*
Y_1-Y_4	−25.382	<0.001*
Y_2-Y_3	−4.268	<0.001*
Y_2-Y_4	−28.305	<0.001*
Y_3-Y_4	−25.264	<0.001*

注：*表示$P<0.05$。

4.成员单位医务人员的利益诉求的差异比较分析

为了进一步分析成员单位医务人员的利益诉求在不同变量上的差异，需进行单因素分析。结果显示，不同工作年限的医务人员对政策制度、工作环境、社会认可3个维度的关注度均存在显著性差异，工作时间超过30年的医务人员的关注度最高；不同年龄和职称的医务人员对工作环境与社会认可2个维度的关注度存在显著性差异，41～50岁年龄段和无职称的医务人员的关注度较高；不同薪酬水平的医务人员对政策制度、社会认可和服务协同3个维度的关注度存在显著性差异。结果详见表3.23。

表3.23　成员单位医务人员的利益诉求差异的单因素方差分析

变量		政策制度因子	工作环境因子	社会认可因子	服务协同因子
性别	男	565.31	567.17	566.87	554.19
	女	532.45	530.97	531.21	541.28
$Z(P)$		−1.726(0.084)	−1.934(0.053)	−1.897(0.058)	−0.690(0.490)
年龄	30岁以下	514.76	503.65	505.90	520.97
	31～40岁	541.47	553.96	554.91	552.31
	41～50岁	576.69	581.92	588.89	577.19
	51岁以上	564.87	557.78	540.59	536.36
$\chi^2(P)$		6.977(0.073)	10.938(0.012*)	11.778(0.008*)	5.629(0.131)
工作年限	10年以下	517.46	516.69	520.46	527.63
	11～20年	565.42	568.11	574.15	546.96
	21～30年	578.05	584.19	575.25	584.13
	31年以上	598.16	584.98	577.04	562.16
$\chi^2(P)$		11.159(0.011*)	11.66(0.009*)	8.622(0.035*)	6.126(0.106)
文化程度	中专/中技	533.04	537.93	528.58	533.14
	大专	550.91	554.55	565.34	566.46
	本科以上	554.87	540.93	527.93	520.01
$\chi^2(P)$		0.829(0.661)	0.686(0.710)	3.939(0.140)	4.717(0.095)
职称	无职称	582.80	589.74	601.03	578.83
	初级职称	555.96	558.78	558.76	534.33
	中级职称	507.38	512.08	494.84	515.71
	高级职称	538.32	533.17	532.10	541.12
$\chi^2(P)$		6.742(0.081)	8.826(0.032*)	14.64(0.002*)	5.022(0.170)
月均收入/元	3000以下	532.37	527.84	525.75	540.80
	3001～4000	578.07	580.20	581.00	583.59
	4001～5000	496.40	516.65	511.21	485.77
	5001～6000	627.44	578.11	585.20	556.99
	6001以上	554.10	562.88	578.78	534.45
$\chi^2(P)$		10.987(0.027*)	7.894(0.096)	9.826(0.043*)	10.844(0.028*)

注：*表示 $P<0.05$。

（七）服务对象的利益诉求分析

1.服务对象的基本情况描述

在文献研究和理论分析的基础上，设计出服务对象利益诉求问卷，共计13个结构化问题。选取福建省上杭县、尤溪县和安徽省濉溪县的医共体服务对象为调查对象，对其利益诉求进行评分。本次调查共发放680份问卷，实际回收656份，回收率为96.47%，其中，有效问卷653份，有效回收率为99.54%。服务对象的基本情况详见表3.24。

表3.24 服务对象的基本情况（N=653）

变量	类别	频数	构成比(%)	变量	类别	频数	构成比(%)
县域	上杭县	179	27.4	家庭人口	3人及以下	193	29.5
	濉溪县	201	30.8		4～6人	361	55.3
	尤溪县	273	41.8		7人及以上	99	15.2
性别	男	363	55.6	年总收入	3万元以下	221	33.8
	女	290	44.4		3万～6万元	200	30.7
年龄	30岁及以下	92	14.1		6万～10万元	160	24.5
	31～40岁	98	15.0		10万元以上	72	11.0
	41～50岁	123	18.8	最近医疗点距离	不足1公里	188	28.8
	51岁及以上	340	52.1		1～2公里	206	31.5
文化程度	没上过学	91	13.9		2～3公里	92	14.1
	小学	172	26.3		3～4公里	51	7.8
	初中	179	27.4		4～5公里	43	6.6
	高中或中专	97	14.9		5公里以上	73	11.2
	大专及以上	114	17.5				

2.服务对象利益诉求问卷的项目分析、因子分析和信度检验

对问卷的13个题目进行项目分析，结果显示所有题目的t值均具有显著性，表明题目具有鉴别度。对题目进行因子分析求出问卷结构效度，其中，KMO值为0.971，Bartlett球形检验的χ^2值为13832.625（自由度为78），$P<0.001$，差异具有统计学意义，说明本问卷适合进行因子分析。在限定因子数的条件下，采用主成分分析法并结合最大方差法进行正交转轴，对有效样本数据进行因子分析，从13个结构化问题中提取出2个因子，累计

解释变异量为88.387%,即提取的2个因子能够包含13个问题中的绝大多数信息。结合文献并参考原始信息,对提取的2个因子进行重新命名:因子1为医疗费用因子,因子2为高效方便就医因子。服务对象利益诉求因子的分析结果详见表3.25。

用Cronbach's α系数对问卷进行信度检验,2个因子的Cronbach's α系数分别是0.961、0.983,表明问卷的信度较高。

表3.25 服务对象利益诉求因子的成分矩阵

题项	具体利益诉求	因子1	因子2
Q1	医共体内各机构能够根据病情和经济情况选择检查项目	0.797	
Q2	医共体内各机构能够根据病情和经济情况选择治疗方法	0.819	
Q3	医共体能够规范医疗卫生服务机构的收费标准,严格遵守国家收费政策,杜绝不合理收费	0.781	
Q4	医共体内就诊逐级转诊能够提高医保报销比例	0.753	
Q5	牵头医院专家能够定时到医院坐诊		0.806
Q6	医共体内有高效转诊通道		0.775
Q7	医共体内检查结果互认		0.792
Q8	医共体能够减少重复医疗		0.751
Q9	医共体能够预防保健服务		0.771
Q10	医共体能够使您获得连续性医疗服务		0.768
Q11	医共体能够使您获得高质量医疗服务		0.746
Q12	医共体有助于您获得预防保健知识		0.794
Q13	有助于您在医共体内有序就医		0.725

3.服务对象利益诉求的各维度的得分情况

对本调查的2个利益诉求维度得分进行整合,发现数据均呈非正态分布($K-S$检验,Y_1:$Z=0.185$,$P<0.001$;Y_2:$Z=0.153$,$P<0.001$),用题项中位数(四分位间距)进行描述,Y_1:4.00(1.63);Y_2:4.00(1.67),详见表3.26。采用Wilcoxon符号秩检验验证2个因子相互间的差值和0是否有显著性差异,结果显示差异具有统计学意义($Z=-22.162$,$P<0.001$)。

表3.26 服务对象利益诉求因子的描述统计量($N=653$)

因子	题项数量	最大值	最小值	中位数(四分位间距)
医疗费用因子[a]	4	5	1	4.00(1.63)
高效方便就医因子[b]	9	5	1	4.00(1.67)

注:$K-S$检验:a表示$Z=0.185$,$P<0.001$;b表示$Z=0.153$,$P<0.001$。

4.服务对象利益诉求的差异比较分析

为了进一步分析服务对象利益诉求在不同变量上的差异,需进行单因素分析。结果显示,不同年龄的服务对象对医疗费用因子和高效方便就医维度的关注度存在显著性差异,50岁以上的服务对象的关注度高于其他年龄组,差异具有统计学意义($P<0.05$)。服务对象利益诉求差异的分析结果详见表3.27。

表3.27 服务对象利益诉求差异的单因素方差分析

变量		医疗费用因子	高效方便就医因子
性别	男	329.31	327.40
	女	324.11	326.49
$Z(P)$		−50.354(0.724)	−0.062(0.951)
年龄	30岁及以下	276.96	260.69
	31～40岁	314.43	316.64
	41～50岁	337.35	341.55
	51岁及以上	340.42	342.67
$\chi^2(P)$		9.173(0.027*)	14.904(0.002*)
文化程度	没上过学	340.64	341.45
	小学	325.27	328.40
	初中	351.38	350.06
	高中或中专	293.05	289.73
	大专及以上	309.33	308.86
$\chi^2(P)$		7.769(0.100)	8.147(0.086)
家庭人口	3人及以下	344.79	342.44
	4～6人	321.86	322.30
	7人及以上	311.07	314.04
$\chi^2(P)$		2.743(0.254)	2.006(0.367)
年总收入	3万元以下	321.49	329.56
	3万～6万元	324.22	316.95
	6万～10万元	338.77	332.66
	10万元以上	325.49	334.47
$\chi^2(P)$		0.876(0.831)	0.876(0.831)
最近医疗点距离	不足1公里	328.77	327.22
	1～2公里	336.35	339.98
	2～3公里	345.53	340.83

续表

变量		医疗费用因子	高效方便就医因子
最近医疗点距离	3～4公里	258.07	263.60
	4～5公里	342.36	333.84
	5公里以上	311.79	312.63
$\chi^2(P)$		9.152(0.103)	7.798(0.168)

注:*表示$P<0.05$。

六、讨　论

(一)卫生健康主管部门利益诉求的影响因素分析

研究发现,卫生健康主管部门对医共体战略协同、制度协同和协同效能比较关注。作为医疗卫生领域的行业主管部门,卫生健康主管部门的角色定位正逐步向行业监管者转变,但其宗旨始终是保证医疗卫生服务提供的数量和质量,保障和提高人民群众的健康水平[100]。因此,卫生健康主管部门需要协同其他主体部门设定共同的战略目标,关注医共体相关制度的行为约束作用,重视医共体各要素的正常运转,发挥医共体的协同效应,为人民提供优质连续的医疗卫生服务。

(二)医疗保险部门利益诉求的影响因素分析

医疗保险部门更加关注医共体战略协同、医保制度的完善和医保基金的合理使用。医保部门与医共体有着共同的目标,为参保居民提供医疗服务,保障其健康,因此,医保部门对医共体拥有统一的战略目标的关注度较高。医疗保险制度改革是社会保障体制改革的重要组成部分,旨在逐步实现社会统筹医疗基金与个人医疗账户互相结合,医疗机构是医疗卫生服务行为的主体,也是实施医保制度下各种矛盾汇聚的焦点,医院管理行为的偏差将直接关系到医保的发展[101],因此,完善医保制度有利于规范医疗机构的行为。此外,由于各成员医院的医保总额定量,可能会出现医疗机构不愿意接受转诊患者的现象[81],因此,合理布局医保额度,有利于医共体完善运行模式,促进双向转诊。

（三）医疗卫生机构利益诉求的影响因素分析

研究显示，医疗机构管理人员的利益诉求为“战略协同”“服务协同”“辐射带动”和“文化信息协同”。这4个维度中，牵头单位管理人员对“战略协同”的关注度最高，其要求医共体内部各利益主体有统一的服务目标，有共同的发展方向；而成员单位管理人员对“文化信息协同”的关注度最高，重视医共体内部强烈的合作意识和畅通的沟通平台。

（四）医务人员利益诉求的影响因素分析

医务人员作为医疗卫生服务机构最主要的人力资源，其利益诉求将直接影响其所提供医疗卫生服务的质量、工作效率及医生队伍的稳定性，甚至影响整个医院的发展。结果显示，医务人员的主要利益诉求为“社会认可”“工作待遇”“服务协同”和“政策制度”。其中，牵头单位和成员单位的医务人员均对“社会认可”和“工作待遇”的关注度较高，这两方面是对员工基本生存需求的满足，也是对其工作绩效和所作贡献的认可与尊重，能调动员工的积极性和创造性。

（五）服务对象利益诉求的影响因素分析

结果显示，医共体服务对象的利益诉求主要为“医疗费用”和“高效方便就医”，2个维度间的差异虽然具有统计学意义，但差异较小。通过差异比较分析，发现随着年龄的增长，对这2个维度的关注度越来越高，可能是由于年龄的增长，身体各器官的生理功能及免疫能力逐渐减退，患病概率增加，医疗卫生服务的需求越来越大，因此，对就医的关注程度越来越高；除此之外，年龄增长带来的劳动能力的减弱、收入的减少，也会更倾向于关注医疗费用的多少[102]。

（六）核心利益相关者间的诉求比较

研究发现，在医共体建设中，核心利益相关者之间存在共同的利益诉求。县卫生健康委、县医保局和医共体内医疗卫生机构都希望医共体内能达到战略协同、制度协同；医疗卫生服务机构希望能够在医共体的辐射带动下协同发展，提高自身的服务水平，吸引更多的患者就诊；医务人员希望医共体能够提供良好的工作条件、合理的薪酬待遇，获得社会的认可；而县域内的居民更加关注自身就医的高效便捷以及医疗费用的合理性。详见图3.1。

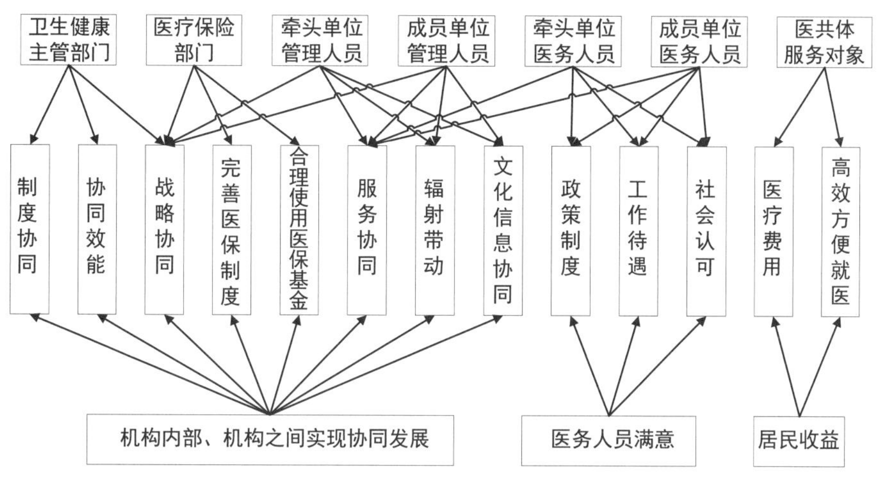

图3.1 核心利益相关者的利益诉求

七、建 议

(一)提升卫生健康主管部门的统筹协调能力,平衡各方的利益诉求

卫生健康主管部门作为医共体建设的主要推动力量,应当整合各方利益主体的诉求,通过政策建构信仰共性、平衡利益关系、制定新的互动秩序,确保医共体协同发展的工作不断深入开展和完善。首先,在医疗卫生服务整合之前,应充分考虑差异化的原则,合理匹配纳入机构的层级、类型、服务对象、技术水平及规模,减少机构间的利益冲突,构建共同的整合愿景,减少机构间的竞争,形成错位发展的优势,推动整个体系效能的提升。其次,卫生健康主管部门应当健全科学合理的民主协商、利益表达机制,化解各成员单位之间的利益冲突;完善利益分担和风险共担机制,加强各利益部门的合作,促进紧密医共体的形成。最后,协调医疗卫生服务体系的每一个关键功能,包括薪酬激励、信息化管理、职业发展、服务提供等,从环境支持、优化职业发展路径来满足医务人员各维度的需要;在民主协商、利益表达中化解各成员单位的冲突;在互惠互利、和谐谈判中加固连续服务链的形成。

(二)完善医保为核心驱动作用,激励机制进一步整合升级

医保支付机制是调节医疗服务行为、降低居民医疗费用、优化医疗资源配置的重要杠杆,是促进整合医疗卫生服务的关键激励机制[103]。首先,医共体内上下级医疗机构之间实行差异化报销政策,引导患者合理就医,提升基层首诊率,促进分级诊疗制度的实现。其次,完善医保总额预算管理,探索以按病种付费为主的多种付费方式相结合的医保支付方式。再次,打包医共体内基本医保基金和公共卫生服务资金,加强医防融合服务提供的资金支撑,引导各成员单位做好预防保健和健康管理服务,进一步提升医共体内医防资源配置的效率。最后,转变医共体内部和外部的绩效考核模式,将整合型服务数量和服务效果指标等纳入考核体系,对服务提供机构、人员以及行政部门进行考核,实现内外部激励机制的衔接[104]。

(三)加强医共体成员单位之间的沟通合作,建立成员间的信任机制,提高医务人员的工作绩效

有效的沟通交流是建立信任机制的前提,内部成员单位间的信任是医共体持续运行的重要基础。成员单位间信任关系的良好维持是医共体绩效提升的关键要素,促使医共体内部信息的共享,提高医共体团队的凝聚力。首先,医共体内部畅通沟通渠道,搭建有效信息交流平台,确保信息在各层级医疗卫生服务机构流动的质量,营造信任开放的沟通氛围[105]。其次,借助各种沟通媒介和平台,增强内部各成员单位间医务人员交往的频率和深度,满足其人际交往的需要,促进隐性知识传播,保障医务人员工作中的有效沟通。再次,医共体内部不断完善规章制度,提高制度信任,成员单位间的信任相互补充、相互促进,提高医共体的合作稳定性。最后,给予各级医疗卫生服务机构医务人员充分的话语权,提高其参与组织决策的机会,不仅有利于帮助各级医疗卫生服务机构提高服务质量和服务水平,还有利于增强各级医疗卫生服务机构的组织认同感。

(四)加强医共体宣传,转变患者就医理念

政府加强督促医院以及基层医疗卫生服务机构对医共体相关政策的宣传力度,提高患者的知晓率。医共体内各级医疗卫生服务机构以及相关部门通过公众号推送、拍摄宣传片、开展宣传周等多种形式,对医共体、家

庭医生签约制度、分级诊疗制度等政策进行宣传，增加居民对医共体机构的信任，引导公众合理有序就医；引导上级医院专家在基层坐诊，不定期开展义诊活动，引导患者参与医共体的组建与推进，居民真正意识到医共体是惠民利民的好政策，可以缓解当前“看病远、看病贵、看病难”的现状[106]；基层医疗卫生服务机构作为患者最常接触的医疗卫生服务机构，应主动承担起对医共体政策和分级诊疗制度的宣传责任，配合上级医疗卫生服务机构的检查及健康知识的科普，转变患者以往仅信任大医院的就医理念；做实家庭医生签约服务，发挥家庭医生在双向转诊中的作用，使患者了解分级诊疗制度对于减轻自身疾病的经济负担、疾病康复的好处。

第四章

分级诊疗背景下县域医共体供方协同整合的满意度分析

一、研究背景

整合型医疗卫生服务体系的构建是近年来全球医改最为显著的发展趋势和重要内容。2016年,世界卫生组织提出整合型医疗卫生服务的基本框架,通过对医疗服务供方机构间的生产资源、组织系统、经济支持和管理方法等方面的再造与重组,实现医疗卫生资源的合理配置与有序利用,满足患者对连续、高效、高质量的健康服务需求[107]。同年,中国政府、世界银行与世界卫生组织发布联合研究报告,提出了构建"以人为本的整合型卫生服务(People-Centered Integrated Care,PCIC)"。2021年,国家发展和改革委员会印发了关于《"十四五"优质高效医疗卫生服务体系建设实施方案》的通知,提出到2025年基本建成体系完整、布局合理、分工明确、功能互补、密切协作、运行高效、富有韧性的优质高效的整合型医疗卫生服务体系。

农村医疗卫生服务体系的整合是指"通过结构化的努力,推进医疗卫生服务体系供给侧改革,县、乡、村三级医疗机构之间相互协作,最终为患者提供协调、积极、以人为本的多学科医疗服务"[108]。然而,当下的改革实践表明,农村医疗卫生服务供给系统仍然存在发展结构失衡的问题,不同类型和不同层级医疗卫生服务机构之间的协同程度有待提高,利益冲突加剧的问题有待克服,具体表现为医疗卫生服务供给的"部门化"和"碎片化"、农村纵向整合的协同机制尚待完善和农村三级医疗卫生机构之间产生梯度挤压效应[109]。因此,如何依据协同论,将县、乡、村三级医疗卫生服务供给主体的协同贯穿到农村医疗卫生服务供给机制的各个环节中,提高农村医疗卫生服务的整体水平是一个亟待研究的科学问题和现实问题。

我国积极探索整合型医疗卫生服务体系的构建，通过建立健全分级诊疗制度，合理配置医疗卫生资源，加强各级各类医疗卫生机构间的协同整合，促进基本医疗卫生服务的均等化，实现基层首诊、双向转诊、急慢分治、上下联动的有序就医格局，最终使居民享有公平可及、系统连续的高质量医疗服务。近年来，各地各级政府针对县、乡、村三级医疗卫生服务网络协同性与整合性不强的现状，积极探索县域医疗卫生发展结构性改革的新思路。医共体的构建被认为是夯实整合型医疗卫生服务体系的基础，是解决农村医疗卫生服务系统碎片化的关键手段[110]和推进农村医疗卫生服务供给侧改革的可行方案[75,109]。

医共体可以促进医疗卫生机构及医疗卫生资源的深度整合，激发各级医疗卫生机构的发展活力，产生单体医疗卫生服务机构无法实现的新的系统结构和功能，从而解决农村医疗服务改革所形成的碎片化治理困境[55]，推动医共体组织从离散趋于集中，从部分趋于整体，从碎片趋于整合[111]。但医共体在跨部门的具体实践中出现不少的问题，主要表现为对医疗卫生服务机构的协同性认识不足，缺少协同发展的价值取向和整合服务的发展意愿，组织的凝聚力和融合性不高，存在制度性和利益壁垒、信息沟通不畅、考核监管缺位等，导致了医共体组织间的协调失灵，最终可能破坏医共体整合的效果[109,112]。因此，从结构和系统的视角分析医共体如何促进农村医疗卫生服务供给系统协同整合，平衡多方主体协同整合的利益诉求，提高多元主体的系统协同整合满意度成为医共体建设发展的重要问题之一。

医共体以县级医院为龙头、以乡镇卫生院为枢纽、以村卫生室为基础，旨在通过优化配置县域医疗卫生资源、重塑服务流程、完善医疗卫生服务体系，构建县、乡、村三级医疗机构分工协作机制，形成三级联动的医疗服务体系，提升医共体的整体运行效能[113]。但是，在政府向医共体让渡管理权，医共体跨部门、跨机构协作和重塑服务流程的过程中，其牵头医院、成员单位及各级医疗机构的医务人员等内部利益相关者对协同整合的诉求是不一样的。牵头医院在医共体组织网络中作为核心领导者、连接者和传播者，对其综合管理水平提出更高的要求，不仅要提升自身的医疗卫生服务能力，还需要通过点对点帮扶等形式提升基层医疗机构的服务能力，这些角色责任和任务是牵头医院作为单一机构发展没有承担过的和没有经历过的；成员单位希望在牵头医院的帮扶下，提升自身的医疗服务能力，吸引更多的患者留在基层；医务人员希望自身的专业能力得到提升，获得较好的报酬，并满足自身工作的成就感。而改革是否能够持续和成功，取决于这些诉求能否被满足。因此,改革中医疗卫生服务供方满意度的实现是改革是否良性发展的一个关键指标[114]。

对于医共体内医务人员的满意度,学者大多从进修培训、学术交流、学科建设、制度建设、信息共享等维度比较医务人员对医共体内工作实施满意度的情况。比如,有学者从进修培训、信息化远程医疗、学术交流、信息共享、基层服务能力提升等维度研究医务人员对医联体帮扶效果的满意度[115];有学者采用医务人员工作满意度量表从工作本身、工作压力、人际关系、工作条件、工作回报和组织管理6个维度分析医联体文化建设对社区医务人员工作满意度的影响[116];有学者从运行模式和业务培训体系研究医务人员对医联体工作实施满意度的情况[117]。然而,鲜有学者从医疗卫生服务供方利益相关者出发,研究医疗卫生服务供方协同整合的满意度。

本研究所关心的问题是,医共体旨在将县、乡、村三级医疗卫生服务机构整合成为复杂的网络系统,而医疗卫生服务机构间存在竞争和合作的博弈,以及将无序运动转变为有序发展的挑战。医共体可以通过什么样的发展策略去促进医疗卫生服务机构间的协同整合,实现1+1>2的效果,从而提升县域医疗卫生服务系统的绩效?与一般医共体关系研究中强调部门协同发力,责任、管理、服务和利益“四个共同体”格局不断深化的研究视角不同的是,我们强调将牵头医院、成员单位以及医务人员视为医共体协同整合的主体而不只是政府整体治理的对象,并从其自身认知态度的角度来揭示如何促进多元主体的协同整合。

二、国内外相关研究的述评

(一)县域医共体的发展现状与问题分析

1.国内研究综述

(1)县域医共体的发展现状

医共体以县级医院为龙头,整合县域内的医疗卫生资源,实现县域医疗资源共享,推动优质医疗资源下沉基层,提升基层医疗卫生机构的服务能力,推动构建分级诊疗、合理诊治和有序就医的新秩序[118]。2017年4月,《国务院办公厅关于推进医疗联合体建设和发展的指导意见》(国办发〔2017〕32号)指出:在县域内组建医疗共同体,有效衔接县、乡、村三级医疗卫生服务机构,实现县域医疗资源的一体化管理。2019年5月,中央政府出台《关于推进紧密型县域医疗卫生共同体建设的通知》(国卫基层函〔2019〕121号),进一步指出在县域内构建医共体,完善县域医疗卫生服务体系,提高县域医疗资源的配置率,加快提升基层医疗卫生的服务能力。我国各地针对县域医疗卫生服务能力不强、资源分配不均等现状,开展了多种形式的县域医疗资源的整合探索,如"福建尤溪"模式、"安徽天长"模式、"浙江德清"模式、"山西阳曲"模式等。

(2)县域医共体协同整合的策略

医共体的构建是夯实整合型医疗卫生服务体系的基础,是县域医疗卫生服务体系供给侧改革的中国特色实践[75]。但医共体的构建与运行超越了单一行政部门和服务组织边界,涉及多级政府和各类行政部门,需要开展跨层级和跨部门的协同治理。有学者基于整体治理理论,从治理理念、治理结构和治理机制三方面分析医共体建设过程中的关键要素,归纳总结医共体整体性治理模式的构建逻辑与实现路径[104]。有学者从医共体建设中的利益协调困境出发,基于协同治理理论,构建医共体利益相关者协同治理综合分析的理论框架[91]。有学者基于价值管理理论、利益相关者理论、协同管理理论等多学科理论基础,构建出"五位一体"的多层级区域医疗中心协同治理研究体系[22]。有学者从宏观、中观、动力因素及微观4个层面出发,构建出包含临床整合、专业整合、组织整合和系统整合的4个维度,适合我国医疗卫生服务体系整合模式的"彩虹模型"[119]。有学者以协同治理理论为框架,从组织结构、服务模式、管理制度、信息技术等方面研究建阳医疗卫生服务体系的整合实践,分析福建省建阳"三体一盟"医疗卫生服务体系的整合模式及效果,深度剖析县域医疗卫生服务体系整合的关键要素[6]。有学者基于共生理论,从共生单元、共生关系和共生环境视角探索分析医共体内部利益协调机制的建设,以及怎样促进医共体内部各级医疗机构之间的协同发展[120]。有学者基于社会网络视角,分析医共体内各级医疗机构间的关系,认为优化网络整体、强化网络位置和优化利益分配等措施有利于提升医共体的协同建设水平[121]。

(3)县域医共体协同整合的实践

学界普遍认为医共体建设起源于安徽,拓展于山西,升级于浙江。安徽省将天长模式逐渐推广到40多个县市;山西省在109个县区全部推行医共体建设;浙江省充分利用信息化优势,以"双下沉、两提升"为主线,推进整合型医疗卫生服务体系的构建[122]。

安徽省由县级医院牵头,联合乡、村两级医疗卫生服务机构,组建2～3个医共体,负责向辖区内居民提供门诊和住院医疗卫生服务。县级医院强化能力建设,开展技术帮扶,提高基层医疗机构卫生服务的能力,强化健康管理指导;中心乡镇卫生院着重做好门诊、转诊和下转患者的康复服务,开展慢性病管理和其他的公共卫生工作,实现慢性病防治无缝对接;村卫生室着重做好门诊、签约服务和健康管理[123]。山西省以县乡医疗卫生机构一体化改革为主要抓手,重点开展县域综合医改[124],成立独立法人的医疗集团,实行"六统一"管理,全县医疗卫生机构成为"一家人",下活"一盘棋",为群众提供全方位、全生命周期的"一条龙"的健康服务[125]。福建省坚持问题导向,明确医共体的建设原则、路径和目标,并从完善县域医疗卫生服务体系、强化政府办医职责、深化管理体制改革、提升县域医疗卫生服务能力等4个方面提出18项重点工作任务。

针对医共体作为构建整合医疗卫生服务体系的优先策略选择,各地在探索过程中虽然取得了一定的成效,但是尚未形成真正长效的利益、发展、管理、责任和服务共同体,县域纵向整合的协同机制仍需完善[126]。医共体在跨部门的具体实践中出现不少的问题,主要表现为对医疗卫生服务机构的协同性的认识不足,协同各方价值观和管理模式不一致,缺少协同发展的价值取向和整合服务发展的意愿,组织的凝聚力和融合性不高,存在制度性和利益壁垒、信息沟通不畅、考核监管缺位等,导致了医共体组织间协调失灵,最终可能破坏医共体整合的效果[109,112]。

2. 国外研究综述

医共体是一个具有中国特色的名词,国外与之相关的概念为"整合型医疗卫生服务体系"。1967年,Lawrence和Lorsch提出服务整合的概念,被定义为"存在于部门之间的协作状态的质量,这些部门需要通过环境的需求来实现工作的统一"[127]。国外的医疗卫生服务整合也包括横向、纵向整合两种模式[128]。横向整合的目标是实现规模经济,降低医疗卫生服务成本。20世纪90年代,美国超过2/3的床位都加入了各种医疗体系、联盟和医疗卫生服务网络之中,加拿大、挪威和瑞典等国家也都进行了大量的医院兼并和并购活动。横向整合是医疗资源充分整合的第一阶段,也是必经过程[129-134],目前已走向衰落。而纵向整合的目标是范围经济,希望通过整合医疗产品链上的医疗卫生服务组织,降低医疗卫生服务机构间的交易费用,如英国的托拉斯模式、新加坡的两大集团模式、美国的健康维护组织、德国的疾病管理计划[135]。

自整合型医疗服务兴起以来，美国、英国、日本等多个国家依据其自身医疗服务的特点和居民健康需求，开展了对整合型医疗卫生服务体系的探索。Shortell 等基于美国早期医疗资源整合存在的问题，提出了整合组织网络的概念，即协调各级各类医疗卫生服务机构，以合适的成本为患者提供全程式、连续性的健康服务[136]。美国通过构建起有组织、有协同性并相互合作的医疗服务网络，实现卫生服务协调配合、纵向连续的统一，比较典型的为美国的凯撒集团[137]。英国国家卫生服务系统通过成立一定规模的医院托拉斯，实现对医疗资源进行纵向整合。英国将医疗服务体系内的医疗机构有机组织起来，针对居民的健康需求，把医保、预防、保健、康复、健康教育和健康促进等进行整合，最终为居民提供系统、连续、全方位的健康服务[138]。日本通过建立健全医疗卫生服务体系，建立以需求为导向的机构间整合协同机制，加强医疗、预防、康复服务的融合，推行医保支付制度和医疗卫生服务体系同步改革，明确各级政府在医疗卫生服务体系中的定位，以及完善的法律法规和严格的行业监管及政策的宏观调控使得日本在整合型医疗卫生服务体系建设中取得积极的成效[139]。加拿大的多数省份在推行构建整合型医疗卫生服务体系过程中，许多省份实行一系列的整合策略，构建具有明显的本地区划分标志的区域健康部门，其中，魁北克省的整合型卫生服务体系较为典型[140]。新加坡围绕着“引入竞争机制，防止独家垄断”的核心理念对其医疗卫生资源进行整合，形成国家卫生保健集团与新加坡卫生服务集团两大医疗集团，其中，国家卫生保健集团覆盖了国家 2/3 的地理面积[141]。荷兰的整合型医疗卫生服务体系主要针对慢性病患者与虚弱老年人群，其在糖尿病、慢性阻塞性肺疾病和血管风险管理中将捆绑支付引入整合型医疗卫生服务体系，医院通过诊断—治疗组合系统获得资金[142]。德国多举并行进行健康整合改革，通过引进基于初级医师的健康守门人模式，能更好地服务协调，提高服务质量，减少医疗费用；通过按绩效支付和捆绑支付等方法，加强部门间的整合；实行疾病管理计划，疾病管理方案参与者能够获得足够的资金。为了改善医疗机构之间分割、加强医疗卫生服务协作，以降低整体的卫生成本、提高服务效率，德国以健康促进为核心，集成医疗机构、养老机构、社区护理机构、商业保险公司、社区体育俱乐部等资源，构建了跨部门、综合性的健康服务网络[143]。

(二)利益相关者的研究现状分析

利益相关者理论的萌芽始于多德,于20世纪60年代左右在美国、英国等长期奉行“股东至上”的公司管理模式的西方国家中逐步发展起来。其后,随着瑞安曼、米切尔、克拉克森等学者的深入研究,该理论最终形成了一个比较完善的理论框架[144]。较早在卫生领域引入利益相关者理论和方法的是美国的布莱尔和怀特,到20世纪90年代以后,该理论广泛地应用于卫生政策分析及各种类型的卫生机构管理[145]。国内是进入21世纪后才开始关注利益相关者理论在卫生领域中的应用的,起初是在实施的卫生项目中引入利益相关者分析方法,随后扩展至医药卫生改革、新型农村合作医疗、合理用药政策等诸多领域[146-149]。

医共体的构建是由单体机构组织转变为多个组织协作的过程,涉及医疗卫生服务的供方、需方和政府部门等多个利益相关者[150]。大多数学者基于利益相关者理论,采用专家咨询法和米切尔评分法,界定医共体中核心利益相关者,核心利益相关者一般包括:牵头医院、成员单位、牵头医院医务人员、成员单位医务人员等内部核心利益相关者和卫生健康主管部门、医保部门等外部利益相关者[81,151-152]。

医共体的建设是一项涉及众多利益相关者的复杂工程,不同的利益主体有着不同的利益诉求。有学者在界定利益相关者的基础上,探讨医共体建设中内部核心利益相关者的利益诉求,研究发现牵头医院希望通过技术、人才等资源的向下输出实现与成员单位的协作互动,获得丰富的患者资源以及良好的口碑和知名度;成员单位希望获得牵头医院的管理经验、专业知识、先进技术等方面的帮扶,以提高自身医疗卫生的服务能力,吸引患者到基层就医;牵头医院医务人员的利益诉求为个人的提升发展、牵头医院的发展、情感支持与尊重、工作环境要求、国家政策支持和成员医院的发展;成员单位医务人员的利益诉求为工作待遇及环境、个人发展期望、归属期望和民主管理[81,153]。

(三)协同理论在卫生领域的应用

协同概念最早由美国战略管理学家Ansoff引入管理学中,美国医疗保健改善研究所将“协同”定义为“两种或多种作用剂或作用力的相互作用,以使它们的组合作用大于各自作用的总和”[154]。陈元伦在1985年第一次将“协同”的概念引入现代医院管理中,并进一步指出:协同不仅有利于提高工作效率及医疗质量，而且能够调动医务人员的工作积极性，促进医院的精神文明建设[155]。随后，张宝库等于1986年提出在卫生管理工作中不但要协调卫生系统内部各个子系统之间的相互作用和关系，还要协调卫生系统与社会其他系统之间的作用和关系，并认为协同学的理论和方法一定会在卫生管理领域得到重视与应用[156]。

医共体是由县、乡、村三级医疗卫生服务机构组成的系统，各级医疗卫生服务机构是系统中的子系统，医务人员、技术设备、业务信息等是医共体系统内的关键要素，通过各级医疗卫生服务机构间的协同合作，实现县域内医疗资源的合理配置与有序流动[157]。有学者针对中国200家县级医院的发展现状，提出医共体的建设应从资源整合、管理协同等入手，集中资源提高基层医共体医疗卫生的服务能力[1]。有学者从医保支付方式中的按人头总额预付角度出发，基于医共体内部的纵向协同关键要素——组织管理、资源、服务与利益，提出建立健全医共体的利益分配机制，下放医共体的管理权限，加大投入，改革双向转诊与绩效考核机制，实现医共体内部各级医疗卫生服务机构之间关键要素的纵向协同发展[158]。有学者指出打造基层信息化应用生态圈，提高基层信息技术的能力，推动医共体协同发展[159]。

（四）满意度分析

医疗卫生服务供方的满意度是其主观感知，反映其利益诉求被回应的主观评价，不仅与医疗机构的发展前景有关，更与医疗服务供方的需求和利益诉求有关。引入医疗服务供方协同整合的满意度评价，增加医疗机构的自主权，有利于促进医疗卫生服务供给系统内部各级医疗卫生服务机构的协同发展。因此，医疗服务供方协同整合满意度可以作为判断医疗卫生服务供给系统协同整合发展的有效度量指标[160]。而现有文献对医务人员满意度的研究仅限于从进修培训、学术交流、学科建设、制度建设、信息共享等维度比较医务人员对医共体内工作实施满意度的情况[115-117]，尚未考虑到医疗卫生服务体系协同整合发展过程中，医疗卫生服务供方协同整合满意度的变化以及医共体建设对医疗卫生服务供方协同整合满意度的影响。

综上，如何从医疗卫生服务供方利益相关者的视角，分析医疗卫生服务体系协同发展的过程，医共体的建设对医疗卫生服务供给系统协同整合满意度的影响是一个亟待解决的科学问题。

三、研究目的与意义

（一）研究目的

在医疗卫生服务供给系统协同整合要素界定的基础上，从供方利益相关者视角分析医共体的建设对我国农村医疗卫生服务供给系统协同整合满意度的作用，为进一步提升医疗卫生服务供方系统协同整合的满意度提供科学参考依据，为医疗卫生服务供给系统协同整合发展策略提供科学借鉴。

（二）研究意义

理论意义：将系统论、协同论和利益相关者理论引入医疗卫生服务供给系统协同整合的满意度研究中，丰富了相关的科学方法和理论基础。

现实意义：从供方利益相关者的视角出发，研究医共体对医疗卫生服务供给系统协同整合满意度的影响，为农村医疗服务供给系统内医疗资源的合理配置、医疗机构的协同发展、医务人员满意度的提升等提供证据支撑。

四、研究对象与方法

（一）数据来源

以世界银行贷款中国医疗卫生改革促进项目的项目省安徽、福建作为研究现场，采用随机数表法，在两省实施3年以上的医共体试点县中随机抽取安徽省濉溪县、福建省尤溪县为干预实施样本县，在未开展医共体建设的县里随机抽取福建省上杭县为对照组样本县，对3个样本县的医疗机构和医务人员进行问卷调查。

（二）研究内容

1.医疗卫生服务供给系统协同整合治理的理论框架分析

在明确整合型医疗卫生服务体系、医共体、医疗卫生服务供给系统等相关定义的基础上，梳理相关政策；对本研究所涉及的协同理论、利益相关者理论进行全面分析与解读，为探讨医疗卫生服务供给系统的协同整合发展奠定理论基础。

2. 医疗卫生服务供给系统协同整合要素的界定

结合整合型医疗卫生服务体系建设背景，采用专家访谈和问卷调查法分析县、乡、村三级医疗机构协同整合实践做法，剖析医疗卫生服务供给系统协同整合的关键要素，为医疗服务供方协同整合的满意度研究奠定基础。

3. 医疗卫生服务供方系统协同整合满意度的分析

在明确医疗卫生服务供给系统协同整合要素的基础上，设计协同整合满意度问卷，并以未建设医共体的样本县作为对照组，分析医共体构建对供方利益相关者协同整合满意度的影响。

（三）研究方法

1. 文献研究法

以“整合型医疗卫生服务体系”“协同”“整合”“利益相关者”“医疗服务供方”“医共体”“县域医共体”“系统论”等为关键词，检索国内外文献，归纳、分析和总结现有文献中关于医疗机构协同整合发展、利益相关者理论的相关研究，全面了解协同理论在医疗卫生服务供给系统中承担的角色地位、作用以及利益相关者理论在其中的发展与应用，为在深入探讨医疗卫生服务供方利益相关者满意度的视角下医疗卫生服务供给系统协同整合治理策略提供理论支撑。

2. 理论研究法

全面梳理协同理论、利益相关者理论，对我国医疗卫生服务体系历史沿革、整合型医疗卫生服务体系建设内涵进行梳理与界定，对利益相关者参与医疗卫生服务供给系统协同整合发展的必然性进行分析，为本研究奠定理论基础。

3. 专家访谈

从医保、医药、管理等以及整合型医疗卫生服务体系服务模式本身的政策策略角度制定访谈提纲，对样本县的卫生健康主管部门、医保部门等负责人，医疗卫生服务机构负责人及医务人员进行访谈，探讨县域内医疗卫生服务供给系统的协同整合模式及协同整合要素。

4.问卷调查

研究对象:①医共体牵头医院和其所有的合作基层医疗卫生服务机构、机构各个科室和部门主要负责人,未建设医共体的样本县县级医疗卫生服务机构和基层医疗卫生服务机构、机构各个科室与部门主要负责人;②医共体牵头医院的所有的合作基层医疗卫生服务机构、机构各个科室和部门医务人员,未建设医共体的样本县县级医疗卫生服务机构和基层医疗卫生服务机构、机构各个科室与部门医务人员。

抽样方法:采用随机数表法,以安徽省濉溪县、福建省上杭县和福建省尤溪县作为样本县进行调查研究。

样本量:采用Kendall样本量估计方法,根据不同的调查对象来确定问卷的问题条目,确定问卷调查的样本量。共调查牵头医院/县级医疗卫生服务机构管理人员89名、成员单位/基层医疗卫生服务机构管理人员448名、牵头医院/县级医疗卫生服务机构医务人员302名、成员单位/基层医疗卫生服务机构医务人员1093名。

问卷内容:问卷由两部分组成,包括基本人口学特征(性别、年龄等)和协同整合满意度。满意度调查采用Likert五分量表(5=非常满意,4=满意,3=一般,2=不满意,1=非常不满意度)。

5.数理统计法

本研究主要利用SPSS 26.0及STATA 16.0完成数据分析。主要包括以下。

(1)问卷信度、效度检验

采用Cronbach's α系数和因子分析法分别检验满意度问卷的信度与结构效度。

(2)描述性分析

采用描述性统计方法对供方利益相关者的人口学特征和满意度得分进行描述,当其分布呈正态分布时,采用均值及标准差进行描述;当其分布为偏态时,采用中位数和四分位数。

(3)倾向得分匹配法

采用倾向得分匹配法控制性别、年龄等混杂因素,分析医共体的构建对医疗卫生服务供方协同整合系统满意度的影响。

(4)Mann-Whitney U检验

对倾向得分匹配后样本的损失量较大且不适合采用倾向得分匹配法的研究对象,采用Mann-Whitney U检验。

(四)统计模型

是否进行医共体的建设并不是随机事件,而是当地政府部门、卫生健康主管部门、医保管理部门等相关部门结合当地医疗卫生发展做出的综合决策,是一种自主选择的行为。为了减少选择性偏差,本文采用倾向值匹配方法,基本思路是,根据倾向值得分随机从未建设医共体的控制组中选取某些个体,与建设医共体的处理组进行匹配,计算配对个体的结果变量之间的差异,评价政策干预的实际效应[161]。通过倾向得分匹配,可以有效控制处理组(建设医共体)和控制组(未建设医共体)在"可观测特征"上的差别。本文关注的是医共体建设组的处理效应(average treatment effect on the treated,以下简称ATT)。ATT的表达式为:

$$ATT=E(Y_{1i}|D_i=1)-E(Y_{0i}|D_i=1)=E(Y_{1i}-Y_{0i}|D_i=1)$$

式中,$D_i=0$表示样本县未建设医共体(控制组),$D_i=1$表示样本县建设医共体(处理组)。$E(Y_{0i}|D_i=1)$是未建设医共体的供给系统协同整合满意度的平均水平,$E(Y_{1i}|D_i=1)$是建设医共体的供给系统协同整合满意度的平均水平。考虑到样本县是否建设医共体是0—1变量,为有效控制建设医共体与未建设医共体的利益相关者在可观测的基本特征上保持一致,采用Logit模型计算倾向得分值,进行倾向得分匹配。模型如下:

$$P(X_i)=P_r(D_i=1|X_i)=\frac{\exp(\beta X_i)}{1+\exp(\beta X_i)}$$

式中,X_i为协变量,β为相应的估计系数。

目前,关于选择哪种匹配方法才能获得最优的结果尚未达成一致,但如果采用不同的匹配方法得到的估计结果基本一致,说明计量结果是稳健的,样本的有效性良好[162]。因此,本文采用近邻匹配、半径匹配和核匹配3种匹配方法为处理组样本选取最为接近的对照组样本进行匹配。

(五)变量描述

本文以样本县是否采取医共体建设为自变量,如果采取医共体建设赋值为1,反之为0;采用总体满意度得分及各因子满意度得分作为因变量,根据满意度得分中位数进行分组。根据Heckman的观点，采用倾向得分匹配法进行估计时，协变量包含少量不相关的变量，对最终结果的影响不大，但遗漏重要变量将带来严重的偏差[163]，因此本研究结合相关文献[115-117]和研究内容，考虑将尽可能多的协变量作为匹配变量。对于牵头医院，选取性别、年龄、政治面貌、聘任方式、工作年限和受教育年限作为匹配变量；对于成员单位，选取性别、年龄、婚姻、政治面貌、健康状况、工作单位、聘任方式、工作年限和受教育年限作为匹配变量；对于医务人员，选取性别、年龄、婚姻状况、政治面貌、健康状况、工作单位、聘任方式、工作年限、受教育年限、工作类型、执业资格、职称、月均薪酬、期望收入和是否有养老金作为匹配变量；具体变量及描述见表4.1。

表4.1 主要自变量的名称及赋值

变量名称	变量赋值
性别	1=男，0=女
年龄	连续变量(岁)
婚姻	1=有配偶，0=无配偶
政治面貌	1=入党，0=未入党
健康状况	1=未患病，0=患病
工作单位	1=县级医疗卫生服务机构，2=乡镇卫生院，3=村卫生室
是否有编制	1=是，0=否
工作年限	连续变量(年)
受教育年限	0=没上过学，6=小学，9=初中，12=高中，13=中专/职高，15=大专/高职，16=大学本科，19=硕士研究生，22=博士研究生
工作类型	1=临床医生，2=护理人员，3=辅助科室人员，4=公共卫生医师，5=其他
执业资格	1=执业助理医师，2=执业医师，3=执业护士，4=其他
职称	1=有，0=否
月均薪酬	连续变量(元)
期望收入	连续变量(元)
养老金	1=是，0=否
自变量	1=建设医共体，0=不建设医共体

五、结　果

（一）样本县的情况

1.濉溪县

濉溪县位于安徽省北部，总面积为1987平方公里，常住人口为93.2万人。2021年，地区生产总值为540.8亿元。全县各类医疗卫生机构380家，执业（助理）医师2112人，注册护士1905人，卫生机构床位数4329张[164]。

安徽省濉溪县在2015年被列为试点县，由县医院、县中医医院牵头，分别与12家乡镇卫生院、163家卫生室以及6家乡镇卫生院、105个村卫生室联合组建2个县域紧密型医共体。通过近6年医共体的建设，推动优质医疗资源下沉，让患者在家门口享受专家服务；由县医院牵头，帮扶镇、村两级医疗机构不断提高诊疗水平；设立基层医保服务站，方便居民办事[165]。

2.尤溪县

尤溪县地处闽中，总面积为3463平方公里，总人口为45万人。2021年，地区生产总值为248.02亿元。全县共有医疗卫生机构402家，医护技术人员1964名，其中，执业（助理）医师897名，注册护士1067名，医疗机构床位1748张[166]。

尤溪县在2017年4月整合全县的医疗卫生资源，以县级综合性医院为龙头，保持县中医医院三级乙等中医院的相应功能体系，联合15个乡镇卫生院、城东社区卫生服务中心和212个村卫生所，按照“一套班子、两块牌子、两套财务、一体管理”的模式，采取“科室对接分院”的方式建立协作关系，打破县、乡、村三级医疗机构行政壁垒，实现县、乡、村的“七统一”管理，有效提升了基层医疗服务能力[167]。

3.上杭县

上杭县位于福建省西南部，总面积为2879平方公里，总人口约为53万人。2021年，地区生产总值为466.4亿元[168]。上杭县有4所县级医院（分别为上杭县医院、县中医院、县妇幼保健院、县皮肤病防治院），21家乡镇卫生院，1所社区卫生服务中心以及383所村卫生室。

(二)实证分析结果

1.问卷信效度的分析结果

在3个样本县,由经过培训的调查员开展了现场问卷调查,调查过程中对填答内容进行全面检查,所有的信息填答完整且规范者为合格问卷。向牵头医院/县级医疗卫生服务机构管理者发放问卷90份,共回收有效问卷89份,其中,濉溪、尤溪牵头医院管理者各回收有效问卷29份,上杭县级医疗卫生服务机构管理者回收有效问卷31份,有效回收率为98.89%;成员单位/基层医疗卫生服务机构管理者发放问卷330份,回收有效问卷318份,其中,濉溪成员单位管理者回收有效问卷81份,尤溪成员单位管理者回收有效问卷148份,上杭基层医疗卫生服务机构管理者回收有效问卷89份,有效回收率为96.36%;牵头医院/县级医疗卫生服务机构医务人员发放问卷320份,回收有效问卷302份,其中,濉溪牵头医院医务人员回收有效问卷171份,尤溪牵头医院医务人员回收有效问卷51份,上杭县级医疗卫生服务机构医务人员回收有效问卷80份,有效回收率为94.38%;成员单位/基层医疗卫生服务机构医务人员发放问卷1100份,回收有效问卷1093份,其中,濉溪成员单位医务人员回收有效问卷329份,尤溪成员单位医务人员回收有效问卷479份,上杭基层医疗卫生服务机构回收有效问卷285份,有效回收率为99.36%。

问卷信效度结果显示,Cronbach's α系数均大于0.90,问卷具有较高的信度;KMO值均大于0.90,Bartlett球形检验P值均小于0.001,说明本研究的问卷均满足因子分析要求[169]。详见表4.2。

表4.2 问卷信效度分析

问卷名称	Cronbach's α系数	KMO值	$\chi^2(P)$
牵头医院满意度问卷	0.95	0.92	598.36(P<0.001)
成员单位满意度问卷	0.98	0.96	5938.35(P<0.001)
牵头医院医务人员满意度问卷	0.99	0.97	11137.38(P<0.001)
成员单位医务人员满意度问卷	0.99	0.98	35826.06(P<0.001)

2.牵头医院协同整合满意度的分析结果

(1)牵头医院的基本情况描述

89名牵头医院管理人员为调查对象,其中,控制组样本31份,处理组样本58份。男性占比50.60%,78.70%的人员正式在编,平均工作年限为

18.78年。其余变量描述详见表4.3。

表4.3　牵头医院的基本人口学特征

变量名		全样本	控制组	处理组
		(*N*=89)	(*N*=31)	(*N*=58)
性别(%)	男	45(50.60)	20(64.52)	25(43.10)
	女	44(49.40)	11(35.48)	33(56.90)
年龄(岁)		41.65±10.67	46.9±8.44	38.84±10.73
政治面貌(%)	入党	32(36.00)	3(9.68)	29(50.00)
	未入党	57(64.00)	28(90.32)	29(50.00)
聘任方式(%)	在编	70(78.70)	29(93.55)	41(70.69)
	未在编	19(21.30)	2(6.45)	17(29.31)
工作年限(年)		18.78±11.07	22.13±9.42	16.98±11.53
受教育年限(年)		15.54±0.97	15.61±1.02	15.50±0.94

(2)牵头医院因子的分析结果

对问卷的8个题目进行项目分析,结果显示所有题目的t值均具有显著性,表明题目具有鉴别度。采用主成分分析法结合最大方差法进行正交转轴,对有效样本数据进行因子分析,从8个结构化问题中提取出2个因子,解释变异量分别为45.044%、34.068%,累计解释变异量为79.112%,即提取的2个因子能够包含8个问题中的绝大多数信息。因子分析结果详见表4.4。

表4.4　旋转后的因子载荷矩阵和因子得分系数矩阵结果

项目	旋转后的因子载荷矩阵		因子得分系数矩阵	
	F_1	F_2	F_1	F_2
X1医疗卫生服务供给系统内能够建立医疗卫生服务的转诊体系	0.688	0.566	0.133	0.079
X2医疗卫生服务供给系统内业务信息相互传递、流通及互认	0.780	0.465	0.311	−0.129
X3医疗卫生服务供给系统内能够保障双向转诊用药的连续性	0.765	0.409	0.347	−0.185
X4医疗卫生服务供给系统牵头医院起到了辐射带动作用	0.838	0.357	0.463	−0.315
X5县级医疗卫生服务机构急危重症诊疗能力得到提升	0.821	0.378	0.428	−0.275

续表

项目	旋转后的因子载荷矩阵		因子得分系数矩阵	
	F_1	F_2	F_1	F_2
X6医疗卫生服务供给系统建立统一的治理机构或协调部门	0.322	0.813	−0.434	0.717
X7县级医疗卫生服务机构人力资源根据医共体发展及时调整培养	0.432	0.804	−0.322	0.606
X8县级医疗卫生服务机构设备、技术配置根据医共体资源配置计划及业务开展计划，统一调整配合	0.520	0.667	−0.116	0.356

因子1与县级医疗卫生服务机构辐射带动、供给系统内部双向转诊用药的连续性、县级医疗卫生服务机构危急重症能力提升、县级医疗卫生服务机构辐射带动作用等有关，反映了县级医疗卫生服务机构的协同发展能力，结合相关的文献信息，命名为协同整合发展能力提升满意度；因子2与治理结构、县级医疗卫生服务机构设备配置和技术配置调配整合等有关，更多地体现出供给系统的内部治理与资源整合，命名为协同结构和资源整合满意度。

将2个因子根据其对应问题在该因子的载荷值进行赋值，形成2个新的变量 $Y_i(i=1,2)$。赋值方法为对每个因子所包括问题的得分进行加权平均，权重根据相应的因子载荷值计算。计算公式 $Y_1=0.688X_1+0.780X_2+0.765X_3+0.838X_4+0.821X_5/(0.688+0.780+0.765+0.838+0.821)$，同理得到 Y_2。以下各因子满意度权重计算方法同上。

综合评价牵头医院供给系统协同整合的满意度，并测量医共体的构建对其满意度的影响，建立因子得分模型，用回归法计算因子得分系数矩阵。根据因子得分系数矩阵，构建因子得分函数：$F_1=0.133X_1+0.311X_2+0.347X_3+0.463X_4+0.428X_5-0.434X_6-0.322X_7-0.116X_8$；$F_2=0.079X_1-0.129X_2-0.185X_3-0.315X_4-0.275X_5+0.717X_6+0.606X_7+0.356X_8$。综合得分：$F=(45.044\%F_1+34.068\%F_2)/79.112\%=0.110X_1+0.122X_2+0.118X_3+0.128X_4+0.125X_5+0.062X_6+0.078X_7+0.087X_8$。为得出牵头医院的实际满意度，通过因子得分模型中各变量系数确定原模型中各变量的实际权重，再将变量的原始值代入获得满意度值。变量的实际权重$=C_i/\sum_{i=1}^{8}C_i$。实际满意度：$F=0.132X_1+0.147X_2+0.142X_3+0.154X_4+0.151X_5+$

$0.074X_6+0.094X_7+0.105X_8$。以下成员单位及医务人员的总体满意度权重计算方法与之相同。

满意度得分经检验呈非正态分布（$P<0.001$），总体满意度得分中位数（四分位间距）为4.65(1.00)，协同整合发展能力提升满意度为4.63(1.00)；协同结构和资源整合满意度为4.36(1.00)。

(3)牵头医院倾向得分的匹配结果

Logit模型倾向得分估计如表4.5所示。样本匹配结果显示，所有协变量匹配后的标准化偏差的绝对值小于20%[170]，说明匹配效果较好。根据匹配前后的对比可以看出，处理组和控制组的差异明显下降，控制组和处理组的特征基本一致，进一步证明匹配效果的可行性。

表4.5　牵头医院倾向得分匹配质量检验

变量	匹配情况	均值		标准误差(%)	误差消减(%)	T检验		Logit
		控制组	处理组			T值	$P>\|t\|$	
性别	匹配前	0.645	0.431	−43.40	100.00	−1.94	0.055	−1.100*
	匹配后	0.476	0.476	0.00		−0.00	1.000	(0.713)
年龄	匹配前	46.903	38.845	−83.50	95.60	−3.62	<0.001	−0.390***
	匹配后	42.045	42.048	−3.70		−0.13	0.894	(0.133)
政治面貌	匹配前	0.097	0.500	97.10	82.30	4.07	<0.001	3.029***
	匹配后	0.119	0.191	17.20		0.63	0.534	(0.806)
聘任方式	匹配前	0.936	0.707	−61.80	68.80	−2.57	0.012	−0.249
	匹配后	0.738	0.810	19.30		0.54	0.591	(1.131)
工作年限	匹配前	22.129	16.983	−48.90	69.90	−2.13	0.036	0.275
	匹配后	20.262	18.714	−14.70		−0.51	0.615	(0.109)
受教育年限	匹配前	15.613	15.500	−11.50	−47.60	−0.52	0.602	0.198
	匹配后	15.405	15.571	17.00		0.58	0.562	(0.391)

注：括号内为对应的标准误差；***、*分别代表在1%、10%的统计水平上显著。

图4.1展示了倾向得分匹配后的样本量，结果显示牵头医院倾向得分匹配后，样本的损失量较大，故牵头医院满意度分析不太适合采用倾向得分匹配法。

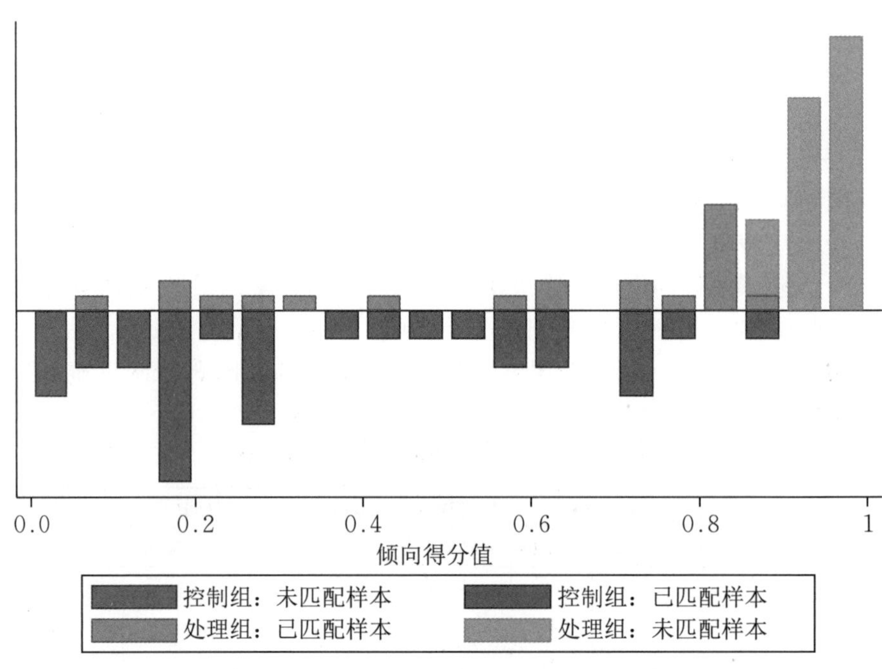

图4.1　牵头医院倾向得分匹配样本量

表4.6报告了牵头医院的系统协同整合满意度的平均处理效应。以近邻匹配为例，结果显示医共体建设对牵头医院总体满意度、协同整合发展能力提升满意度、协同结构和资源整合满意度影响均不显著。半径匹配和核匹配结果与之类似，说明结果具有较好的稳健性。

表4.6　牵头医院协同整合满意度的匹配效应

匹配方法	近邻匹配			半径匹配			核匹配		
	ATT	标准差	t	ATT	标准差	t	ATT	标准差	t
总体满意度	0.095	0.235	0.40	0.058	0.195	0.30	0.068	0.193	0.35
协同整合发展能力提升满意度	0.095	0.235	0.40	0.058	0.195	0.30	0.068	0.193	0.35
医疗机构资源整合满意度	0.191	0.235	0.81	0.238	0.194	1.23	0.234	0.192	1.22

(4)牵头医院Mann-Whitney U检验

倾向得分匹配后，可能因为牵头医院的样本量较少，导致控制组的样本损失较多，因此，牵头医院的系统协同整合满意度分析不适合采用倾向得分法[171]。本研究进一步采用Mann－Whitney U检验分析医共体构建对牵头医院的系统协同整合满意度的影响。结果表明，医共体对牵头医院的供给系统协同整合总体满意度、协同整合发展能力提升满意度、协同结构和资源整合满意度影响均不显著。详见表4.7。

表4.7　牵头医院的系统协同整合满意度差异单因素分析

变量	分类	秩均值		
		总体满意度	协同整合发展能力提升满意度	医疗机构资源整合满意度
是否建设医共体	否=0	43.89	44.15	45.24
	是=1	45.59	45.46	44.87
$Z(P)$		−0.305(0.763)	−0.242(0.811)	−0.067(0.948)

3.成员单位协同整合满意度的分析结果

(1)成员单位的基本情况描述

448名成员单位管理人员为调查对象，其中，控制组样本89份，处理组样本359份。男性占比62.72%，96.21%的管理人员未患病，68.30%的管理人员正式在编，平均工作年限为18.71年。其余变量描述详见表4.8。

表4.8　成员单位基本人口学特征

变量名		全样本 (N=448)	控制组 (N=89)	处理组 (N=359)
性别(%)	男	281(62.72)	54(60.67)	227(63.23)
	女	167(37.28)	35(39.33)	132(36.77)
年龄(岁)		43.57±9.61	40.93±8.89	44.22±9.67
婚姻状况(%)	有配偶	413(92.19)	84(94.38)	329(91.64)
	无配偶	35(7.81)	5(5.62)	30(8.36)
政治面貌(%)	入党	152(33.93)	34(38.20)	118(32.87)
	未入党	296(66.07)	55(61.80)	241(67.13)
健康状况(%)	未患病	431(96.21)	80(89.89)	351(97.77)
	患病	17(3.79)	9(10.11)	8(2.23)
工作单位(%)	县级医疗机构	31(6.92)	12(13.48)	19(5.29)
	乡镇卫生院	287(64.06)	77(86.52)	210(58.50)
	村卫生室	130(29.02)	0(0.00)	130(36.21)
聘任方式(%)	在编	306(68.30)	85(95.51)	221(61.56)
	未在编	142(31.70)	4(4.49)	138(38.44)

续表

变量名	全样本	控制组	处理组
	(N=448)	(N=89)	(N=359)
工作年限(年)	18.71±11.43	14.03±9.26	19.87±11.62
受教育年限(年)	14.57±1.26	15.10±0.99	14.43±1.28

(2)成员单位的因子分析结果

采用主成分分析法结合最大方差法进行正交转轴,对有效的样本数据进行因子分析,从14个结构化问题(例如供给系统县级医疗卫生服务机构起到了辐射带动作用;供给系统基层医疗卫生服务机构组织绩效提升;供给系统有整体合作意识等)中提取出2个因子,解释变异量分别为47.51%、34.29%,累计解释变异量为83.80%。

因子1与辐射带动、用药连续性、整体合作意识、利益共享机制建设、基层医疗卫生服务机构组织绩效提升等有关,反映了基层医疗卫生服务机构的协同发展能力,命名为协同整合发展能力提升满意度;因子2与治理结构、政府财政投入、基层医疗卫生服务机构设备配置等有关,更多地体现出供给系统的治理结构与资源整合,命名为协同结构和资源整合满意度。

计算总体满意度和各因子满意度对应的权重及得分,经检验满意度得分呈非正态分布($P<0.001$),总体满意度得分中位数(四分位间距)为4.01(1.07),协同整合发展能力提升满意度为4.00(1.11),协同结构和资源整合满意度为4.00(1.49)。

(3)成员单位的倾向得分匹配结果

Logit模型倾向得分估计如表4.9所示。样本匹配结果显示,除性别、政治面貌变量外,其余协变量匹配后的标准化偏差的绝对值小于15%,说明匹配效果较好。图4.2显示成员单位倾向得分匹配后,绝大多数成员单位都在匹配范围内,样本的损失量较小。

表4.9 成员单位倾向得分匹配质量检验

变量	匹配情况	均值		标准误差(%)	误差消减(%)	T检验		Logit
		控制组	处理组			T值	$P>\|t\|$	
性别	匹配前	0.607	0.632	5.20	33.40	0.45	0.656	−0.495
	匹配后	0.612	0.537	−3.50		−0.36	0.721	(0.308)
年龄	匹配前	40.933	44.223	35.40	86.20	2.91	0.004	0.008
	匹配后	40.822	41.275	4.90		0.53	0.598	(0.025)
婚姻状况	匹配前	0.944	0.916	−10.70	84.00	−0.86	0.390	−1.009*

续表

变量	匹配情况	均值		标准误差(%)	误差消减(%)	T检验		Logit
		控制组	处理组			T值	$P>\|t\|$	
婚姻状况	匹配后	0.885	0.904	7.40	84.00	0.64	0.525	(0.562)
政治面貌	匹配前	0.382	0.328	−11.10	40.20	−0.95	0.343	−0.011
	匹配后	0.336	0.367	6.60		0.70	0.487	(0.297)
健康状况	匹配前	0.899	0.978	33.10	96.00	3.52	<0.001	1.928***
	匹配后	0.976	0.973	−1.30		−0.21	0.834	(0.614)
工作单位	匹配前	1.865	2.309	94.80	93.60	7.08	<0.001	1.306***
	匹配后	1.903	1.931	6.10		0.97	0.335	(0.371)
聘任方式	匹配前	0.955	0.616	−90.60	91.20	−6.43	<0.001	−1.440**
	匹配后	0.924	0.951	8.00		1.31	0.191	(0.576)
工作年限	匹配前	14.034	19.872	55.60	58.20	4.40	<0.001	0.044**
	匹配后	15.783	16.243	4.40		0.46	0.647	(0.020)
受教育年限	匹配前	15.101	14.935	−58.20	79.40	−4.58	0.000	−0.089
	匹配后	15.128	14.991	−12.00		−1.39	0.165	(0.152)

注:括号内为对应的标准误差,***、**分别代表在1%、5%的统计水平上显著。

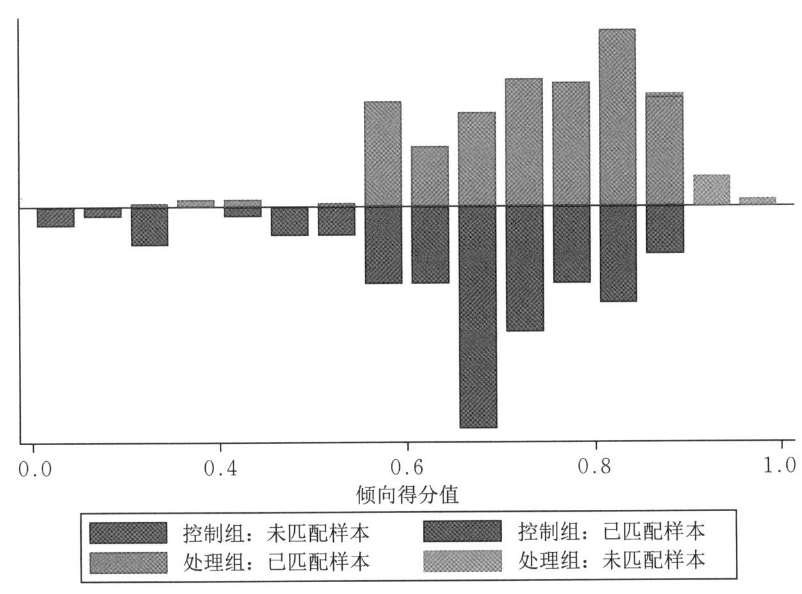

图4.2　成员单位倾向得分匹配样本量

表 4.10 报告了对成员单位的系统协同整合满意度的平均处理效应。以近邻匹配为例，结果显示医共体建设显著提升成员单位的供给系统协同整合总体满意度和协同整合发展能力提升满意度，分别提升了 0.174 和 0.118，但对成员单位医疗卫生机构资源整合满意度无显著影响。

表 4.10　成员单位的系统协同整合满意度的匹配效应

匹配方法	近邻匹配			半径匹配			核匹配		
	ATT	标准差	t	ATT	标准差	t	ATT	标准差	t
总体满意度	0.174	0.071	2.44**	0.157	0.069	2.27**	0.159	0.069	2.29**
协同整合发展能力提升满意度	0.118	0.068	1.74*	0.122	0.066	1.85*	0.121	0.066	1.84*
医疗机构资源整合满意度	0.112	0.071	1.58	0.102	0.069	1.48	0.103	0.069	1.49

注：**、*分别代表在5%、10%的统计水平上显著。

4. 牵头医院医务人员协同整合满意度的分析结果

(1)牵头医院医务人员的基本情况描述

302 名牵头医院医务人员为调查对象，其中，控制组样本 80 份，处理组样本 222 份。男性占比 49.00%，97.68% 的医务人员未患病，59.60% 的医务人员正式在编，平均工作年限为 12.05 年。其余变量描述详见表 4.11。

表 4.11　牵头医院医务人员的基本人口学特征

变量名		全样本	控制组	处理组
		(N=302)	(N=80)	(N=222)
性别(%)	男	148(49.00)	26(32.50)	122(54.95)
	女	154(51.00)	54(67.50)	100(45.05)
年龄(岁)		35.81±9.32	33.69±9.05	36.58±9.32
婚姻状况(%)	有配偶	244(80.79)	66(82.50)	178(80.18)
	无配偶	58(19.21)	14(17.50)	44(19.82)
政治面貌(%)	入党	90(29.80)	17(21.25)	73(32.88)
	未入党	212(70.20)	63(78.75)	149(67.12)
健康状况(%)	未患病	295(97.68)	78(97.50)	217(97.75)
	患病	7(2.32)	2(2.50)	5(2.25)
聘任方式(%)	在编	180(59.60)	54(67.50)	126(56.76)
	未在编	122(40.40)	26(32.50)	96(43.24)

续表

变量名		全样本 (N=302)	控制组 (N=80)	处理组 (N=222)
工作年限(年)		12.05±9.35	13.12±8.97	11.66±9.48
受教育年限(年)		15.67±0.79	15.63±0.68	15.68±0.82
工作类型(%)	临床医生	175(57.95)	42(52.50)	133(59.91)
	护理人员	92(30.46)	29(36.25)	63(28.38)
	辅助科室人员	10(3.31)	2(2.50)	8(3.60)
	公共卫生医师	5(1.66)	1(1.25)	4(1.80)
	其他	20(6.62)	6(7.50)	14(6.31)
执业资格(%)	执业助理医师	6(1.99)	0(0.00)	6(2.70)
	执业医师	168(55.63)	42(52.50)	126(56.76)
	执业护士	94(31.13)	29(36.25)	65(29.28)
	其他	34(11.26)	9(11.25)	25(11.26)
职称(%)	有职称	274(90.73)	75(93.75)	199(89.64)
	无	28(9.27)	5(6.25)	23(10.36)
月均薪酬(元)		5286.46±3325.14	5511.42±3833.78	5205.39±3127.30
养老金(%)	有养老金	281(93.05)	77(96.25)	204(91.89)
	无	21(6.95)	3(3.75)	18(8.11)

(2)牵头医院医务人员的因子分析结果

采用主成分分析法结合最大方差法进行正交转轴,对有效样本数据进行因子分析,从24个结构化问题(例如我所在的供给系统有良好的医患关系;我所在的供给系统提高了医务人员的薪酬待遇水平;我所在的供给系统有良好的组织文化氛围等)中提取出2个因子,解释变异量分别为41.706%、40.159%,累计解释变异量为81.865%。

因子1与个人发展空间、培训机会、医患关系、晋升制度、薪酬待遇水平、组织文化氛围、环境设施等有关,反映出县级医疗卫生服务机构医务人员对供给系统内发展空间和工作环境的诉求,命名为环境支持和人力资源发展满意度。因子2与诊疗能力、连续性服务、居民就医、减轻居民就医负担等有关,体现出医疗服务整合后的效果,命名为协同整合发展能力提升满意度。

计算总体满意度和各因子满意度对应的权重及得分,经检验满意度得分呈非正态分布($P<0.001$),总体满意度得分中位数(四分位间距)为4.00

(1.38)，环境支持和人力资源发展满意度为4.00(1.52)，协同整合发展能力提升满意度为4.12(1.26)。

(3)牵头医院医务人员的倾向得分匹配结果

Logit模型倾向得分估计如表4.12所示。样本匹配结果显示，除工作年限变量外，其余变量匹配后的标准化偏差的绝对值小于10%，说明匹配效果较好。图4.3显示绝大多数牵头医院医务人员都在匹配范围内，样本的损失量较小。

表4.12　牵头医院医务人员倾向得分匹配质量检验

变量	匹配情况	均值		标准误差(%)	误差消减(%)	T检验		Logit
		控制组	处理组			T值	$P>\|t\|$	
性别	匹配前	0.325	0.550	46.30	98.20	3.50	0.001	0.814***
	匹配后	0.543	0.539	−0.80		−0.09	0.932	(0.298)
年龄	匹配前	33.688	36.577	31.50	84.00	2.40	0.017	0.034*
	匹配后	36.689	36.226	−5.00		−0.48	0.628	(0.020)
婚姻状况	匹配前	0.825	0.802	−5.90	−10.60	−0.45	0.653	−0.816*
	匹配后	0.781	0.807	6.60		0.66	0.510	(0.440)
政治面貌	匹配前	0.213	0.329	26.30	91.00	1.96	0.051	0.469
	匹配后	0.324	0.313	−2.40		−0.23	0.815	(0.340)
健康状况	匹配前	0.975	0.978	1.60	−171.00	0.13	0.900	0.993
	匹配后	0.984	0.977	−4.40		−0.50	0.616	(0.969)
聘任方式	匹配前	0.675	0.568	−22.20	84.30	−1.68	0.094	−0.566*
	匹配后	0.588	0.571	−3.50		−0.35	0.723	(0.335)
工作年限	匹配前	13.125	11.658	−15.90	95.40	−1.20	0.230	0.003
	匹配后	11.893	11.825	−0.70		−0.08	0.938	(0.019)
受教育年限	匹配前	15.625	15.685	7.90	−56.30	0.58	0.562	0.219
	匹配后	15.603	15.696	12.30		1.25	0.211	(0.194)
工作类型	匹配前	1.750	1.662	−8.00	75.50	−0.62	0.536	−0.022
	匹配后	1.619	1.641	2.00		0.21	0.831	(0.180)
执业资格	匹配前	2.588	2.491	−13.60	69.40	−1.03	0.304	−0.360
	匹配后	2.504	2.475	−4.20		−0.44	0.661	(0.283)
职称	匹配前	0.938	0.896	−14.90	47.30	−1.09	0.279	−0.550
	匹配后	0.925	0.903	−7.80		−0.80	0.422	(0.640)
月均薪酬	匹配前	5511.4	5205.4	−8.70	56.20	−0.71	0.481	−0.000
	匹配后	5108.3	5242.4	3.80		0.42	0.677	(0.000)

续表

变量	匹配情况	均值		标准误差（%）	误差消减（%）	T检验		Logit
		控制组	处理组			T值	$P>\|t\|$	
期望收入	匹配前	10663.0	10819.0	2.20	63.50	0.18	0.858	0.000
	匹配后	10885.0	10942.0	0.80		0.08	0.934	(0.000)
养老金	匹配前	0.963	0.919	18.50	58.80	−1.31	0.190	−0.632
	匹配后	0.954	0.936	−7.60		−0.82	0.415	(0.739)

注:括号内为对应的标准误差；***、*分别代表在1%、10%的统计水平上显著。

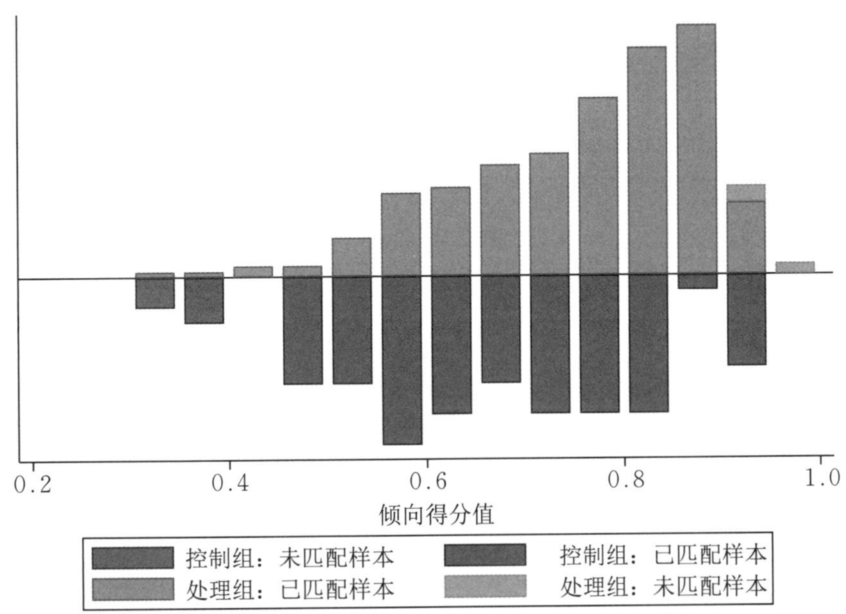

图4.3　牵头医院医务人员倾向得分匹配样本量

表4.13报告了牵头医院医务人员的系统协同整合满意度的平均处理效应。以近邻匹配为例,结果显示医共体建设对牵头医院医务人员总体满意度、环境支持和人力资源发展满意度的作用均不显著。其对协同整合发展能力提升满意度具有显著促进作用,满意度提升了0.203。

表4.13 牵头医院医务人员的系统协同整合满意度的匹配效应

匹配方法	近邻匹配			半径匹配			核匹配		
	ATT	标准差	t	ATT	标准差	t	ATT	标准差	t
总体满意度	0.152	0.101	1.50	0.046	0.078	0.59	0.050	0.078	0.65
环境支持和人力资源发展满意度	0.115	0.099	1.17	0.022	0.075	0.30	0.028	0.075	0.37
协同整合发展能力提升满意度	0.203	0.101	2.01**	0.137	0.077	1.77*	0.143	0.078	1.84*

注：**、*分别代表在5%、10%的统计水平上显著。

5.成员单位医务人员协同整合满意度的分析结果

(1)成员单位医务人员的基本情况描述

1093名成员单位医务人员为调查对象，其中，控制组样本285份，处理组样本808份。男性占比44%，96%的医务人员身体较为健康，79%的医务人员正式在编，平均工作年限为14.58年。其余变量描述详见表4.14。

表4.14 成员单位医务人员的基本人口学特征

变量名		全样本	控制组	处理组
		(N=1093)	(N=285)	(N=808)
性别(%)	男	484(44.28)	150(52.63)	334(41.34)
	女	609(55.72)	135(47.37)	474(58.66)
年龄(岁)		38.83±10.87	37.69±10.67	39.23±10.92
婚姻状况(%)	有配偶	897(82.07)	239(83.86)	658(81.44)
	无配偶	196(17.93)	46(16.14)	150(18.56)
政治面貌(%)	入党	313(28.64)	97(34.04)	216(26.73)
	未入党	780(71.36)	188(65.96)	592(73.27)
健康状况(%)	未患病	1044(95.52)	271(95.09)	773(95.67)
	患病	49(4.48)	14(4.91)	35(4.33)
工作单位(%)	县级医疗机构	66(6.04)	37(12.98)	29(3.59)
	乡镇卫生院/社区医疗服务中心	970(88.75)	248(87.02)	722(89.36)
	村卫生室	57(5.22)	0(0.00)	57(7.05)
聘任方式(%)	在编	862(78.87)	242(84.91)	620(76.73)
	未在编	231(21.13)	43(15.09)	188(23.27)
工作年限(年)		14.58±11.53	12.58±10.55	15.29±11.78

续表

变量名		全样本 (N=1093)	控制组 (N=285)	处理组 (N=808)
受教育年限(年)		14.67±1.16	14.99±1.12	14.56±1.15
工作类型(%)	临床医生	515(47.12)	195(68.42)	320(39.60)
	护理人员	256(23.42)	46(16.14)	210(25.99)
	辅助科室人员	125(11.44)	11(3.86)	114(14.11)
	公共卫生医师	76(6.95)	18(6.32)	58(7.18)
	其他	121(11.07)	15(5.26)	106(13.12)
执业资格(%)	执业助理医师	217(19.85)	56(19.65)	161(19.93)
	执业医师	369(33.76)	149(52.28)	220(27.23)
	执业护士	254(23.24)	41(14.39)	213(26.36)
	其他	253(23.15)	39(13.68)	214(26.48)
职称(%)	有职称	940(86.00)	256(89.82)	684(84.65)
	无	153(14.00)	29(10.18)	124(15.35)
月均薪酬(元)		3918.18±3565.96	3901.94±1741.56	3923.91±4017.38
养老金(%)	有	1006(92.04)	269(94.39)	737(91.21)
	无	87(7.96)	16(5.61)	71(8.79)

(2)成员单位医务人员的因子分析结果

采用主成分分析法结合最大方差法进行正交转轴，对有效样本数据进行因子分析，从24个结构化问题(例如县级医疗卫生服务机构提供的进修等继续教育机会；医疗服务协同供给的过程中能够获得县级医疗卫生服务机构专家的指导和帮助；我所在的供给系统使医务人员获得更多的培训，提高自身的能力等)中提取出4个因子，解释变异量分别为24.005%、22.517%、22.376%和15.119%，累计解释变异量为84.016%。

因子1与诊疗服务、基础设施、晋升制度和工作条件等有关，体现出医务人员的工作环境，命名为环境支持满意度；因子2与居民就医、业务收入、诊疗能力和医疗负担等有关，反映供给系统对基层医疗卫生服务机构的影响，命名为协同整合发展能力提升满意度；因子3与县级医疗卫生服务机构指导、连续性服务和对医务人员的尊重等有关，体现医疗卫生服务整合过程，命名为医疗卫生服务整合满意度；因子4与医务人员的待遇水平、培训和发展空间有关，命名为人力资源发展满意度。

经检验满意度得分呈非正态分布($P<0.001$)，总体满意度得分中位数(四分位间距)为4.00(1.08)，环境支持满意度为4.00(1.23)，协同整合发展能力提升满意度为4.00(1.23)，医疗卫生服务整合满意度为4.00(1.27)，人力资源发展满意度为4.00(1.59)。

(3)成员单位医务人员的倾向得分匹配结果

Logit模型倾向得分估计如表4.15所示。样本匹配结果显示，除聘任方式和工作年限两个变量外，其余变量匹配后的标准化偏差的绝对值小于10%，匹配效果较好。图4.4显示倾向得分匹配后，绝大多数成员单位医务人员均在匹配范围内，样本的损失量较小。

表4.15 成员单位医务人员倾向得分匹配质量检验

变量	匹配情况	均值		标准偏差(%)	误差消减(%)	T检验		Logit
		处理组	控制组			T值	$P>\|t\|$	
性别	匹配前	0.526	0.413	−22.80	100.00	−3.31	0.001	−0.387**
	匹配后	0.400	0.400	0.00		0.00	1.000	(0.169)
年龄	匹配前	37.695	39.225	14.20	65.30	2.05	0.041	−0.011
	匹配后	37.895	38.426	4.90		0.96	0.335	(0.014)
婚姻状况	匹配前	0.839	0.814	−6.40	91.90	−0.92	0.360	−0.393*
	匹配后	0.807	0.809	0.50		0.10	0.922	(0.227)
政治面貌	匹配前	0.340	0.267	−15.90	85.70	−2.35	0.019	−0.396**
	匹配后	0.256	0.267	2.30		0.47	0.642	(0.165)
健康状况	匹配前	0.951	0.957	2.80	43.70	0.41	0.684	0.221
	匹配后	0.959	0.956	−1.60		−0.32	0.752	(0.363)
工作单位	匹配前	1.870	2.035	49.70	88.90	7.28	<0.001	1.549***
	匹配后	1.971	1.990	5.50		1.66	0.098	(0.272)
聘任方式	匹配前	0.849	0.767	−20.90	18.50	−2.92	0.004	−0.177
	匹配后	0.737	0.797	17.00		3.08	0.002	(0.231)
工作年限	匹配前	12.582	15.290	24.2	58.30	3.43	0.001	0.032**
	匹配后	13.196	14.325	10.100		1.93	0.054	(0.013)
受教育年限	匹配前	14.993	14.556	−38.50	97.20	−5.56	<0.001	−0.109
	匹配后	14.645	14.633	−1.10		−0.21	0.834	(0.081)
工作类型	匹配前	1.639	2.282	50.50	86.90	7.02	<0.001	0.310***
	匹配后	2.258	2.174	−6.60		−1.19	0.235	(0.078)
执业资格	匹配前	2.221	2.594	37.20	79.70	5.20	<0.001	0.126
	匹配后	2.616	2.540	−7.60		−1.40	0.161	(0.092)

续表

变量	匹配情况	均值		标准偏差(%)	误差消减(%)	T检验		Logit
		处理组	控制组			T值	$P>\|t\|$	
职称	匹配前	0.898	0.847	−15.50	50.70	−2.17	0.031	0.140
	匹配后	0.839	0.864	7.70		1.40	0.161	(0.259)
月均薪酬	匹配前	3901.9	3923.9	0.70	−359.90	0.09	0.929	0.000
	匹配后	3814.4	3713.3	−3.30		−0.92	0.357	(0.000)
期望收入	匹配前	11115.0	7579.4	−8.40	91.10	−1.66	0.097	−0.000
	匹配后	7100.7	7416.5	0.70		1.01	0.312	(−0.000)
养老金	匹配前	0.944	0.912	−12.30	75.30	−1.70	0.089	0.306
	匹配后	0.945	0.937	−3.00		−0.65	0.515	(0.336)

注:括号内为对应的标准误差;***、**、*分别代表在1%、5%、10%的统计水平上显著。

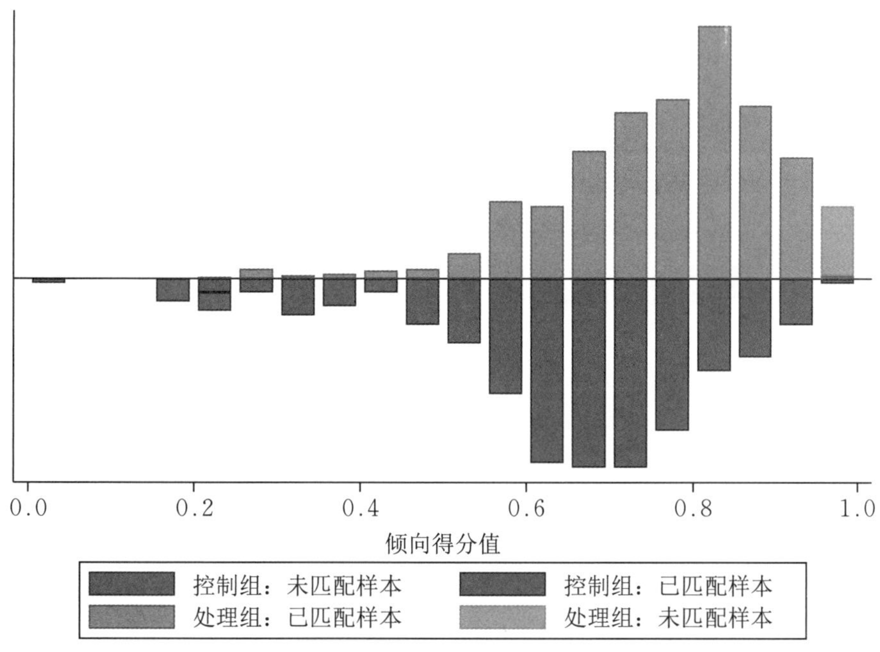

图4.4　成员单位医务人员倾向得分匹配样本量

表4.16报告了成员单位医务人员的系统协同整合满意度的平均处理效应。以近邻匹配为例,结果显示医共体建设对成员单位医务人员总体满意度、环境支持、协同整合发展能力提升、医疗卫生服务整合和人力资源发

展的满意度均具有显著促进作用，分别提升了0.103、0.102、0.122、0.084、0.082。

表4.16 成员单位医务人员的系统协同整合满意度的匹配效应

匹配方法	近邻匹配			半径匹配			核匹配		
	ATT	标准差	*t*	ATT	标准差	*t*	ATT	标准差	*t*
总体满意度	0.103	0.047	2.21**	0.128	0.041	3.12***	0.128	0.041	3.12***
环境支持满意度	0.102	0.047	2.18**	0.112	0.041	2.74***	0.112	0.041	2.73***
协同整合发展能力提升满意度	0.122	0.046	2.62***	0.130	0.041	3.21***	0.129	0.041	3.19***
医疗卫生服务整合满意度	0.084	0.046	1.80*	0.102	0.041	2.52**	0.102	0.041	2.50**
人力资源发展满意度	0.082	0.047	1.75*	0.090	0.041	2.19**	0.089	0.041	2.17**

注：***、**、*分别代表在1%、5%、10%的统计水平上显著。

六、讨 论

（一）牵头医院在医共体的协同发展中的角色转换与能力提高仍需适应

牵头医院系统协同整合满意度的得分较高，其中，总体满意度得分的中位数为4.65，但医共体建设对牵头医院系统协同整合满意度无显著影响。其原因可能是，牵头医院不仅要落实医共体发展相关的制度、文件，而且要开展专家下基层、双向转诊、培训等工作带动成员单位的发展，可能对本级医院的运营效率产生一定的影响；医共体协同整合过程不仅赋予牵头医院更多的责任，而且对其综合管理、服务能力也有较高的要求，可能加重其工作负担并造成一定的工作压力[172]。这些责任与任务是牵头医院作为单一医疗机构时，从未承担过的，因此，牵头医院角色的转换与能力的提高还需要一个适应的过程。

（二）基层医疗卫生服务机构人力资源和财政投入仍处于较低的发展水平

医共体的构建显著提升成员单位总体满意度和协同整合发展能力提升满意度，提高程度分别为0.157～0.174和0.118～0.122，但对医疗卫生服务机构资源整合满意度无显著影响。样本县在医共体建设中，有效促进专家资源上下贯通，上下级医师定期驻乡驻村制度起到了一定的成效，强化了牵头医院起的辐射作用，加强医共体内部业务信息的传递，成员单位的组织绩效和服务能力得到一定的提升。但成员单位的人力资源和财政投入等可能仍处于较低的水平，尚未满足基层医疗卫生服务机构自身发展的需求，这也与我国农村基层医疗卫生服务机构人才和投入的现状相吻合[126]。

（三）医共体协同发展过程中增加牵头医院医务人员的工作任务负担

医共体的建设显著提升牵头医院医务人员协同整合发展能力提升的满意度，提高程度为0.137～0.203，但对总体满意度、环境支持和人力资源发展满意度无显著影响。其原因可能是，样本县医共体的建设过程通过制定县、乡两级疾病诊疗目录清单，明确各级医疗机构的责任与义务，促进县、乡、村医疗资源的深度整合，减轻本级医疗卫生服务机构的就医压力，提升其危急重症诊疗的服务能力。但在医共体整合过程中，牵头医院医务人员需要定期坐诊、接收人员培训等使工作任务加重，收入与付出不匹配等因素对医务人员的满意度造成消极影响[173]。

（四）成员单位医务人员的专业技术水平和医疗卫生服务能力有效提高

医共体的建设显著提升成员单位医务人员系统协同整合的满意度，其中，总体满意度的提高程度为0.103～0.128。样本县在推进医共体过程中，落实乡镇卫生院一类事业单位财政经费定项补助政策以及村卫生室补助政策，基层医疗卫生服务机构基础设施、生活设施等得到较大的改善，满足医务人员对工作环境的需求；牵头医院通过定期出诊、临床带教、举办健康讲座及定期现场技术帮扶等方式，基层医务人员能够获得较多的培训、进修等继续教育机会，满足其对自身发展的需求，帮助基层医务人员提高专业技术能力，增加基层医务人员的工作成就感，提升其协同发展的满意度[170]。

七、结　论

本研究通过分析医疗卫生服务供给系统协同整合要素，构建医疗卫生服务供给系统协同整合的理论框架，设计医疗卫生服务供方利益相关者协同整合满意度的问卷，基于医疗卫生服务供方利益相关者的视角，分析医共体建设对医疗卫生服务供给系统协同整合满意度的影响，提出医疗卫生服务供给系统协同整合发展的策略。

研究发现，医共体的构建显著提升成员单位供给系统协同整合的总体满意度和协同整合发展能力提升的满意度，牵头单位医务人员协同整合发展能力提升的满意度，成员单位医务人员的总体满意度、环境支持、协同整合发展能力提升、医疗卫生服务整合和人力资源发展的满意度。但对牵头医院的供给系统协同整合总体满意度、协同整合发展能力提升满意度、协同结构和资源整合满意度，成员单位医疗机构的资源整合满意度，牵头医院医务人员的总体满意度、环境支持和人力资源发展满意度影响均不显著。其原因可能是，在医共体的协同发展中，牵头医院的角色转换与能力提高仍需适应，基层医疗卫生服务机构的人力资源和财政投入仍处于较低的发展水平，牵头医院医务人员的工作任务负担加剧，成员单位医务人员的专业技术水平和医疗服务能力得到有效提高。因此，建议加强政府的引导作用，完善医共体内的网格化管理；提升卫生健康行政部门的统筹协调能力，平衡供方的利益诉求；发挥医保政策的杠杆作用，合理调节医疗卫生服务行为；激活多元主体协同发力，调动医务人员的工作积极性。

第五章

分级诊疗背景下县域医共体机构和人员关系的特征研究

一、研究背景

医共体是指重点探索“以县级医院为龙头，以乡镇卫生院为枢纽，以村卫生室为基础”的县、乡一体化管理，并与乡村一体化有效衔接，充分发挥县级医院的城乡纽带作用和县域龙头作用，形成县、乡、村医疗卫生服务机构分工协作机制，构建县、乡、村三级联动的县域医疗卫生服务体系[174]。医共体作为县域医疗卫生服务体系整合的重要形式，已成为落实分级诊疗的重要抓手和突破口，对提升县域医疗卫生的整体服务能力、实现卫生健康治理体系及治理能力现代化、推动公共卫生与医疗服务高效协同、促进区域一体化和城乡融合发展起着关键作用。随着改革的不断深入，医共体在资源整合、服务衔接、管理弥合、机制构建等方面的一体化运行机制将逐步形成，服务、责任、利益、管理等方面的共同体建设将逐步由虚向实、落地成型，并走向精细化和规范化，成为分级诊疗格局中不可或缺的重要一环。

我国不断出台相关政策来鼓励完善医疗机构服务网络，鼓励县域内各级医疗机构联合、协同管理，以满足深化医药卫生体制改革、推动慢性病防治工作的要求。2012年，卫生部等15个部门印发的《中国慢性病防治工作规划(2012—2015)年)》中提到：整合专业公共卫生机构、医院和基层医疗卫生机构功能，打造上下联动、优势互补的责任共同体，促进慢性病防治结合[175]。《中国慢性病防治中长期规划(2017—2025年)》中也再次明确提出：健全完善慢性病防治服务体系，积极打造上下联动，优势互补的公共卫生机构、医院和基层医疗卫生机构合作责任共同体。加强医防合作，推进慢性病防、治、管整体融合发展[176]。

紧密型医共体建设的核心是利益共同体，只有把利益共同体完善好，才能有可持续性。疾病管理工作是一项需要跨专业、跨机构团队合作的工作。跨专业、跨机构合作是不同专业医疗保健专业人员共同努力对卫生保健产生积极影响的过程。中国基层慢性病防控以跨机构、跨专业的整合，给予患者连续性的照护。协同是复杂性、高级别的协作，协同管理能提高个体效益和整体效益，达到提高资源利用效率、降低浪费的目的。而协同行为产生的内在驱动因素是协同机制，协同机制包括利益－风险机制和关系机制。关系机制可以弥补利益－风险机制的缺陷，是协同行为产生必不可少的决定性力量。

社会网络是由作为节点的社会行动者及其间的关系构成的集合，社会网络分析是通过研究网络关系，用定量分析的方法，对社会关系进行量化分析、评估价值的过程，将个体间关系的"微观"网络与大规模的社会系统的"宏观"结构结合起来[177]，从而了解各种关系结构对人的影响。社会网络的概念起源于社会学中的社会结构研究传统，英国人类学家Roger Brown于20世纪30年代最早提出"社会网络"的概念，为以后关于社会网络的深入研究打下坚实的基础。Michell对社会网络做了详细的阐述，提出了"整体网络"和"自我中心网络"两种概念。随着对社会网络研究的不断深入，越来越多的社会网络相关理论被提出来，主要有"弱关系"理论、"结构洞"理论、"强关系理论"等[178-179]。我国学者聂会平认为社会网络就是人与人相互交往互动而逐渐产生的一种比较牢固的社会体系，社会网络因人与人之间的交往和联系而产生，人与人之间的这种关系会对个体的行为模式产生影响[180]。将社会网络作为物质、信息等资源交流和正式、非正式交流的一个领域分析，可以指出医疗卫生领域存在的一些问题。

高血压是影响居民生命质量和健康的重点疾病，目前，基层高血压管理陷入患病率居高不下、知晓率和控制率难以提升的"瓶颈"期[181]。基层高血压防治工作面临着居民健康素养水平低、基层医疗卫生机构服务水平低、诊疗信息缺乏统筹、医联(共)体推进难度大等问题，急需提高基层医疗卫生机构的服务能力，注重基层人才队伍建设，全方位、多层次深入开展基层高血压防治健康教育和健康促进工作。高血压的防治特点使其需要多机构配合完成，加强机构间的协作，进而实现连续性服务的提供。以"医共体"为代表的分级诊疗模式在高血压防治及管理中发挥着越来越重要的作用。医共体模式对于高血压管理具有治疗延续性、管理动态化、双向转诊快等优势，可以形成县级医院与乡镇卫生院、村卫生室之间的资源、信息以及医学技术上的共享格局，实现上下级医疗卫生服务机构以及高血压患者就诊信息的无缝对接，为患者提供连续性服务的同时，也提升了乡村两级医生的诊断治疗水平，在高血压防治过程中取得了一定的成效[182]。但医共体尚存在服务能力不足、转诊标准不清、信息互通不足、协同水平低等问题。

为进一步提升医共体的协同能力，改进服务质量，提高运行效率，本课题针对协同产生另一驱动因素关系，采用社会网络分析法将医共体抽象为一般意义的服务型制造网络，分析机构部门之间、机构之间的合作网络、信息交换网络、资源共享网络以及社会扶持网络和由医共体服务链组成的医务人员之间的情感网络、咨询网络、情报网络与信任网络的网络密度、中心性、影响力等关系特征。

因此，本课题以高血压为例，研究医共体机构之间的合作以及医共体机构间医务人员跨机构的合作现状，发现存在的问题，提出针对性的改进措施，促进机构和人员发挥协同效应与整体优势，提高医共体的疾病管理效率，为人群提供更优质、更全面、更连续的健康管理服务。

二、国内外相关研究的述评

整理国内外文献发现社会网络分析法在医疗卫生服务领域已有应用。在以医疗卫生服务机构和组织为研究对象时，国外研究者侧重于探索社会网络分析在医疗卫生服务领域应用的意义，Merrill J等提出社会网络分析能够帮助公共卫生体系的构建，组织网络能够支持卫生管理[183]；Keeling J W等用实证研究证明社会网络分析能够帮助管理者提高当地卫生部门的运行效率[184]；Martin W. Schoen认为社会网络分析有助于加深对社区组织机构网络间的联系与合作关系的理解，可以识别沟通交流的缺口，进而增强彼此之间的合作[185]。国内学者则多应用社会网络进行现况分析。陈珉惺等采用整体社会网络问卷调查方式，对提供或参与孕产妇健康管理服务项目的所有机构进行调查，直观描绘出客观的网络现状[186]；陶生生则基于社会网络理论视角，对医共体各成员之间的关系进行分析，提出优化网络整体的政策措施[121]；潘曙雅发现那些掌握大量的信息、负责非政府组织间的协调工作、与政府和资金来源有着密切联系的非政府组织始终处于网络的中心并起核心作用，且地理位置对组织之间的协作沟通有着显著性的影响[187]。

在以慢性病管理人员为对象的社会网络研究中，国外学者多集中于医院环境下，以医院中的医务人员为研究对象。Carayon P等将医务人员的社交网络与患者的安全结果联系起来，发现医务人员的社会网络的工作系统结构影响工作和临床过程，进而影响患者的安全结果[188]。Creswick N和Mascia D的研究都表明没有医疗团队成员之间良好的沟通与合作，人们就无法分享对患者护理有用的信息。Sparrowe等的研究发现，信息网络的中心性越高，越有可能积累与工作问题相关的知识和解决方案[189]。因此，在医院环境中，多学科的团队合作、有效的沟通和有效的人际互动对患者的安全和护理质量至关重要[190-191]。此外，Barnett M L还提出医务人员的互动有助于卫生保健组织的文化传播和知识传递[192]。国内对于医务人员的社会网络研究较少，且为数不多的研究也多聚焦于医务人员间的知识流动。如刘薇群等根据建立的社会网络图的模型和特征，对社区卫生服务中心护士知识流动现状[193]进行了评价，王艳波等对社区护士知识流动网络及社区护士间知识转移特征进行探讨[194]，陈荣德通过实证研究发现咨询网络中心性和友谊网络中心性对知识分享和同侪公民行为有正向影响[195]。

三、研究方法

（一）研究设计

本研究对滙溪县县医院医共体、滙溪县中医院医共体、尤溪县总医院医共体高血压管理服务团队的社会网络进行定量分析，将滙溪县县医院医共体、滙溪县中医院医共体、尤溪县总医院医共体各组成单位和牵头县级心内科的医生、3个抽样乡镇卫生院和抽样乡所有的村卫生室高血压管理团队人员作为研究对象，从机构网络和人员网络出发，调查其社会网络情况。

本课题将机构网络分为合作网络、信息交换网络、资源共享网络、社会扶持网络；将人员网络分为咨询网络、情报网络、情感网络、信任网络4种类型。合作网络是指在医共体疾病管理协同服务过程中，疾病管理机构之间相互合作、共同开展项目所形成的关系网络；信息交换网络是指医共体疾病管理机构与网络中的其他成员之间进行患者就诊、医疗卫生服务等信息传递交换所形成的关系网络；资源共享网络是指医共体疾病管理机构之间共享人员、设备、资金、场所、材料等资源所形成的关系网络；社会扶持网络是指医共体疾病管理机构在遇到工作困难时寻求其他成员帮助或向网络内遇到困难的其他成员提供帮助而形成的关系网络。咨询网络是指在疾病相关管理中遇到困难时，咨询者与被咨询者之间形成的关系网络[196]；情报网络代表在疾病项目管理中，团队成员间正式、非正式情报的传递程度；情感网络代表团队成员情感交流、联谊的程度[197]；信任网络代表团队成员间信任、依赖的程度。

（二）数　据

本研究的研究对象为3个医共体高血压管理团队，社会网络问卷及编码按照团队分开进行。本研究使用UCINET社会网络分析软件，将网络信息汇聚成方形的社会网络矩阵，行列的编码信息代表高血压管理机构或服务人员，单元格的内容代表双方的联系情况，“1”表示两个机构或两位高血压管理服务人员之间存在联系，“0”表示其之间不存在联系。运用整体网络描述、中心性分析手段描述机构网络和人员网络的社会网络特征。

（三）测　量

合作网络的测量题目是“过去一年中，在开展对高血压患者的管理工作时，您的机构与哪些机构有过项目合作”；信息交换网络的测量题目是“过去一年中，在对高血压患者进行管理工作时，您的机构与哪些机构存在信息上的交流”；资源共享网络的测量题目是“过去一年中，您的机构在对高血压患者进行管理工作时，与哪些机构有过资源的共享”；社会扶持网络的测量题目是“过去一年在开展高血压患者管理工作过程中，当您的机构遇到困难时，愿意寻求哪些机构的帮助”。咨询网络的测量题目是“过去一年里，您在高血压疾病管理工作上遭遇困难时，会向附表中的哪些人请求帮助”；情报网络的测量题目是“过去一年里，您会向附表中的哪些人询问高血压管理相关的信息”；情感网络的测量题目是“过去一年里，除了正式的同事关系，您和团队中的哪些人在私底下也是好朋友”；信任网络的测量题目是“过去一年里，您在高血压管理工作过程中，最信任的人是团队中的哪些人”。本课题从个体网络和整体网络出发，探索医共体高血压管理团队的关系情况。

本研究通过密度、平均距离等评价整体的网络情况。

整体网络密度反映网络成员之间联系的紧密程度，密度越大，网络成员之间的联系越紧密，彼此互动的程度越高，信息、资源交换的频率也会增加，对其中行动者的态度、行为等产生的影响就越大[198]。在本研究中，整体网络密度高，代表医共体高血压管理服务机构和人员联系密切，网络可以为成员提供各种社会资源。

密度$=L/[N(N-1)]$，其中，L代表网络中包含的实际关系数目，$N(N-1)$代表网络理论上的最大关系数。

平均距离指的是两个点之间存在的一个最优途径的长度，用于衡量县、乡、村三级高血压管理网络的开展规模和凝聚程度，平均距离越小，建立在“距离”基础上的凝聚力指数则越大，则表明该网络的凝聚力越强。

中心性是社会网络中权力的量化表示，在社会网络分析领域，通过对社会网络的点度中心度、接近中心度以及中间中心度等量化指标进行分析，可以帮助我们寻找该网络处于中心地位的权威成员[199]。因此，个体网络角度的变量有点度中心度、接近中心度、中间中心度。

点度中心度衡量该节点的医务人员直接相邻的点数，点度中心度越高，则意味着该成员越处于网络的中心位置。

接近中心度是指某节点到其他节点的最短距离之和，被认为是网络内信息按顺序传播的时间度量。若某节点接近中心度越小，则表示该节点在网络中越接近核心位置，可能比其他节点更快地接收信息，不受其他节点控制的能力越强[200,201]。在有向网络中，一个点的入接近中心度越高，说明其他点到这个点越容易；出接近中心度越高，该点到其他点更容易。因此，入接近中心性反映的是成员在网络内的整合力，出接近中心性反映的是成员在网络内的辐射力[202,203]。

$$C^{-1}{}_{RPi}=\sum_{j=1}^{n}d_{ij}$$

式中，d_{ij}表示点i和点j之间的捷径距离（即捷径中包含的线数），n表示网络中节点的总数。

中间中心度量化了一个节点在两个其他节点之间的最短路径上充当桥梁的次数，代表着该节点的医务人员对网络中资源的控制程度，若某中间中心度越高，则说明该节点占据的资源越多和占据了信息流通的位置越重要。具有高度中介性的行为者在控制网络中的信息流方面具有巨大的潜力。因此，它可以影响网络的通信，并且作为桥梁角色，它有可能连接不同的群体，如果它具有高度的中介中心性，如果它被排除在网络之外，它可能会断开网络连接[204]。

$$C_{ABi}=\sum_{j}^{n}\sum_{k}^{n}b_{jk}(i)$$

式中，$b_{jk}(i)$表示点i能够控制j和k两点的交往能力，n表示网络中节点的总数。

（四）统计分析

本研究利用SPSS 23、UCINET 6.735对已整理的调查数据进行分析和假设检验，主要包括以下的统计方法。

（1）描述性分析：采用描述性统计方法对县、乡、村三级高血压管理团队成员的社会人口学特征进行描述，对分类变量采取频数和构成比描述。

（2）社会网络分析：本研究利用UCINET6.735软件录入社会网络数据，运用整体网络描述、中心性分析等手段，计算整体网指标（密度、平均距离、凝聚指数等）和个体网指标（点度中心度、接近中心度、中间中心度），描述医共体高血压管理机构和成员各类型的社会网络现况。

四、县域医共体高血压管理机构网络

（一）县域医共体高血压管理机构的基本情况

本课题以濉溪县县医院医共体、濉溪县中医院医共体、尤溪县总医院医共体高血压管理机构为样本。其中，濉溪县的县医院医共体包括1个县级医疗机构，3个社区卫生服务中心或乡镇卫生院及其分别下属的16、13、11个村卫生室；濉溪县中医院医共体包括1个县级医疗机构，6个社区卫生服务中心或乡镇卫生院及随机抽取的3个社区卫生服务中心或乡镇卫生院分别下属的17、20、15个村卫生室；尤溪县总医院医共体包括2个县级医疗机构，15个社区卫生服务中心或乡镇卫生院及随机抽取的3个社区卫生服务中心或乡镇卫生院分别下属的23、20、10个村卫生室。

（二）密度分析

借助UCINET计算医共体高血压管理机构社会网络整体特征值如表5.1。具体来说，在合作网络中，网络密度从高到低为濉溪县中医院医共体（0.083）、濉溪县县医院医共体（0.072）、尤溪县总医院医共体（0.030）；在信息交换网络中，网络密度从高到低为濉溪县中医院医共体（0.086）、濉溪县县医院医共体（0.081）、尤溪县总医院医共体（0.037）；在资源共享网络中，网络密度从高到低为濉溪县中医院医共体（0.084）、濉溪县县医院医共体

(0.075)、尤溪县总医院医共体(0.030);在社会扶持网络中,网络密度从高到低为濉溪县中医院医共体(0.068)、濉溪县县医院医共体(0.066)、尤溪县总医院医共体(0.029)。

总体来说,3个医共体的社会网络密度偏低,网络内成员联系不紧密。濉溪县中医院医共体高血压管理机构间的网络密度情况较好,濉溪县县医院医共体次之,尤溪县总医院医共体网络密度情况最差,4个维度网络的网络密度均最低。

对4个网络进行对比发现,3个医共体有一些共同点:在4个网络中,网络密度最大的为信息交换网络,最小的为社会扶持网络。这说明医共体高血压管理机构在工作中信息交换情况较好,能够及时传递信息,但遇到问题和困难时机构间相互扶持的行为较少。

表5.1 医共体高血压管理机构社会网络整体特征值

医共体	网络类型	网络密度	平均距离	凝聚指数	点度中心势		中间中心势
					入	出	
濉溪县县医院医共体	合作网络	0.072	2.561	0.437	37.84%	94.97%	85.31%
	信息交换网络	0.081	2.449	0.460	39.32%	94.05%	84.96%
	资源共享网络	0.075	2.355	0.354	30.39%	94.65%	58.76%
	社会扶持网络	0.066	2.472	0.448	40.89%	95.62%	93.51%
濉溪县中医院医共体	合作网络	0.083	2.995	0.269	38.91%	23.13%	44.50%
	信息交换网络	0.086	2.966	0.281	38.61%	22.83%	47.01%
	资源共享网络	0.084	1.652	0.128	47.62%	23.07%	5.93%
	社会扶持网络	0.068	1.256	0.079	45.66%	24.61%	0.44%
尤溪县总医院医共体	合作网络	0.030	2.764	0.129	17.54%	35.18%	15.06%
	信息交换网络	0.037	2.795	0.213	35.96%	34.49%	28.71%
	资源共享网络	0.030	2.836	0.164	27.81%	35.16%	23.09%
	社会扶持网络	0.029	2.918	0.115	29.38%	35.27%	20.68%

(三)平均距离和凝聚指数分析

从表5.1中的凝聚指数来看,在合作网络中,濉溪县县医院医共体的凝聚指数最高(0.437),濉溪县中医院医共体次之(0.269),尤溪县总医院医共体最低(0.129);在信息交换网络中,濉溪县县医院医共体的凝聚指数最高(0.460),濉溪县中医院医共体次之(0.281),尤溪县总医院医共体最低(0.213);在资源共享网络中,濉溪县县医院医共体的凝聚指数最高

(0.354),尤溪县总医院医共体次之(0.164),濉溪县中医院医共体最低(0.128);在社会扶持网络中,濉溪县县医院医共体的凝聚指数最高(0.448),尤溪县总医院医共体次之(0.115),濉溪县中医院医共体最低(0.079)。

总的来说,各个网络的凝聚力一般,说明慢性病管理机构社会网络的稳定性不高。其中,濉溪县县医院医共体各个网络的凝聚情况相对较好。

对比4个网络,信息交换网络的凝聚指数较高,说明医共体高血压管理机构间的信息交换行为普遍,信息交换网络的稳定性强。社会扶持网络的凝聚指数最低,网络稳定性较弱。

(四)中心性分析

1.濉溪县县医院医共体

(1)合作网络

使用UCINET计算得濉溪县县医院医共体高血压管理机构合作网络各项中心性指标汇总如表5.2。分析结果得,点度中心度、接近中心度与中间中心度都是编号01的最高,说明该机构在网络中的权力大,与网络中大部分机构均有合作关系,为其他机构的连接起到了重要的桥梁作用,沟通网络中的其他成员,是网络的核心。编号01是濉溪县县医院医共体的牵头单位濉溪县县医院,在高血压管理过程中与各成员单位间均具有项目合作。另外,可以看出编号04、21、26的点度中心度、接近中心度和中间中心度也处于较高的水平,其为社区卫生服务中心或乡镇卫生院。这说明以上机构位于濉溪县县医院医共体高血压管理机构网络中的核心层。在村卫生室中,存在着部分机构更靠近核心和更处于边缘位置的区别,点度中心度、接近中心度、中间中心度低的机构也有更接近或者更远离网络的中心位置的区别。

表5.2　濉溪县县医院医共体机构合作网络中心性分析

编号	点度中心度		接近中心度		中间中心度	编号	点度中心度		接近中心度		中间中心度
	点入度	点出度	入接近度	出接近度			点入度	点出度	入接近度	出接近度	
01	19	43	36.752	100.000	1571.274	25	5	2	29.252	51.190	83.071
04	15	1	31.618	50.588	270.500	26	5	2	29.655	51.190	101.405

续表

编号	点度中心度		接近中心度		中间中心度	编号	点度中心度		接近中心度		中间中心度
	点入度	点出度	入接近度	出接近度			点入度	点出度	入接近度	出接近度	
05	3	1	28.289	34.127	42.000	27	4	4	29.054	38.739	36.917
06	1	1	27.564	25.904	0.000	28	3	1	28.477	37.719	3.833
07	2	2	27.389	51.190	0.250	29	3	1	28.667	34.400	11.000
08	1	4	27.215	52.439	0.000	30	3	3	28.667	36.441	1.143
09	2	2	27.389	51.190	0.250	31	5	3	29.655	51.807	75.798
10	2	1	27.564	34.127	0.250	32	3	4	28.667	36.752	2.250
11	1	2	27.215	51.190	0.000	33	3	2	28.859	34.959	2.000
12	1	2	27.215	51.190	0.000	34	2	2	28.289	28.859	0.000
13	1	2	27.215	51.190	0.000	35	4	1	27.922	50.588	0.000
14	1	4	27.389	35.833	0.000	36	1	2	27.389	35.537	0.000
15	2	1	27.742	34.127	0.000	37	3	3	27.742	51.807	39.500
16	2	2	27.564	51.190	19.500	38	1	2	27.215	51.190	0.000
17	1	2	27.215	51.190	0.000	39	2	2	29.054	21.393	43.000
18	1	1	27.389	34.127	0.000	40	2	3	27.564	51.807	0.000
19	1	1	27.389	34.127	0.000	41	1	2	27.389	34.959	0.000
20	1	2	27.215	51.190	0.000	42	4	1	29.452	17.695	3.000
21	7	14	30.496	59.722	167.274	43	3	1	29.054	50.588	200.500
22	4	2	29.252	34.959	1.726	44	1	0	37.069	2.273	0.000
23	3	2	28.859	35.833	1.726	45	2	1	29.054	34.127	122.000
24	3	1	28.477	37.719	3.833	46	2	1	29.054	25.904	82.000

注:编号02为县疾病预防控制中心,编号03为县妇幼保健院。在网络设计阶段考虑此两单位参与高血压防控工作当中,但是实际调研工作中此两单位没有与基层医疗卫生机构有联系。因此,在数据分析中,未纳入县疾病预防控制中心、县妇幼保健院。(往后同类型表格均为此原因而未在表格中标注编号02、03)

(2)信息交换网络

使用UCINET计算得濉溪县县医院医共体高血压管理机构信息交换网络各项中心性指标汇总如表5.3。分析结果得,点度中心度、接近中心度与中间中心度都是编号01的最高,说明该机构在网络中的权力大,与网络中的大部分机构有信息交换关系，为其他机构的连接起到了重要的桥梁作用，沟通网络中的其他成员，是网络的核心。编号01是濉溪县县医院医共体的牵头单位濉溪县县医院，在高血压管理过程中与各成员单位间均具有信息交流。另外，可以看出编号04、21、35的点度中心度、接近中心度和中间中心度也处于较高的水平，其为社区卫生服务中心或乡镇卫生院。这说明以上机构位于濉溪县县医院医共体高血压管理机构网络中的核心层。在村卫生室中，存在部分机构更靠近核心和更处于边缘位置的区别，也有点度中心度、接近中心度、中间中心度低的机构更接近或者更远离网络的中心位置的区别。

表5.3　濉溪县县医院医共体机构信息交换网络中心性分析

编号	点度中心度		接近中心度		中间中心度	编号	点度中心度		接近中心度		中间中心度
	点入度	点出度	入接近度	出接近度			点入度	点出度	入接近度	出接近度	
01	20	43	60.563	100.000	1561.850	25	7	1	45.745	37.719	17.350
04	13	1	46.237	50.588	251.000	26	3	1	43.000	37.719	1.283
05	3	1	39.815	34.127	42.000	27	8	4	46.739	38.739	96.233
06	1	1	38.739	25.904	0.000	28	2	3	41.748	38.393	0.000
07	3	1	39.450	34.127	0.833	29	3	2	43.000	28.667	1.000
08	2	4	38.739	52.439	19.500	30	3	3	43.000	36.441	1.000
09	3	2	39.091	51.190	20.333	31	5	6	45.263	53.750	103.167
10	2	3	38.739	35.537	0.000	32	3	4	43.000	37.391	2.400
11	1	2	38.053	51.190	0.000	33	5	2	44.792	28.477	2.367
12	1	2	38.053	51.190	0.000	34	2	2	42.157	28.859	0.000
13	1	1	38.053	51.190	0.000	35	4	12	39.815	58.108	20.500
14	1	1	38.053	52.439	0.000	36	2	2	38.739	35.537	0.000
15	1	1	38.393	34.127	0.000	37	5	3	40.187	51.807	61.000
16	1	2	38.393	51.190	0.000	38	3	2	39.091	51.190	20.000
17	1	1	38.053	50.588	0.000	39	2	1	38.393	50.588	0.000
18	1	1	38.393	34.127	0.000	40	3	3	39.450	51.807	0.000
19	1	1	38.393	34.127	0.000	41	2	2	38.739	35.246	0.000
20	1	1	38.053	51.190	0.000	42	4	1	40.566	34.127	43.000
21	1	9	47.253	59.722	301.483	43	3	1	39.091	50.588	42.000
22	1	4	44.330	38.053	0.000	44	3	1	40.187	50.588	83.000
23	1	3	43.000	52.439	35.367	45	2	1	38.739	34.127	0.000
24	1	3	42.574	37.719	14.333	46	2	1	39.091	25.904	0.000

(3)资源共享网络

濉溪县县医院医共体高血压管理机构资源共享网络各项中心性指标汇总如表5.4。分析结果得,编号01的点度中心度、接近中心度与中间中心度都是最高的,说明该机构在工作中的资源共享的积极性高、权力大,为其他机构提供资源或者为机构间的资源共享起到桥梁作用,是网络的核心。编号01是濉溪县县医院医共体的牵头单位濉溪县县医院,在高血压管理过程中为各成员单位间提供物质、人力、资金等资源支持。另外,可以看出编号04、21、35的点度中心度、接近中心度和中间中心度也处于较高的水平,其为社区卫生服务中心或乡镇卫生院。其在实际高血压管理工作中为下级村卫生室提供资源帮助。

表5.4 濉溪县县医院医共体机构资源共享网络中心性分析

编号	点度中心度		接近中心度		中间中心度	编号	点度中心度		接近中心度		中间中心度
	点入度	点出度	入接近度	出接近度			点入度	点出度	入接近度	出接近度	
01	16	43	7.439	100.000	1079.833	25	6	1	7.264	37.719	7.533
04	14	0	14.333	2.273	0.000	26	3	2	7.203	51.190	16.933
05	2	1	8.222	2.326	1.000	27	5	4	7.251	38.739	39.233
06	1	1	7.597	2.380	0.000	28	2	1	7.155	37.719	0.000
07	3	1	7.638	2.326	0.667	29	3	2	7.203	28.105	3.333
08	1	4	7.072	52.439	0.000	30	4	3	7.239	36.441	41.333
09	2	2	7.084	51.190	0.333	31	5	5	7.251	53.086	88.333
10	2	3	7.096	35.537	1.000	32	3	4	7.215	37.391	4.567
11	1	2	7.072	51.190	0.000	33	4	2	7.215	35.537	1.167
12	1	2	7.072	51.190	0.000	34	2	2	7.167	29.054	0.000
13	1	2	7.072	51.190	0.000	35	3	12	7.143	58.108	123.000
14	2	2	7.096	51.190	19.833	36	2	1	7.651	2.380	0.000
15	1	1	7.597	2.326	0.000	37	4	1	9.053	2.326	1.000
16	2	2	7.096	51.190	19.833	38	3	1	7.143	37.069	40.000
17	1	2	7.072	51.190	0.000	39	3	1	8.285	2.326	0.000
18	1	1	7.597	2.326	0.000	40	4	1	9.053	2.326	1.000
19	1	1	7.597	2.326	0.000	41	2	2	7.131	27.922	0.000
20	1	2	7.072	51.190	0.000	42	3	1	8.285	2.326	0.000
21	8	14	7.301	59.722	236.867	43	3	1	7.143	50.588	42.000
22	5	1	7.264	37.719	43.000	44	2	1	7.119	50.588	0.000

续表

编号	点度中心度		接近中心度		中间中心度	编号	点度中心度		接近中心度		中间中心度
	点入度	点出度	入接近度	出接近度			点入度	点出度	入接近度	出接近度	
23	3	4	7.215	52.439	68.200	45	2	1	7.131	34.127	0.000
24	3	1	7.215	27.742	2.000	46	2	1	7.119	37.069	0.000

(4)社会扶持网络

濉溪县县医院医共体高血压管理机构社会扶持网络各项中心性指标汇总如表5.5。分析结果得,编号01的点度中心度、接近中心度与中间中心度都是最高的,说明该机构在社会扶持网络中的权力大,是网络的核心。编号01是濉溪县县医院医共体的牵头单位濉溪县县医院,在高血压管理过程中为各成员单位积极解决问题、提供帮助。另外,可以看出编号04、21、35的点度中心度、接近中心度和中间中心度也处于较高的水平,其为社区卫生服务中心或乡镇卫生院,其在实际高血压管理工作中为下级村卫生室提供支持。

表5.5　濉溪县县医院医共体机构社会扶持网络中心性分析

编号	点度中心度		接近中心度		中间中心度	编号	点度中心度		接近中心度		中间中心度
	点入度	点出度	入接近度	出接近度			点入度	点出度	入接近度	出接近度	
01	20	43	62.319	100.000	1713.750	25	5	2	41.346	51.190	77.333
04	15	1	48.315	50.588	270.000	26	3	1	42.157	34.127	13.500
05	2	1	40.187	34.127	42.000	27	6	4	44.330	36.134	48.250
06	1	1	39.450	25.904	0.000	28	1	1	39.091	34.127	0.000
07	4	1	40.952	34.127	0.250	29	2	1	40.187	27.044	0.000
08	1	4	38.739	52.439	0.000	30	2	3	39.815	36.441	1.000
09	2	2	39.091	51.190	0.250	31	4	5	43.434	53.086	91.000
10	2	3	39.450	35.246	0.750	32	2	4	39.815	37.391	2.500
11	1	2	38.739	51.190	0.000	33	3	2	42.574	27.044	3.500
12	1	2	38.739	51.190	0.000	34	1	3	39.091	36.134	0.000
13	1	2	38.739	51.190	0.000	35	6	1	42.574	50.588	126.000
14	1	2	39.091	34.677	0.000	36	1	1	39.091	34.127	0.000

续表

编号	点度中心度		接近中心度		中间中心度	编号	点度中心度		接近中心度		中间中心度
	点入度	点出度	入接近度	出接近度			点入度	点出度	入接近度	出接近度	
15	1	1	39.091	34.127	0.000	37	2	2	39.450	51.190	20.500
16	2	2	39.450	51.190	20.000	38	1	1	39.091	34.127	0.000
17	1	2	38.739	51.190	0.000	39	1	1	38.739	50.588	0.000
18	1	2	38.739	51.190	0.000	40	3	2	40.187	51.190	62.500
19	1	1	39.091	34.127	0.000	41	1	2	39.091	34.959	0.000
20	1	2	38.739	51.190	0.000	42	1	1	39.091	34.400	0.000
21	9	1	47.253	50.588	202.583	43	2	1	39.450	50.588	42.000
22	4	3	43.000	35.537	27.833	44	1	1	38.739	50.588	0.000
23	2	4	39.815	52.439	19.500	45	1	1	39.091	34.127	0.000
24	1	1	39.091	34.400	0.000	46	1	1	39.091	34.127	0.000

(5)濉溪县县医院医共体机构的网络图

图 5.1 呈现了濉溪县县医院医共体的机构网络图。从图中可以看出，各网络之间均没有孤立点的存在，说明各医疗卫生服务机构之间保持沟通交流，但是也可以看出村卫生室多与上级医疗卫生服务机构沟通，与同级单位间的沟通较少。同时，各医疗卫生服务机构联系密切的程度总体较低，在合作、信息交换、资源共享、社会扶持方面没有明显差异。这说明，各医疗卫生服务机构部门之间联系并未达到理想状态，仍有大幅度的提升空间，协同合作有待加强。

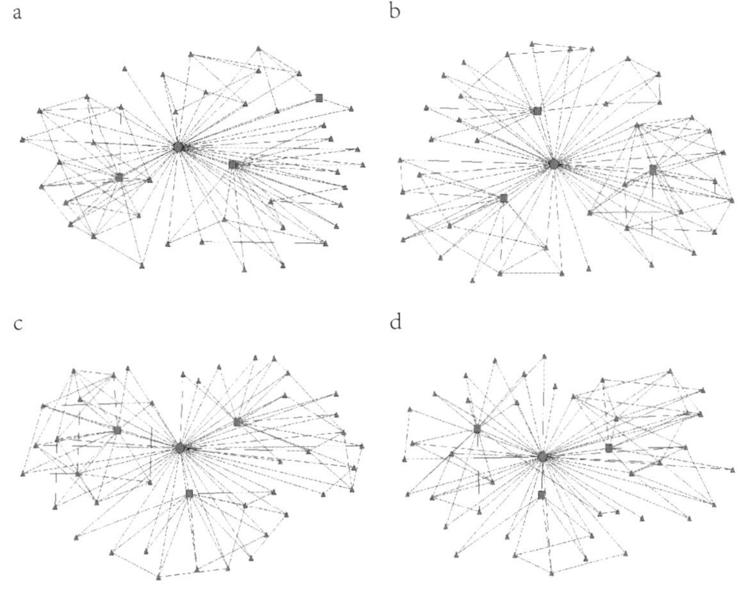

图5.1 濉溪县县医院医共体机构网络

注:a为濉溪县县医院医共体各疾病管理机构之间的合作网络,b为濉溪县县医院医共体各疾病管理机构之间的信息交换网络,c为濉溪县县医院医共体各疾病管理机构之间的资源共享网络,d为濉溪县县医院医共体各疾病管理机构之间的社会扶持网络。圆形代表牵头单位,方形代表成员单位中的社区卫生服务中心或乡镇卫生院,三角形代表成员单位中的村卫生室或村卫生所。

2.濉溪县中医院医共体

(1)合作网络

使用UCINET计算得濉溪县中医院医共体高血压管理机构合作网络各项中心性指标汇总如表5.6。分析结果得,点度中心度、接近中心度与中间中心度都是编号01的最高,说明该机构在网络中的权力大,与网络中大部分机构均有合作关系,为其他机构的连接起到了重要的桥梁作用,沟通网络中的其他成员,是网络的核心。编号01是濉溪县中医院医共体的牵头单位濉溪县中医院,在高血压管理过程中与各成员单位间均具有项目合作。另外,可以看出编号04、22、43的点度中心度、接近中心度和中间中心度也处于较高的水平,其为社区卫生服务中心或乡镇卫生院。这说明以上机构位于濉溪县中医院医共体高血压管理机构网络中的核心层。在村卫生室中，存在部分机构更靠近核心和更处于边缘位置的区别，点度中心度、接近中心度、中间中心度高的机构存在更接近或更远离网络的中心位置，如编号07、10、39、40相较于其他村卫生室处于更加核心的位置。

表5.6 濉溪县中医院医共体机构合作网络中心性分析

编号	点度中心度		接近中心度		中间中心度	编号	点度中心度		接近中心度		中间中心度
	点入度	点出度	入接近度	出接近度			点入度	点出度	入接近度	出接近度	
01	27	6	36.478	4.438	1520.000	33	0	1	1.695	4.387	0.000
04	16	17	30.366	4.364	820.000	34	0	2	1.695	4.514	0.000
05	10	18	24.576	4.431	6.667	35	0	2	1.695	4.514	0.000
06	12	1	24.786	4.249	0.500	36	0	2	1.695	4.514	0.000
07	11	18	24.681	4.431	41.167	37	0	1	1.695	4.387	0.000
08	11	2	24.681	4.315	0.000	38	0	1	1.695	4.387	0.000
09	10	18	24.576	4.431	6.667	39	1	2	1.815	4.514	93.500
10	11	18	24.681	4.431	42.667	40	3	2	1.786	4.886	83.000
11	10	18	24.576	4.431	6.667	41	0	2	1.695	4.514	0.000
12	10	18	24.576	4.431	6.667	42	1	2	1.785	5.043	58.500
13	11	1	24.681	4.249	0.000	43	13	15	31.016	4.411	1075.000
14	10	18	24.576	4.431	6.667	44	2	1	24.268	4.185	17.500
15	11	1	24.681	4.249	0.000	45	1	2	23.868	4.367	0.000
16	11	2	24.681	4.377	6.667	46	2	1	23.967	4.293	0.000
17	11	2	24.681	4.377	6.667	47	1	1	23.868	4.293	0.000
18	11	1	24.681	4.312	0.000	48	3	1	24.370	4.293	52.500
19	10	18	24.576	4.431	6.667	49	2	1	24.268	4.185	17.500
20	10	18	24.576	4.431	6.667	50	1	3	23.868	4.299	0.000
21	10	18	24.576	4.431	6.667	51	1	2	23.868	4.296	0.000
22	16	1	31.351	4.319	314.500	52	1	0	31.183	1.695	0.000
23	0	2	1.695	4.514	0.000	53	2	1	23.967	4.293	0.000
24	0	1	1.695	4.387	0.000	54	1	1	23.868	4.293	0.000
25	0	1	1.695	4.957	0.000	55	1	1	23.868	4.293	0.000
26	0	1	1.695	4.455	0.000	56	1	2	24.066	4.099	0.000
27	1	1	1.724	4.387	38.000	57	2	1	24.268	4.293	52.500
28	0	1	1.695	4.957	0.000	58	0	1	1.695	4.482	0.000
29	0	2	1.695	4.514	0.000	59	1	2	26.977	4.322	0.000
30	0	2	1.695	4.514	0.000	60	2	1	27.103	4.319	0.000

续表

编号	点度中心度		接近中心度		中间中心度	编号	点度中心度		接近中心度		中间中心度
	点入度	点出度	入接近度	出接近度			点入度	点出度	入接近度	出接近度	
31	1	1	1.816	4.387	58.500	61	1	2	26.977	4.367	0.000
32	0	2	1.695	4.514	0.000						

(2)信息交换网络

濉溪县中医院医共体高血压管理机构信息交换网络各项中心性指标汇总如表5.7。分析结果得,点度中心度、接近中心度与中间中心度都是编号01的最高,说明该机构在网络中的权力大,与网络中的大部分机构均有沟通,为其他机构的连接起到了重要的桥梁作用,沟通网络中的其他成员,是网络的核心。编号01是濉溪县中医院医共体的牵头单位濉溪县中医院,在高血压管理过程中与各成员单位间均具有信息交换。另外,可以看出编号04、22、43的点度中心度、接近中心度和中间中心度也处于较高的水平,其为社区卫生服务中心或乡镇卫生院。这说明以上机构位于濉溪县中医院医共体高血压管理机构网络中的核心层,为县级医疗机构和村卫生室的沟通起到衔接作用。在村卫生室中,也存在部分机构更靠近核心和更处于边缘位置的区别,如编号07、32、39等相较于其他村卫生室处于更加核心的位置,点度中心度、接近中心度、中间中心度高的机构更接近网络的中心位置。

表5.7　濉溪县中医院医共体机构信息交换网络中心性分析

编号	点度中心度		接近中心度		中间中心度	编号	点度中心度		接近中心度		中间中心度
	点入度	点出度	入接近度	出接近度			点入度	点出度	入接近度	出接近度	
01	27	6	38.158	4.854	1604.000	33	0	1	1.695	4.778	0.000
04	15	18	31.016	4.837	833.950	34	0	2	1.695	4.936	0.000
05	11	18	25.108	4.837	17.833	35	0	2	1.695	4.936	0.000
06	14	1	25.551	4.689	38.833	36	0	2	1.695	4.936	0.000
07	11	18	25.108	4.837	36.500	37	0	1	1.695	4.778	0.000
08	11	2	25.108	4.693	0.000	38	0	1	1.695	4.778	0.000

续表

编号	点度中心度		接近中心度		中间中心度	编号	点度中心度		接近中心度		中间中心度
	点入度	点出度	入接近度	出接近度			点入度	点出度	入接近度	出接近度	
09	10	18	25.000	4.837	0.000	39	2	2	1.785	4.936	59.500
10	11	18	25.108	4.837	17.833	40	0	2	1.695	5.278	0.000
11	11	18	25.108	4.837	2.950	41	1	2	20.000	4.715	27.000
12	11	18	25.108	4.837	2.950	42	1	2	1.724	5.017	1.000
13	12	1	25.328	4.553	0.200	43	13	15	31.868	4.829	1132.000
14	11	18	25.108	4.837	2.950	44	2	1	24.786	4.681	22.500
15	11	1	25.108	4.689	0.000	45	2	2	24.786	4.553	10.000
16	11	1	25.108	4.689	0.000	46	2	1	24.473	4.681	0.000
17	11	6	25.108	4.789	0.000	47	1	1	24.370	4.681	0.000
18	11	3	25.108	4.696	0.000	48	2	1	24.786	4.681	22.500
19	10	18	25.000	4.837	0.000	49	1	1	24.473	4.556	27.000
20	10	18	25.000	4.837	0.000	50	2	3	24.473	4.693	0.500
21	10	18	25.000	4.837	0.000	51	2	2	24.576	4.770	23.000
22	18	1	32.768	4.704	370.500	52	1	0	32.044	1.695	0.000
23	0	2	1.695	4.936	0.000	53	3	3	24.681	4.693	29.000
24	0	1	1.695	4.778	0.000	54	1	1	24.370	4.681	0.000
25	0	1	1.695	4.919	0.000	55	1	1	24.370	4.681	0.000
26	1	1	1.724	4.849	41.000	56	1	2	24.576	4.607	56.000
27	1	1	1.754	4.778	80.000	57	1	1	24.370	4.681	0.000
28	0	1	1.695	5.013	0.000	58	2	3	20.069	4.693	38.500
29	0	2	1.695	4.936	0.000	59	1	2	27.885	4.708	0.000
30	0	2	1.695	4.936	0.000	60	2	1	28.019	4.704	0.000
31	0	1	1.695	4.778	0.000	61	1	2	27.885	4.770	0.000
32	0	2	1.695	4.936	1604.000						

(3)资源共享网络

濉溪县中医院医共体高血压管理机构资源共享网络各项中心性指标汇总如表5.8。分析结果得,编号01的点入度和接近中心度最高,其是网络的核心。编号01是濉溪县中医院医共体的牵头单位濉溪县中医院,在高血压管理过程中与各成员单位间保持资源共享。另外,可以看出编号04、43的点度中心度、接近中心度和中间中心度也处于较高的水平,其为社区卫生服务中心或乡镇卫生院。这说明其位于濉溪县中医院医共体高血压管理机构网络中的核心层,在实际高血压管理工作中为下级村卫生室提供资源帮助。

表5.8　濉溪县中医院医共体机构资源共享网络中心性分析

编号	点度中心度		接近中心度		中间中心度	编号	点度中心度		接近中心度		中间中心度
	点入度	点出度	入接近度	出接近度			点入度	点出度	入接近度	出接近度	
01	32	0	28.019	1.695	0.000	33	0	1	1.695	1.754	0.000
04	13	18	2.323	2.439	51.000	34	0	22	1.695	1.754	0.000
05	10	18	2.320	2.439	0.000	35	0	2	1.695	1.754	0.000
06	13	1	2.323	2.422	1.000	36	0	2	1.695	1.754	0.000
07	11	18	2.321	2.439	15.500	37	0	1	1.695	1.754	0.000
08	11	2	2.321	2.423	0.000	38	1	2	1.724	1.754	2.000
09	10	18	2.320	2.439	0.000	39	0	2	1.695	1.754	0.000
10	11	18	2.321	2.439	15.500	40	0	2	1.695	1.754	0.000
11	11	18	2.321	2.439	4.200	41	0	2	1.695	1.754	0.000
12	11	18	2.321	2.439	4.200	42	0	2	1.695	1.754	0.000
13	12	1	2.322	2.422	0.200	43	11	15	2.268	2.325	199.500
14	11	18	2.321	2.439	4.200	44	2	1	2.260	2.298	2.000
15	12	1	2.322	2.422	0.200	45	1	2	2.256	2.312	0.000
16	11	0	2.375	1.695	0.000	46	1	1	2.256	2.311	0.000
17	11	5	2.321	2.426	0.000	47	1	1	2.256	2.312	0.000
18	11	2	2.321	2.423	0.000	48	2	3	2.259	2.311	13.000
19	10	18	2.320	2.439	0.000	49	2	2	2.259	2.292	6.500
20	10	18	2.320	2.439	0.000	50	2	0	2.259	2.314	1.000
21	10	18	2.320	2.439	0.000	51	2	3	2.260	2.301	5.000
22	17	1	2.560	1.724	7.000	52	1	0	2.307	1.695	0.000
23	0	2	1.695	1.754	0.000	53	3	3	2.260	2.314	28.500
24	0	2	1.695	1.754	0.000	54	1	1	2.256	2.311	0.000
25	0	1	1.695	1.815	0.000	55	1	1	2.256	2.311	0.000
26	1	1	1.724	1.784	3.000	56	1	2	2.256	2.312	0.000
27	1	1	1.754	1.754	4.000	57	2	1	2.259	2.311	15.000
28	0	1	1.695	1.784	0.000	58	2	2	2.250	2.303	15.500
29	0	2	1.695	1.754	0.000	59	0	1	1.695	1.724	0.000
30	0	2	1.695	1.754	0.000	60	0	1	1.695	1.724	0.000

续表

编号	点度中心度		接近中心度		中间中心度	编号	点度中心度		接近中心度		中间中心度
	点入度	点出度	入接近度	出接近度			点入度	点出度	入接近度	出接近度	
31	0	1	1.695	1.754	0.000	61	0	1	1.695	2.365	0.000
32	0	2	1.695	1.754	0.000						

(4)社会扶持网络

濉溪县中医院医共体高血压管理机构社会扶持网络各项中心性指标汇总如表5.9。分析结果得,编号01的点入度和接近中心度最高,说明该机构在社会扶持网络中接近网络中心位置。编号01是濉溪县中医院医共体的牵头单位濉溪县中医院,在高血压管理过程中为各成员单位积极解决问题、提供帮助。另外,可以看出编号07、10、22的点度中心度、接近中心度和中间中心度也处于较高的水平,其为社区卫生服务中心或乡镇卫生院,其在实际高血压管理工作中为下级村卫生室提供支持。

表5.9 濉溪县中医院医共体机构社会扶持网络中心性分析

编号	点度中心度		接近中心度		中间中心度	编号	点度中心度		接近中心度		中间中心度
	点入度	点出度	入接近度	出接近度			点入度	点出度	入接近度	出接近度	
01	30	0	39.456	1.695	0.000	33	1	1	1.724	1.754	2.000
04	14	1	2.378	1.724	3.500	34	0	2	1.695	1.754	0.000
05	8	18	2.081	2.439	0.000	35	0	2	1.695	1.754	0.000
06	13	1	2.221	1.754	2.500	36	0	2	1.695	1.754	0.000
07	9	18	2.082	2.439	15.500	37	1	1	1.724	1.754	2.000
08	9	2	2.082	2.423	0.000	38	0	1	1.695	1.754	0.000
09	8	18	2.081	2.439	0.000	39	0	2	1.695	1.754	0.000
10	9	18	2.082	2.439	14.500	40	1	1	1.724	1.754	2.000
11	9	18	2.082	2.439	7.333	41	0	2	1.695	1.754	0.000
12	9	18	2.082	2.439	7.333	42	0	1	1.695	1.754	0.000
13	10	1	2.126	1.784	0.333	43	14	1	2.272	1.724	11.000
14	8	18	2.081	2.439	0.000	44	0	1	1.695	1.754	0.000
15	9	1	2.125	1.754	0.000	45	0	2	1.695	1.754	0.000

续表

编号	点度中心度		接近中心度		中间中心度	编号	点度中心度		接近中心度		中间中心度
	点入度	点出度	入接近度	出接近度			点入度	点出度	入接近度	出接近度	
16	9	2	2.125	1.754	0.000	46	1	1	1.724	1.754	0.000
17	9	3	2.082	2.424	0.000	47	0	1	1.695	1.754	0.000
18	9	3	2.082	2.424	0.000	48	1	1	1.724	1.754	1.000
19	8	18	2.081	2.439	0.000	49	0	2	1.695	1.785	0.000
20	8	18	2.081	2.439	0.000	50	0	3	1.695	1.818	0.000
21	9	3	2.125	1.786	0.000	51	0	2	1.695	1.754	0.000
22	17	1	2.561	1.724	10.000	52	0	0	1.695	1.695	0.000
23	0	2	1.695	1.754	0.000	53	0	1	1.695	1.754	0.000
24	0	2	1.695	1.754	0.000	54	0	1	1.695	1.754	0.000
25	0	1	1.695	1.784	0.000	55	0	1	1.695	1.754	0.000
26	0	1	1.695	1.784	0.000	56	0	1	1.695	1.754	0.000
27	0	1	1.695	1.754	0.000	57	0	1	1.695	1.754	0.000
28	0	1	1.695	1.784	0.000	58	1	1	1.724	1.754	0.000
29	0	2	1.695	1.754	0.000	59	0	1	1.695	1.724	0.000
30	0	2	1.695	1.754	0.000	60	0	1	1.695	1.724	0.000
31	0	1	1.695	1.754	0.000	61	0	2	1.695	1.754	0.000
32	0	2	1.695	1.754	0.000						

(5)濉溪县中医院医共体机构网络图

图 5.2 呈现了濉溪县中医院医共体的机构网络图，从图中可以看出，其中一个乡镇卫生院的高血压管理机构及其下属村卫生室的联系较为密切，且体现在各个关系网络中；而另外的村卫生室仅与上级机构联系，缺乏同级之间的联系。这说明，濉溪县中医院医共体的部分机构注重机构间的协同合作，沟通交流更为密切。

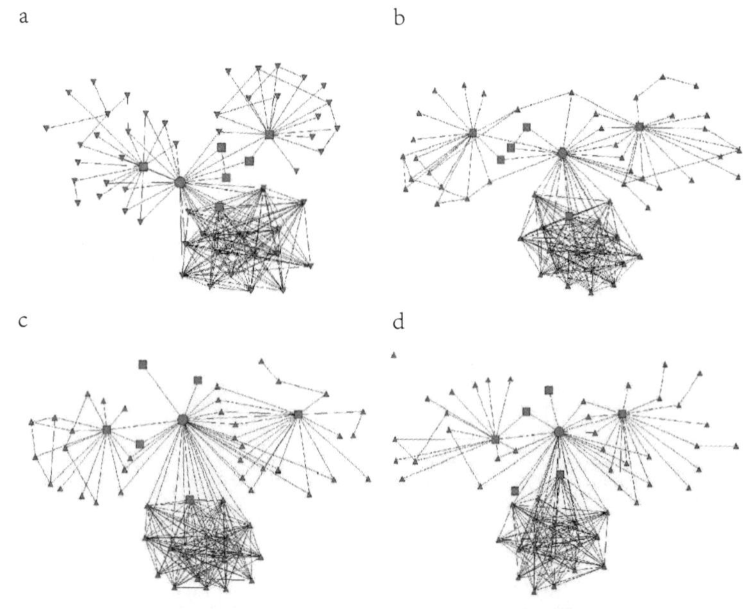

图5.2 濉溪县中医院医共体机构网络

注:a为濉溪县中医院医共体各疾病管理机构之间的合作网络,b为濉溪县中医院医共体各疾病管理机构之间的信息交换网络,c为濉溪县中医院医共体各疾病管理机构之间的资源共享网络,d为濉溪县中医院医共体各疾病管理机构之间的社会扶持网络。圆形代表牵头单位,方形代表成员单位中的社区卫生服务中心或乡镇卫生院,三角形代表成员单位中的村卫生室或村卫生所。

3.尤溪县总医院医共体

(1)合作网络

使用UCINET计算得尤溪县总医院医共体高血压管理机构合作网络各项中心性指标汇总如表5.10。分析结果得,点度中心度、接近中心度与中间中心度都是编号01的最高,说明该机构在网络中的权力大,与网络中的大部分机构均有合作关系,为其他机构的连接起到了重要的桥梁作用,沟通网络中的其他成员,是网络的核心。编号01是尤溪县总医院医共体的牵头单位尤溪县总医院,在高血压管理过程中与各成员单位间均有合作。另外,可以看出编号05、29、50的点度中心度、接近中心度和中间中心度也处于较高的水平,其为社区卫生服务中心或乡镇卫生院。这说明以上机构位于尤溪县总医院医共体高血压管理机构网络中的核心层。

表 5.10　尤溪县总医院医共体机构合作网络中心性分析

编号	点度中心度		接近中心度		中间中心度	编号	点度中心度		接近中心度		中间中心度
	点入度	点出度	入接近度	出接近度			点入度	点出度	入接近度	出接近度	
01	14	5	1.997	45.098	733.000	38	1	0	2.012	1.428	0.000
04	10	0	2.032	1.429	0.000	39	1	0	2.012	1.428	0.000
05	8	24	1.992	39.429	594.000	40	1	0	2.012	1.428	0.000
06	1	0	2.020	1.429	0.000	41	1	0	1.973	30.396	0.000
07	1	0	2.020	1.429	0.000	42	1	0	2.012	1.428	0.000
08	1	1	1.981	28.395	0.000	43	1	0	2.012	1.428	0.000
09	1	0	2.020	1.429	0.000	44	1	0	2.012	1.428	0.000
10	1	0	2.020	1.429	0.000	45	1	0	2.012	1.428	0.000
11	1	0	2.020	1.429	0.000	46	1	0	2.012	1.428	0.000
12	1	0	2.020	1.429	0.000	47	1	0	2.012	1.428	0.000
13	1	0	2.020	1.429	0.000	48	1	0	2.012	1.428	0.000
14	1	0	2.020	1.429	0.000	49	1	0	2.012	1.428	0.000
15	1	1	1.981	28.395	0.000	50	7	26	1.989	61.607	719.000
16	1	0	2.020	1.429	0.000	51	1	0	2.018	1.428	0.000
17	1	0	2.020	1.429	0.000	52	1	0	2.018	1.428	0.000
18	1	0	2.020	1.429	0.000	53	1	0	2.018	1.428	0.000
19	1	0	2.020	1.429	0.000	54	1	0	2.018	1.428	0.000
20	1	0	2.020	1.429	0.000	55	1	0	2.018	1.428	0.000
21	1	1	1.981	28.395	0.000	56	1	2	1.978	38.547	0.000
22	1	0	2.020	1.429	0.000	57	1	0	2.018	1.428	0.000
23	1	0	2.020	1.429	0.000	58	1	1	1.978	38.333	0.000
24	1	3	1.981	35.204	2.000	59	1	0	2.018	1.428	0.000
25	1	0	2.020	1.429	0.000	60	1	2	1.978	38.547	0.000
26	1	0	2.020	1.429	0.000	61	5	2	1.988	31.363	0.000
27	1	0	2.020	1.429	0.000	62	5	2	1.988	31.363	0.000
28	1	0	2.020	1.429	0.000	63	4	0	2.019	1.428	0.000
29	6	22	1.984	43.396	496.000	64	4	2	1.981	31.506	0.000
30	1	1	1.974	30.396	0.000	65	3	16	1.979	56.557	6.000
31	1	0	2.013	1.429	0.000	66	3	16	1.979	56.557	6.000
32	1	0	2.013	1.429	0.000	67	4	0	2.019	1.428	0.000

续表

编号	点度中心度		接近中心度		中间中心度	编号	点度中心度		接近中心度		中间中心度
	点入度	点出度	入接近度	出接近度			点入度	点出度	入接近度	出接近度	
33	1	0	2.013	1.429	0.000	68	4	0	2.019	1.428	0.000
34	1	0	2.013	1.429	0.000	69	4	0	2.019	1.428	0.000
35	1	0	2.013	1.429	0.000	70	4	1	1.981	31.363	0.000
36	1	0	2.013	1.429	0.000	71	3	15	1.979	47.260	0.000
37	1	0	2.013	1.429	0.000	72	4	1	1.981	31.363	0.000

(2)信息交换网络

使用UCINET计算得尤溪县总医院医共体高血压管理机构信息交换网络各项中心性指标汇总如表5.11。分析结果得,编号01的点度中心度、接近中心度与中间中心度最高,说明该机构在网络中的权力大,与网络中的大部分机构有信息交换关系,为其他机构的连接起到了重要的桥梁作用,沟通网络中的其他成员是网络的核心。编号01是尤溪县总医院医共体的牵头单位尤溪县总医院,在高血压管理过程中与各成员单位间均具有信息交换。另外,可以看出编号05、29、50的点度中心度、接近中心度和中间中心度也处于较高的水平,其为社区卫生服务中心或乡镇卫生院。这说明以上机构位于尤溪县总医院高血压管理机构网络中的核心层。

表5.11　尤溪县总医院医共体机构信息交换网络中心性分析

编号	点度中心度		接近中心度		中间中心度	编号	点度中心度		接近中心度		中间中心度
	点入度	点出度	入接近度	出接近度			点入度	点出度	入接近度	出接近度	
01	27	5	2.848	45.098	1339.000	38	1	0	2.833	1.428	0.000
04	17	0	2.918	1.429	0.000	39	1	0	2.833	1.428	0.000
05	18	25	2.835	39.655	932.500	40	1	0	2.833	1.428	0.000
06	1	0	2.875	1.429	0.000	41	1	1	2.756	30.396	0.000
07	1	0	2.875	1.429	0.000	42	1	0	2.833	1.428	0.000
08	1	1	2.796	28.512	0.000	43	1	0	2.833	1.428	0.000
09	1	0	2.875	1.429	0.000	44	1	0	2.833	1.428	0.000
10	1	2	2.796	35.025	0.000	45	1	0	2.833	1.428	0.000

续表

编号	点度中心度		接近中心度		中间中心度	编号	点度中心度		接近中心度		中间中心度
	点入度	点出度	入接近度	出接近度			点入度	点出度	入接近度	出接近度	
11	1	1	2.796	28.512	0.000	46	1	0	2.833	1.428	0.000
12	1	2	2.796	35.025	0.000	47	1	0	2.833	1.428	0.000
13	1	0	2.875	1.429	0.000	48	1	0	2.833	1.428	0.000
14	1	2	2.796	35.025	0.000	49	1	0	2.833	1.428	0.000
15	1	3	2.796	35.204	0.000	50	10	26	2.822	61.607	1391.500
16	1	0	2.875	1.429	0.000	51	1	0	2.861	1.428	0.000
17	1	0	2.875	1.429	0.000	52	1	2	2.783	38.547	0.000
18	1	2	2.796	35.025	0.000	53	1	0	2.861	1.428	0.000
19	1	0	2.875	1.429	0.000	54	1	0	2.861	1.428	0.000
20	1	3	2.796	35.204	0.000	55	1	0	2.861	1.428	0.000
21	1	1	2.796	28.512	0.000	56	1	2	2.783	38.547	0.000
22	1	3	2.796	35.204	0.000	57	1	1	2.783	38.333	0.000
23	1	3	2.796	35.204	0.000	58	1	1	2.783	38.333	0.000
24	1	3	2.796	35.204	0.000	59	1	1	2.783	38.333	0.000
25	1	2	2.796	35.025	0.000	60	1	2	2.783	38.547	0.000
26	1	0	2.875	1.429	0.000	61	5	2	2.816	31.363	0.000
27	1	0	2.875	1.429	0.000	62	5	2	2.816	31.363	0.000
28	1	0	2.875	1.429	0.000	63	4	1	2.787	31.363	0.000
29	6	22	2.795	43.396	796.000	64	4	2	2.787	31.506	0.000
30	1	1	2.757	30.396	0.000	65	3	16	2.785	56.557	0.000
31	1	0	2.834	1.429	0.000	66	3	16	2.785	56.557	0.000
32	1	0	2.834	1.429	0.000	67	4	0	2.865	1.428	0.000
33	1	0	2.834	1.429	0.000	68	4	2	2.787	31.506	0.000
34	1	0	2.834	1.429	0.000	69	4	2	2.787	31.506	0.000
35	1	0	2.834	1.429	0.000	70	4	1	2.787	31.363	0.000
36	1	0	2.834	1.429	0.000	71	3	16	2.785	56.557	0.000
37	1	0	2.834	1.429	0.000	72	4	1	2.787	31.363	0.000

(3)资源共享网络

尤溪县总医院医共体高血压管理机构资源共享网络各项中心性指标汇总如表 5.12。分析结果得，编号 01 的点度中心度、接近中心度与中间中心度都是最高的，说明该机构在工作中的资源共享的积极性高、权力大，为其他机构提供资源或者为机构间的资源共享起到桥梁作用，是网络的核心。编号01是尤溪县总医院医共体的牵头单位尤溪县总医院，在高血压管理过程中为各成员单位间提供物质、人力、资金等资源支持。另外，可以看出编号05、29、50的点度中心度、接近中心度和中间中心度也处于较高的水平，其为社区卫生服务中心或乡镇卫生院。其在实际高血压管理工作中为下级村卫生室提供资源帮助。

表5.12 尤溪县总医院医共体机构资源共享网络中心性分析

编号	点度中心度		接近中心度		中间中心度	编号	点度中心度		接近中心度		中间中心度
	点入度	点出度	入接近度	出接近度			点入度	点出度	入接近度	出接近度	
01	21	5	2.321	45.098	1118.500	38	1	0	2.325	1.428	0.000
04	12	0	2.368	1.429	0.000	39	1	0	2.325	1.428	0.000
05	12	25	2.312	39.655	753.000	40	1	0	2.325	1.428	0.000
06	1	0	2.345	1.429	0.000	41	1	1	2.273	30.396	0.000
07	1	0	2.345	1.429	0.000	42	1	0	2.325	1.428	0.000
08	1	1	2.292	28.512	0.000	43	1	0	2.325	1.428	0.000
09	1	0	2.345	1.429	0.000	44	1	0	2.325	1.428	0.000
10	1	2	2.292	35.025	0.000	45	1	0	2.325	1.428	0.000
11	1	1	2.292	28.512	0.000	46	1	0	2.325	1.428	0.000
12	1	0	2.345	1.429	0.000	47	1	0	2.325	1.428	0.000
13	1	0	2.345	1.429	0.000	48	1	0	2.325	1.428	0.000
14	1	2	2.292	35.025	0.000	49	1	0	2.325	1.428	0.000
15	1	2	2.292	35.025	0.000	50	7	26	2.306	61.607	1040.500
16	1	0	2.345	1.429	0.000	51	1	0	2.339	1.428	0.000
17	1	0	2.345	1.429	0.000	52	1	2	2.286	38.547	0.000
18	1	2	2.292	35.025	0.000	53	1	0	2.339	1.428	0.000
19	1	0	2.345	1.429	0.000	54	1	0	2.339	1.428	0.000
20	1	0	2.345	1.429	0.000	55	1	0	2.339	1.428	0.000
21	1	1	2.292	28.512	0.000	56	1	2	2.286	38.547	0.000
22	1	0	2.345	1.429	0.000	57	1	0	2.339	1.428	0.000
23	1	0	2.345	1.429	0.000	58	1	1	2.286	38.333	0.000
24	1	3	2.292	35.204	0.000	59	1	0	2.339	1.428	0.000
25	1	0	2.345	1.429	0.000	60	1	2	2.286	38.547	0.000

续表

编号	点度中心度		接近中心度		中间中心度	编号	点度中心度		接近中心度		中间中心度
	点入度	点出度	入接近度	出接近度			点入度	点出度	入接近度	出接近度	
26	1	0	2.345	1.429	0.000	61	4	2	2.303	31.363	0.000
27	1	0	2.345	1.429	0.000	62	4	2	2.303	31.363	0.000
28	1	0	2.345	1.429	0.000	63	3	1	2.288	31.363	0.000
29	5	22	2.293	43.396	636.000	64	3	2	2.288	31.506	0.000
30	1	1	2.273	30.396	0.000	65	2	16	2.287	56.557	0.000
31	1	0	2.326	1.429	0.000	66	3	2	2.288	31.506	0.000
32	1	0	2.326	1.429	0.000	67	3	0	2.340	1.428	0.000
33	1	0	2.326	1.429	0.000	68	3	2	2.288	31.506	0.000
34	1	0	2.326	1.429	0.000	69	3	0	2.340	1.428	0.000
35	1	0	2.326	1.429	0.000	70	3	1	2.288	31.363	0.000
36	1	0	2.326	1.429	0.000	71	2	16	2.287	56.557	0.000
37	1	0	2.326	1.429	0.000	72	3	1	2.288	31.363	0.000

(4)社会扶持网络

尤溪县总医院医共体高血压管理机构社会扶持网络各项中心性指标汇总如表5.13。分析结果得，编号01的点度中心度、接近中心度与中间中心度都是最高的，说明该机构在社会扶持网络中的权力大，是网络的核心。编号01是尤溪县总医院医共体的牵头单位尤溪县总医院，在高血压管理过程中为各成员单位积极解决问题、提供帮助。另外，可以看出编号05、29、50的点度中心度、接近中心度和中间中心度也处于较高的水平，其为社区卫生服务中心或乡镇卫生院，其在实际高血压管理工作中为下级村卫生室提供支持。

表5.13 尤溪县总医院医共体机构社会扶持网络中心性分析

编号	点度中心度		接近中心度		中间中心度	编号	点度中心度		接近中心度		中间中心度
	点入度	点出度	入接近度	出接近度			点入度	点出度	入接近度	出接近度	
01	14	5	1.997	45.098	733.000	38	1	0	2.012	1.428	0.000
04	10	0	2.032	1.429	0.000	39	1	0	2.012	1.428	0.000
05	8	24	1.992	39.429	594.000	40	1	0	2.012	1.428	0.000
06	1	0	2.020	1.429	0.000	41	1	0	1.973	30.396	0.000
07	1	0	2.020	1.429	0.000	42	1	0	2.012	1.428	0.000
08	1	1	1.981	28.395	0.000	43	1	0	2.012	1.428	0.000
09	1	0	2.020	1.429	0.000	44	1	0	2.012	1.428	0.000
10	1	0	2.020	1.429	0.000	45	1	0	2.012	1.428	0.000
11	1	0	2.020	1.429	0.000	46	1	0	2.012	1.428	0.000
12	1	0	2.020	1.429	0.000	47	1	0	2.012	1.428	0.000
13	1	0	2.020	1.429	0.000	48	1	0	2.012	1.428	0.000
14	1	0	2.020	1.429	0.000	49	1	0	2.012	1.428	0.000
15	1	1	1.981	28.395	0.000	50	7	26	1.989	61.607	719.000
16	1	0	2.020	1.429	0.000	51	1	0	2.018	1.428	0.000
17	1	0	2.020	1.429	0.000	52	1	0	2.018	1.428	0.000
18	1	0	2.020	1.429	0.000	53	1	0	2.018	1.428	0.000
19	1	0	2.020	1.429	0.000	54	1	0	2.018	1.428	0.000
20	1	0	2.020	1.429	0.000	55	1	0	2.018	1.428	0.000
21	1	1	1.981	28.395	0.000	56	1	2	1.978	38.547	0.000
22	1	0	2.020	1.429	0.000	57	1	0	2.018	1.428	0.000
23	1	0	2.020	1.429	0.000	58	1	1	1.978	38.333	0.000
24	1	3	1.981	35.204	2.000	59	1	0	2.018	1.428	0.000
25	1	0	2.020	1.429	0.000	60	1	2	1.978	38.547	0.000
26	1	0	2.020	1.429	0.000	61	5	2	1.988	31.363	0.000
27	1	0	2.020	1.429	0.000	62	5	2	1.988	31.363	0.000
28	1	0	2.020	1.429	0.000	63	4	0	2.019	1.428	0.000
29	6	22	1.984	43.396	496.000	64	4	2	1.981	31.506	0.000
30	1	1	1.974	30.396	0.000	65	3	16	1.979	56.557	6.000
31	1	0	2.013	1.429	0.000	66	3	16	1.979	56.557	6.000
32	1	0	2.013	1.429	0.000	67	4	0	2.019	1.428	0.000
33	1	0	2.013	1.429	0.000	68	4	0	2.019	1.428	0.000

续表

编号	点度中心度		接近中心度		中间中心度	编号	点度中心度		接近中心度		中间中心度
	点入度	点出度	入接近度	出接近度			点入度	点出度	入接近度	出接近度	
34	1	0	2.013	1.429	0.000	69	4	0	2.019	1.428	0.000
35	1	0	2.013	1.429	0.000	70	4	1	1.981	31.363	0.000
36	1	0	2.013	1.429	0.000	71	3	15	1.979	47.260	0.000
37	1	0	2.013	1.429	0.000	72	4	1	1.981	31.363	0.000

(5)尤溪县总医院医共体高血压管理机构网络图

图5.3呈现了尤溪县总医院医共体机构网络图,从图中可以看出,各成员单位中的社区卫生服务中心与牵头单位联系较为密切,各乡镇卫生院的下属卫生室和其保持合作、信息交换、资源共享与社会扶持关系,但是各卫生室之间缺乏联系。总之,尤溪县总医院医共体之间机构部门协同仍有待加强。

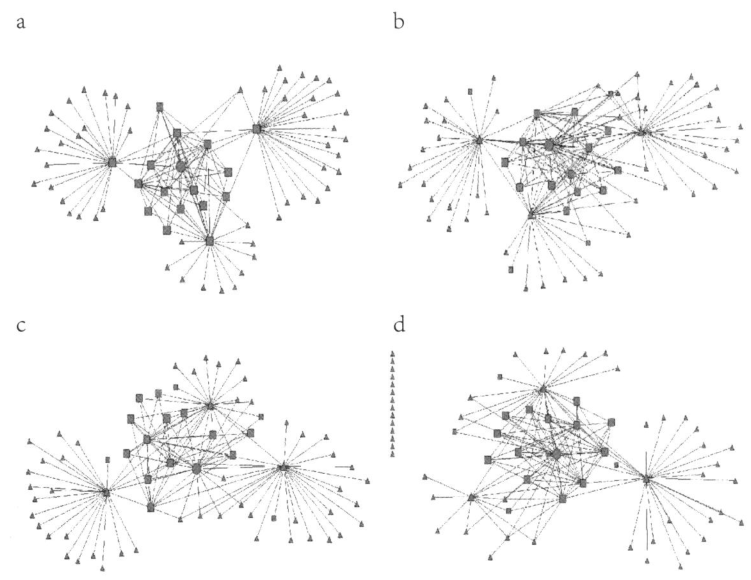

图5.3 尤溪县总医院医共体机构网络

注:a为尤溪县总医院医共体各疾病管理机构之间的合作网络,b为尤溪县总医院医共体各疾病管理机构之间的信息交换网络,c为尤溪县总医院医共体各疾病管理机构之间

的资源共享网络,d为尤溪县总医院医共体各疾病管理机构之间的社会扶持网络。圆形代表牵头单位,方形代表成员单位中的社区卫生服务中心或乡镇卫生院,三角形代表成员单位中的村卫生室或村卫生所。

五、县域医共体高血压管理人员网络

(一)县域医共体高血压管理人员的基本情况

在338名医共体高血压管理医务人员调查对象中,男性和女性的构成比分别为67.2%和32.8%。40岁以上的占比为69.2%。在县级医疗机构工作的成员的占比为15.7%,在乡级医疗机构工作的占比为32.8%,在村卫生室工作的占比为51.5%。聘任方式为正式在编的占42.0%,合同及其他的占58.0%。工作年限为5年及以下的占15.7%,6~15年的占22.2%,16~25年的占26.0%,26年及以上的占36.1%。执业资格中执业医师占33.1%,执业助理医师占26.6%,执业护士占10.1%,其他占30.2%。表5.14提供了医共体高血压管理人员的基本情况分布。

表5.14 各医共体高血压管理人员的基本情况(构成比)

<table>
<tr><th colspan="2">变量</th><th>频数</th><th>百分比</th><th colspan="2">变量</th><th>频数</th><th>百分比</th></tr>
<tr><td rowspan="2">性别</td><td>男</td><td>227</td><td>67.2</td><td rowspan="3">文化程度</td><td>中专及以下</td><td>146</td><td>43.2</td></tr>
<tr><td>女</td><td>111</td><td>32.8</td><td>大专</td><td>115</td><td>34.0</td></tr>
<tr><td rowspan="4">年龄</td><td>29岁及以下</td><td>49</td><td>14.5</td><td>本科及以上</td><td>77</td><td>22.8</td></tr>
<tr><td>30~39岁</td><td>55</td><td>16.3</td><td rowspan="4">执业资格</td><td>执业医师</td><td>112</td><td>33.1</td></tr>
<tr><td>40~49岁</td><td>127</td><td>37.6</td><td>执业助理医师</td><td>90</td><td>26.6</td></tr>
<tr><td>50岁及以上</td><td>107</td><td>31.6</td><td>执业护士</td><td>34</td><td>10.1</td></tr>
<tr><td rowspan="2">婚姻状况</td><td>已婚</td><td>299</td><td>88.5</td><td>其他</td><td>102</td><td>30.2</td></tr>
<tr><td>其他</td><td>39</td><td>11.5</td><td rowspan="4">职称情况</td><td>无职称</td><td>88</td><td>26.0</td></tr>
<tr><td rowspan="2">健康状况</td><td>健康</td><td>275</td><td>81.4</td><td>初级职称</td><td>164</td><td>48.5</td></tr>
<tr><td>其他</td><td>63</td><td>18.6</td><td>中级职称</td><td>57</td><td>16.9</td></tr>
<tr><td rowspan="3">所任职的医疗机构级别</td><td>县级</td><td>53</td><td>15.7</td><td>高级职称</td><td>29</td><td>8.6</td></tr>
<tr><td>乡级</td><td>111</td><td>32.8</td><td rowspan="4">月均薪酬</td><td>2499元及以下</td><td>88</td><td>26.0</td></tr>
<tr><td>村级</td><td>174</td><td>51.5</td><td>2500~3499元</td><td>142</td><td>42.0</td></tr>
<tr><td rowspan="2">聘任方式</td><td>编制</td><td>142</td><td>42.0</td><td>3500~4499元</td><td>50</td><td>14.8</td></tr>
<tr><td>合同及其他</td><td>196</td><td>58.0</td><td>4500元及以上</td><td>58</td><td>17.2</td></tr>
</table>

续表

变量		频数	百分比	变量		频数	百分比
工作年限	5年及以下	53	15.7	是否拥有养老金	有	178	52.7
	6～15年	75	22.2		无	160	47.3
	16～25年	88	26.0				
	26年及以上	122	36.1				

(二)密度分析

表5.15为医共体高血压管理团队社会网络的整体特征值。4个网络中,密度最高的为0.029,最低的为0.011,总体处于较低的水平。其中,咨询网络中,密度最大的是濉溪县县医院医共体(0.027),密度最小的为尤溪县总医院医共体(0.013);情报网络中,濉溪县中医院医共体的密度最大(0.037),密度最小的为尤溪县总医院医共体(0.022);情感网络中,濉溪县中医院医共体的密度最大(0.020),尤溪县总医院医共体的密度最小(0.011)。信任网络中,濉溪县中医院医共体的密度最大(0.019),尤溪县总医院医共体的密度最小(0.011)。

综合4个网络类型来看,濉溪县中医院医共体高血压管理人员的网络密度最高(0.037),濉溪县县医院医共体次之(0.029),尤溪县总医院医共体的网络密度最低(0.022)。具体来说,在咨询网络中,濉溪县县医院医共体高血压管理人员的网络密度最高(0.027),在剩余的情报网络、情感网络和信任网络中,濉溪县中医院医共体高血压管理人员的网络密度最高(0.037,0.020,0.019)。尤溪县总医院各个网络密度均较低,4个网络的密度均为同一维度网络密度的最低值,说明尤溪县总医院高血压管理人员之间的联系程度较低。

对4个网络进行对比发现,情感网络和信任网络的密度总体偏低,咨询网络和情报网络的密度总体较高。这说明高血压管理人员在工作中的信息互动情况较好,咨询联系密切,能够及时传递信息,遇到困难时互帮互助。但彼此的情感和信任关系不强。

表5.15 医共体高血压管理人员社会网络的整体特征值

医共体	网络类型	网络密度	平均距离	凝聚指数	点度中心势		中间中心势
					入	出	
潍溪县县医院医共体	咨询网络	0.027	5.291	0.160	3.86%	26.72%	13.05%
	情报网络	0.029	4.823	0.206	14.61%	24.30%	24.05%
	情感网络	0.017	5.587	0.081	5.99%	10.64%	6.02%
	信任网络	0.014	3.026	0.034	16.56%	6.38%	3.22%
潍溪县中医院医共体	咨询网络	0.024	5.852	0.170	6.49%	3.25%	41.26%
	情报网络	0.037	5.002	0.244	14.82%	14.17%	36.66%
	情感网络	0.020	3.332	0.047	5.77%	27.84%	4.39%
	信任网络	0.019	4.319	0.053	11.01%	27.89%	7.99%
尤溪县总医院医共体	咨询网络	0.013	3.942	0.100	8.12%	8.71%	20. 51%
	情报网络	0.022	4.615	0.163	9.37%	7.90%	27.94%
	情感网络	0.011	2.606	0.020	4.80%	14.80%.	0.39%
	信任网络	0.011	1.759	0.015	16.55%	14.78%	0.24%

(三)平均距离和凝聚指数分析

从平均距离来看,本次研究中各网络的平均距离都较大,说明各网络中高血压管理人员间的距离较大,关系不够紧密。其中,潍溪县中医院医共体高血压管理人员的咨询网络的平均距离最大,达5.852,说明该网络中慢性病管理人员平均需通过约6个“中间人”才能建立起联系,咨询网络比较松散。

从凝聚指数来看,在咨询网络中,潍溪县中医院医共体的凝聚指数最高,潍溪县县医院医共体次之,尤溪县总医院医共体最低,分别为0.170、0.160、0.100。在情报网络中,潍溪县中医院医共体的凝聚指数最高,为0.244;尤溪县总医院医共体最低,为0.163。在情感网络中,凝聚指数从高到低分别为潍溪县县医院医共体(0.081)、潍溪县中医院医共体(0.047)、尤溪县总医院医共体(0.020)。在信任网络中,凝聚指数从高到低依旧为潍溪县中医院医共体、潍溪县县医院医共体、尤溪县总医院医共体,凝聚指数分别为0.053、0.034、0.015。

总的来说,各个网络的凝聚力都不强,人员间的凝聚力较低。对比4个网络,咨询网络和情报网络的凝聚指数均较高,说明这两个网络的凝聚力较强。情感网络和信任网络的凝聚指数偏低,凝聚力较弱。

(四)中心性分析

1.濉溪县县医院医共体

(1)咨询网络

使用UCINET计算得濉溪县县医院医共体高血压管理人员咨询网络各项中心性指标汇总如表5.16。咨询网络中的点度中心度和中间中心度较高的成员是同一个高血压管理人员，为SX2028，说明该高血压管理人员在遇到问题时常向他人咨询并向他人提供帮助，对这个网络的控制度较高，处于网络重要的地位。总体来看，濉溪县县医院医共体高血压管理人员的中间中心度普遍较高，说明这部分人在高血压管理方面的交流能力较强，处于网络的核心位置。从表中也看出，部分村卫生室高血压管理人员的中心性指标与其他人相比较高，这就凸显了部分人员在高血压管理工作中更注重与他人的沟通交流、咨询等，处于网络中较为核心的位置。

表5.16　濉溪县县医院医共体高血压管理人员咨询网络中心性分析

编号	点度中心度		接近中心度		中间中心度	编号	点度中心度		接近中心度		中间中心度
	点入度	点出度	入接近度	出接近度			点入度	点出度	入接近度	出接近度	
SX1001	2	1	3.047	2.295	0.000	SX3026	7	4	3.152	2.447	78.242
SX1002	3	3	3.120	2.333	567.495	SX3027	4	3	3.152	2.463	123.393
SX1003	1	0	3.141	0.763	0.000	SX3028	6	5	3.157	2.456	204.890
SX1004	0	2	0.763	2.349	0.000	SX3029	3	2	3.151	2.439	60.668
SX1005	0	3	0.763	2.438	0.000	SX3030	3	3	3.150	2.463	64.114
SX1007	3	0	3.170	0.763	0.000	SX3031	4	3	3.150	2.463	18.984
SX1009	2	2	3.075	2.399	1481.007	SX3032	2	2	3.142	2.439	24.943
SX1010	1	6	2.875	2.450	977.243	SX3033	6	2	3.474	0.775	7.667
SX1011	4	2	3.145	2.363	1575.757	SX3034	4	2	3.468	0.775	0.000
SX1012	2	5	0.812	2.494	192.314	SX3035	4	2	3.468	0.775	0.000
SX1013	1	1	0.806	2.335	102.417	SX3036	2	3	3.141	2.463	0.409
SX1014	5	4	3.152	2.442	473.487	SX3037	8	4	3.183	2.434	41.722
SX1015	0	4	0.763	2.973	0.000	SX3038	2	4	3.141	2.464	1.113
SX1016	0	2	0.763	2.852	0.000	SX3039	2	2	3.142	2.425	7.943
SX1017	3	2	0.800	2.832	51.500	SX3041	4	4	3.159	2.464	0.409
SX1018	4	3	0.800	2.892	400.103	SX3042	3	2	3.158	2.439	50.123

续表

编号	点度中心度		接近中心度		中间中心度	编号	点度中心度		接近中心度		中间中心度
	点入度	点出度	入接近度	出接近度			点入度	点出度	入接近度	出接近度	
SX1019	0	1	0.763	2.912	0.000	SX3043	3	8	3.182	2.480	316.136
SX1020	4	2	0.800	2.832	54.500	SX3044	6	6	3.165	2.478	108.592
SX1021	2	1	0.806	2.512	7.528	SX3045	8	6	3.204	2.479	778.456
SX1022	1	4	0.800	2.909	122.306	SX3046	4	5	3.155	2.463	62.907
SX1023	2	2	3.115	2.289	380.000	SX3047	4	7	3.155	2.463	87.689
SX1024	6	2	3.239	2.355	2514.340	SX3048	6	7	3.196	2.463	437.147
SX1025	2	6	3.043	2.294	205.134	SX3049	9	5	3.214	2.476	836.521
SX1026	4	1	3.063	2.317	105.517	SX3050	7	3	3.210	2.461	444.795
SX1027	8	0	3.488	0.763	0.000	SX3051	4	2	3.163	2.415	7.710
SX1028	1	3	3.142	2.339	558.240	SX3052	6	2	3.165	2.424	14.870
SX1029	2	2	3.001	2.319	211.569	SX3053	7	6	3.193	2.464	337.482
SX1031	0	0	0.763	0.763	0.000	SX3054	5	2	3.164	2.424	2.471
SX1032	5	2	3.220	2.302	575.932	SX3055	4	3	3.146	2.425	7.283
SX1033	1	2	2.975	2.319	24.152	SX3056	3	2	3.145	2.424	1.083
SX2001	1	0	0.775	0.763	0.000	SX3057	3	4	3.145	2.463	35.652
SX2002	4	2	0.806	0.775	9.000	SX3058	7	6	3.149	2.430	25.719
SX2003	1	3	0.775	2.761	198.000	SX3059	2	3	3.142	2.444	0.000
SX2004	1	3	0.769	3.227	100.000	SX3060	4	5	3.145	2.464	59.474
SX2005	0	0	0.763	0.763	0.000	SX3061	7	7	3.151	2.478	247.192
SX2006	1	4	0.769	3.150	2.000	SX3062	6	4	3.149	2.462	57.493
SX3001	4	1	0.806	0.775	5.000	SX3063	3	2	3.145	2.462	21.263
SX3003	1	0	0.799	0.763	0.000	SX3064	5	4	3.149	2.447	16.349
SX3005	0	3	0.763	0.794	0.000	SX3065	4	2	3.147	2.461	35.983
SX3006	1	1	0.769	0.781	0.000	SX3066	6	8	3.152	2.464	114.763
SX3007	1	0	0.769	0.763	0.000	SX3067	6	6	3.165	2.464	142.549
SX3008	2	1	0.793	0.775	4.000	SX3068	5	1	3.148	2.415	19.931
SX3009	2	2	0.793	0.775	3.000	SX3069	3	2	3.144	2.415	1.011
SX3010	3	0	0.833	0.763	0.000	SX3070	2	3	3.141	2.462	0.409
SX3012	0	1	0.763	0.781	0.000	SX3071	6	4	3.168	2.463	34.983
SX3014	0	3	0.763	0.794	0.000	SX3072	2	2	3.141	2.461	8.173
SX3016	1	0	0.775	0.763	0.000	SX3073	2	2	3.142	2.430	0.883
SX3017	2	1	0.793	0.781	8.000	SX2037	4	9	3.188	2.391	2768.677

续表

编号	点度中心度		接近中心度		中间中心度	编号	点度中心度		接近中心度		中间中心度
	点入度	点出度	入接近度	出接近度			点入度	点出度	入接近度	出接近度	
SX3018	1	3	0.793	0.781	6.000	SX2038	4	2	3.182	2.299	403.620
SX3020	2	1	0.793	0.781	9.000	SX2039	1	1	2.936	2.412	987.243
SX2019	4	0	3.321	0.763	0.000	SX2040	6	2	3.112	2.376	1055.202
SX2020	2	2	3.172	2.435	220.057	SX2041	1	1	3.000	2.375	997.243
SX2021	1	1	3.096	0.769	7.500	SX2042	2	3	3.066	2.400	1071.383
SX2022	4	3	3.204	2.434	1546.690	SX3074	2	2	3.114	2.365	311.746
SX2023	6	3	3.108	2.463	247.927	SX3075	3	3	3.049	2.322	235.507
SX2024	21	53	3.186	2.503	2134.699	SX3076	2	3	3.047	2.346	99.980
SX2025	28	10	3.210	2.451	478.732	SX3077	2	2	3.115	2.341	226.642
SX2026	15	15	3.189	2.459	369.539	SX3078	2	2	2.980	2.312	17.056
SX2027	7	7	3.220	2.472	2918.152	SX3079	2	2	3.114	2.334	201.167
SX2028	25	51	3.210	2.487	2695.033	SX3080	1	2	2.975	2.344	95.000
SX2029	3	5	3.155	2.467	312.407	SX3081	0	1	0.763	2.338	0.000
SX3023	3	2	3.144	2.461	40.629	SX3082	1	1	3.043	2.307	105.000
SX3024	5	3	3.149	2.426	10.870	SX3083	0	2	0.763	2.398	0.000
SX3025	3	2	3.145	2.424	2.720	SX3084	2	2	3.117	2.354	213.448

(2)情报网络

濉溪县县医院医共体高血压管理人员情报网络各项中心性指标汇总如表5.17。点入度最高的是SX2025,说明在高血压管理相关信息中,更多人会选择询问该成员。点出度和中间中心度最高的是SX2028,说明该成员更愿意向他人询问高血压管理的相关信息,处于网络的核心位置,在高血压管理工作中起到中介作用,对网络具有较强的控制能力。

表5.17　濉溪县县医院医共体高血压管理人员情报网络中心性分析

编号	点度中心度		接近中心度		中间中心度	编号	点度中心度		接近中心度		中间中心度
	点入度	点出度	入接近度	出接近度			点入度	点出度	入接近度	出接近度	
SX1001	3	1	3.982	0.781	2.000	SX3026	7	4	1.988	4.755	101.732
SX1002	5	3	4.020	0.781	96.000	SX3027	2	2	1.972	4.911	0.472

续表

编号	点度中心度		接近中心度		中间中心度	编号	点度中心度		接近中心度		中间中心度
	点入度	点出度	入接近度	出接近度			点入度	点出度	入接近度	出接近度	
SX1003	3	0	4.145	0.763	0.000	SX3028	6	1	1.987	4.715	31.880
SX1004	1	2	2.008	0.787	0.000	SX3029	5	1	1.979	4.811	106.918
SX1005	1	3	1.970	4.329	0.000	SX3030	6	2	1.992	4.911	1829.377
SX1007	3	0	4.149	0.763	0.000	SX3031	4	2	1.982	4.911	289.571
SX1009	2	2	1.977	4.640	410.553	SX3032	3	2	1.979	4.653	2.672
SX1010	1	4	1.969	4.797	548.940	SX3033	6	2	1.985	4.480	13.900
SX1011	3	2	1.983	4.474	318.060	SX3034	5	2	1.982	4.480	3.190
SX1012	2	0	2.059	0.763	0.000	SX3035	5	3	1.982	4.654	222.945
SX1013	2	1	1.980	4.461	729.000	SX3036	2	3	1.972	4.919	1.645
SX1014	5	0	2.064	0.763	0.000	SX3037	4	4	1.985	4.919	184.265
SX1015	2	2	1.972	3.938	1.667	SX3038	2	2	1.972	4.911	0.472
SX1016	2	2	1.977	3.930	0.000	SX3039	2	2	1.972	4.913	1.173
SX1017	4	2	1.978	4.064	330.667	SX3041	4	4	1.977	4.827	3.254
SX1018	4	2	1.983	4.184	546.000	SX3042	3	2	1.973	4.817	24.213
SX1019	2	1	1.980	4.041	0.000	SX3043	3	8	1.976	4.930	28.253
SX1020	3	2	1.978	3.930	2.000	SX3044	6	6	1.985	4.924	280.470
SX1021	2	1	2.019	0.769	7.000	SX3045	7	8	1.986	4.930	390.389
SX1022	2	4	1.981	4.336	646.000	SX3046	5	4	1.979	4.921	49.217
SX1023	2	2	1.972	4.489	2.583	SX3047	3	5	1.977	4.922	3.143
SX1024	6	2	1.988	4.817	2380.362	SX3048	3	6	1.977	4.928	38.455
SX1025	3	7	1.975	4.668	102.689	SX3049	5	2	1.985	4.724	20.329
SX1026	4	1	1.986	4.630	0.000	SX3050	4	3	1.981	4.915	230.118
SX1027	9	1	2.822	0.793	84.133	SX3051	4	2	1.979	4.635	29.182
SX1028	4	3	2.152	0.813	97.350	SX3052	3	2	1.977	4.615	16.552
SX1029	5	2	1.990	4.633	1248.857	SX3053	4	4	1.978	4.645	11.841
SX1031	1	0	2.008	0.763	0.000	SX3054	6	3	1.986	4.724	88.400
SX1032	5	2	2.147	0.812	13.917	SX3055	5	4	1.985	4.607	51.186
SX1033	2	2	1.971	4.638	0.000	SX3056	3	3	1.977	4.731	39.723
SX2001	3	1	0.787	0.769	2.500	SX3057	3	4	1.977	4.822	27.656
SX2002	4	1	2.686	0.787	36.000	SX3058	7	7	1.986	4.764	181.590
SX2003	1	3	0.769	0.846	5.500	SX3059	4	3	1.977	4.584	103.094
SX2004	1	3	0.769	0.846	6.000	SX3060	5	2	1.978	4.731	0.000

续表

编号	点度中心度		接近中心度		中间中心度	编号	点度中心度		接近中心度		中间中心度
	点入度	点出度	入接近度	出接近度			点入度	点出度	入接近度	出接近度	
SX2005	2	0	0.794	0.763	0.000	SX3061	6	7	1.986	4.924	431.249
SX2006	0	4	0.763	0.826	0.000	SX3062	7	4	1.980	4.741	52.894
SX3001	2	1	2.469	0.793	105.000	SX3063	3	2	1.973	4.818	5.426
SX3003	0	2	0.763	0.838	0.000	SX3064	6	5	1.985	4.921	260.949
SX3005	0	2	0.763	0.819	0.000	SX3065	4	2	1.984	4.653	6.419
SX3006	1	2	0.769	0.800	6.000	SX3066	7	8	1.986	4.801	299.560
SX3007	0	0	0.763	0.763	0.000	SX3067	4	4	1.978	4.741	6.072
SX3008	2	1	2.469	0.775	186.000	SX3068	5	1	1.975	4.607	8.668
SX3009	2	2	2.426	0.775	96.000	SX3069	5	2	1.978	4.615	2.072
SX3010	1	0	2.442	0.763	0.000	SX3070	3	3	1.973	4.820	5.426
SX3012	0	1	0.763	0.775	0.000	SX3071	5	2	1.984	4.653	6.919
SX3014	0	1	0.763	0.781	0.000	SX3072	3	2	1.973	4.818	4.491
SX3016	2	1	0.775	0.769	2.000	SX3073	3	5	1.973	4.824	9.114
SX3017	3	0	2.513	0.763	0.000	SX2037	4	11	1.968	4.623	1423.894
SX3018	2	2	2.321	0.832	640.000	SX2038	5	2	2.778	0.794	63.833
SX3020	1	2	2.337	0.819	468.000	SX2039	1	0	0.769	0.763	0.000
SX2019	2	0	2.008	0.763	0.000	SX2040	3	2	2.170	0.800	24.783
SX2020	2	0	1.999	0.763	0.000	SX2041	0	2	0.763	4.880	0.000
SX2021	0	0	0.763	0.763	0.000	SX2042	0	3	0.763	4.673	0.000
SX2022	3	2	1.962	4.621	31.567	SX3074	4	2	2.110	0.867	39.000
SX2023	0	1	0.763	4.958	0.000	SX3075	6	2	2.252	0.853	756.183
SX2024	19	53	1.989	5.017	1883.294	SX3076	2	1	2.024	0.874	4.000
SX2025	24	11	1.983	4.792	555.432	SX3077	1	2	1.945	4.187	87.183
SX2026	19	15	1.988	4.818	1260.028	SX3078	2	2	2.024	0.867	21.000
SX2027	11	6	1.987	4.794	216.947	SX3079	2	2	2.108	0.867	0.000
SX2028	18	83	1.994	5.118	5013.884	SX3080	2	2	1.946	4.463	200.850
SX2029	3	19	1.976	4.820	73.258	SX3081	0	1	0.763	0.800	0.000
SX3023	5	2	1.981	4.908	339.253	SX3082	1	2	1.922	4.320	105.000
SX3024	7	3	1.983	4.587	16.223	SX3083	2	2	2.036	0.867	208.970
SX3025	6	3	1.982	4.724	57.467	SX3084	1	2	1.984	0.882	210.970

(3)情感网络

濉溪县县医院医共体高血压管理人员情感网络各项中心性指标汇总如表5.18。SX2024的点入度最高,说明该成员为一个很好的倾听者,较多人向其倾诉感情。入接近度最高的是SX1027,说明其更容易向其他成员倾诉感情。SX3037的中间中心度最高,说明其在濉溪县县医院医共体感情网络中具有较强的控制能力。

表5.18 濉溪县县医院医共体高血压管理人员情感网络中心性分析

编号	点度中心度		接近中心度		中间中心度	编号	点度中心度		接近中心度		中间中心度
	点入度	点出度	入接近度	出接近度			点入度	点出度	入接近度	出接近度	
SX1001	1	1	1.970	0.781	0.000	SX3026	4	4	1.359	1.636	588.215
SX1002	1	3	0.819	0.928	179.000	SX3027	1	1	1.354	1.588	13.867
SX1003	1	0	0.825	0.763	0.000	SX3028	2	2	1.361	1.598	156.287
SX1004	0	2	0.763	0.906	0.000	SX3029	1	2	0.775	1.639	1.952
SX1005	0	3	0.763	0.794	0.000	SX3030	4	2	1.335	1.600	242.472
SX1007	3	1	2.011	0.769	0.500	SX3031	0	2	0.763	1.640	0.000
SX1009	3	3	1.995	0.781	247.500	SX3032	1	1	1.354	1.606	96.420
SX1010	0	2	0.763	0.787	0.000	SX3033	2	2	0.794	1.677	0.000
SX1011	2	1	1.905	0.787	322.000	SX3034	2	2	0.794	1.677	0.000
SX1012	1	0	0.888	0.763	0.000	SX3035	5	3	0.794	1.693	371.000
SX1013	2	3	0.881	0.884	273.000	SX3036	1	4	1.366	1.624	339.573
SX1014	2	2	1.856	0.800	436.755	SX3037	7	3	1.370	1.626	1181.566
SX1015	1	3	1.383	0.833	292.653	SX3038	0	2	0.763	1.624	0.000
SX1016	1	1	0.838	0.912	0.000	SX3039	0	2	0.763	1.646	0.000
SX1017	2	1	0.839	0.912	174.000	SX3041	3	2	1.363	1.627	561.074
SX1018	3	1	0.875	0.890	220.000	SX3042	0	1	0.763	1.705	0.000
SX1019	0	1	0.763	0.897	0.000	SX3043	2	5	1.355	1.640	311.914
SX1020	2	3	0.839	0.914	206.000	SX3044	1	5	1.355	1.636	223.760
SX1021	0	1	0.763	0.905	0.000	SX3045	7	7	1.355	1.644	296.544
SX1022	2	2	0.775	0.898	35.000	SX3046	3	3	1.357	1.631	137.393
SX1023	5	1	2.204	0.826	30.822	SX3047	2	4	1.350	1.636	22.643
SX1024	8	0	2.325	0.763	0.000	SX3048	3	4	1.348	1.644	1084.433
SX1025	4	8	2.206	0.826	386.523	SX3049	0	3	0.763	1.650	0.000
SX1026	2	1	2.231	0.769	0.000	SX3050	4	4	1.364	1.617	136.344
SX1027	8	0	2.379	0.763	0.000	SX3051	1	3	1.340	1.641	14.858

续表

编号	点度中心度		接近中心度		中间中心度	编号	点度中心度		接近中心度		中间中心度
	点入度	点出度	入接近度	出接近度			点入度	点出度	入接近度	出接近度	
SX1028	2	0	2.231	0.763	0.000	SX3052	1	2	1.326	1.624	12.110
SX1029	3	10	2.190	0.826	246.500	SX3053	2	3	1.340	1.629	820.610
SX1031	2	0	2.231	0.763	0.000	SX3054	3	3	1.341	1.625	181.004
SX1032	2	2	2.221	0.826	251.517	SX3055	4	4	1.334	1.617	184.333
SX1033	2	2	2.161	0.825	4.000	SX3056	1	2	1.326	1.624	12.110
SX2001	1	2	1.546	0.826	71.000	SX3057	1	5	1.358	1.636	159.008
SX2002	2	3	1.559	0.826	622.000	SX3058	4	5	1.366	1.632	992.547
SX2003	2	3	1.547	0.826	357.000	SX3059	4	2	1.353	1.634	23.688
SX2004	1	1	1.546	0.825	0.000	SX3060	1	4	0.775	1.723	11.647
SX2005	1	0	1.557	0.763	0.000	SX3061	5	4	1.354	1.636	50.786
SX2006	0	0	0.763	0.763	0.000	SX3062	3	3	1.360	1.615	123.427
SX3001	3	1	1.571	0.826	673.000	SX3063	1	2	0.775	1.639	1.952
SX3003	1	2	0.781	0.852	0.000	SX3064	4	4	1.372	1.631	817.499
SX3005	1	2	1.534	0.825	80.000	SX3065	0	1	0.763	1.705	0.000
SX3006	1	1	1.522	0.825	0.000	SX3066	7	6	1.355	1.643	1135.664
SX3007	0	0	0.763	0.763	0.000	SX3067	1	6	0.769	1.861	30.235
SX3008	2	1	1.608	0.775	72.000	SX3068	1	5	0.769	1.851	6.500
SX3009	2	2	1.594	0.775	2.000	SX3069	0	2	0.763	1.645	0.000
SX3010	3	0	1.634	0.763	0.000	SX3070	2	2	0.781	1.694	53.417
SX3012	0	0	0.763	0.763	0.000	SX3071	1	4	0.787	1.672	84.833
SX3014	0	2	0.763	0.781	0.000	SX3072	0	1	0.763	1.705	0.000
SX3016	0	1	0.763	0.858	0.000	SX3073	1	4	1.341	1.645	949.700
SX3017	3	1	0.781	0.852	14.000	SX2037	1	4	0.793	0.833	50.000
SX3018	2	3	0.781	0.853	38.000	SX2038	5	2	0.813	0.936	172.000
SX3020	2	1	1.426	0.832	704.000	SX2039	1	1	0.781	0.775	2.000
SX2019	6	1	1.373	1.598	21.317	SX2040	2	2	0.775	0.963	11.000
SX2020	2	4	1.366	1.615	46.564	SX2041	3	1	0.787	0.839	43.000
SX2021	1	1	1.382	0.769	18.575	SX2042	0	3	0.763	0.973	0.000
SX2022	2	5	1.371	1.617	264.448	SX3074	0	1	0.763	0.943	0.000
SX2023	2	1	1.364	1.612	193.366	SX3075	1	1	0.769	0.959	0.000
SX2024	16	1	1.378	1.600	448.073	SX3076	0	1	0.763	0.846	0.000
SX2025	14	3	1.377	1.623	622.652	SX3077	0	3	0.763	1.001	0.000

续表

编号	点度中心度		接近中心度		中间中心度	编号	点度中心度		接近中心度		中间中心度
	点入度	点出度	入接近度	出接近度			点入度	点出度	入接近度	出接近度	
SX2026	2	2	1.348	1.630	439.130	SX3078	3	2	0.781	0.952	80.000
SX2027	6	5	1.374	1.619	908.019	SX3079	1	1	0.781	0.950	0.000
SX2028	14	5	1.379	1.612	1059.363	SX3080	2	1	0.781	0.775	3.000
SX2029	3	4	1.373	1.614	913.031	SX3081	0	0	0.763	0.763	0.000
SX3023	2	1	1.359	1.587	18.194	SX3082	0	0	0.763	0.763	0.000
SX3024	2	2	1.359	1.602	74.642	SX3083	0	2	0.763	0.968	0.000
SX3025	4	2	1.364	1.626	683.473	SX3084	1	1	0.781	0.775	1.000

（4）信任网络

濉溪县县医院医共体高血压管理人员信任网络各项中心性指标汇总如表5.19。点入度最高的是SX2025，说明该成员在医共体中受更多的成员信赖。SX1014的中间中心度最高，说明其信任网络中的控制能力最强。SX1014为县医院的工作人员，在工作中因工作能力等原因受到较多人的信赖。

表5.19　濉溪县县医院医共体高血压管理人员信任网络中心性分析

编号	点度中心度		接近中心度		中间中心度	编号	点度中心度		接近中心度		中间中心度
	点入度	点出度	入接近度	出接近度			点入度	点出度	入接近度	出接近度	
SX1001	2	2	0.883	0.787	0.000	SX3026	1	3	0.781	0.906	25.000
SX1002	4	3	0.884	0.787	68.000	SX3027	0	2	0.763	0.890	0.000
SX1003	3	0	0.890	0.763	0.000	SX3028	4	3	0.794	0.914	75.848
SX1004	0	3	0.763	0.794	0.000	SX3029	0	1	0.763	0.890	0.000
SX1005	0	1	0.763	0.775	0.000	SX3030	0	2	0.763	0.890	0.000
SX1007	0	0	0.763	0.763	0.000	SX3031	3	2	0.787	0.890	31.057
SX1009	1	1	0.913	0.769	0.000	SX3032	0	1	0.763	0.861	0.000
SX1010	0	2	0.763	0.787	0.000	SX3033	1	1	0.769	0.896	0.000
SX1011	4	1	0.915	0.769	21.000	SX3034	1	2	0.769	0.897	19.000
SX1012	3	1	1.280	0.833	10.000	SX3035	1	2	0.775	0.882	36.000
SX1013	4	1	1.330	0.769	56.000	SX3036	0	3	0.763	0.914	0.000

续表

编号	点度中心度		接近中心度		中间中心度	编号	点度中心度		接近中心度		中间中心度
	点入度	点出度	入接近度	出接近度			点入度	点出度	入接近度	出接近度	
SX1014	6	10	1.286	0.833	555.833	SX3037	1	2	0.775	0.882	0.917
SX1015	3	1	1.282	0.833	0.000	SX3038	0	2	0.763	0.914	0.000
SX1016	2	1	1.296	0.775	0.000	SX3039	0	1	0.763	0.882	0.000
SX1017	3	1	1.330	0.769	0.000	SX3041	0	3	0.763	0.890	0.000
SX1018	1	10	1.279	0.833	0.000	SX3042	0	1	0.763	0.775	0.000
SX1019	3	0	1.313	0.763	0.000	SX3043	0	5	0.763	0.915	0.000
SX1020	4	1	1.330	0.769	1.000	SX3044	0	5	0.763	0.915	0.000
SX1021	2	1	1.280	0.832	0.000	SX3045	1	4	0.787	0.891	17.667
SX1022	2	2	1.296	0.781	0.000	SX3046	1	4	0.775	0.915	1.167
SX1023	0	1	0.763	0.775	0.000	SX3047	0	4	0.763	0.890	0.000
SX1024	3	1	0.787	0.775	3.000	SX3048	0	4	0.763	0.890	0.000
SX1025	1	3	0.769	0.787	2.000	SX3049	1	4	0.775	0.915	44.000
SX1026	1	1	0.769	0.781	1.000	SX3050	1	1	0.769	0.922	23.000
SX1027	8	1	1.641	0.769	71.000	SX3051	0	1	0.763	0.929	0.000
SX1028	0	2	0.763	0.847	0.000	SX3052	1	1	0.769	0.889	4.095
SX1029	1	1	1.323	0.769	0.000	SX3053	1	2	0.769	0.930	10.452
SX1031	2	0	1.681	0.763	0.000	SX3054	1	2	0.769	0.930	10.452
SX1032	4	0	0.986	0.763	0.000	SX3055	0	4	0.763	0.974	0.000
SX1033	0	2	0.763	0.787	0.000	SX3056	1	0	0.769	0.763	0.000
SX2001	3	0	0.781	0.763	0.000	SX3057	1	4	0.769	1.026	3.917
SX2002	4	0	0.787	0.763	0.000	SX3058	1	7	0.769	1.026	10.000
SX2003	0	1	0.763	0.769	0.000	SX3059	1	2	0.775	0.890	0.917
SX2004	0	3	0.763	0.781	0.000	SX3060	0	2	0.763	0.947	0.000
SX2005	0	0	0.763	0.763	0.000	SX3061	1	6	0.793	0.916	45.500
SX2006	1	2	0.769	0.775	0.000	SX3062	2	1	0.787	0.923	27.500
SX3001	0	0	0.763	0.763	0.000	SX3063	0	0	0.763	0.763	0.000
SX3003	0	0	0.763	0.763	0.000	SX3064	1	4	0.775	0.891	15.750
SX3005	0	0	0.763	0.763	0.000	SX3065	0	1	0.763	0.861	0.000
SX3006	0	0	0.763	0.763	0.000	SX3066	3	2	0.806	0.882	39.762
SX3007	0	1	0.763	0.769	0.000	SX3067	0	2	0.763	0.930	0.000
SX3008	0	1	0.763	0.769	0.000	SX3068	1	1	0.769	0.769	1.000
SX3009	1	0	0.769	0.763	0.000	SX3069	0	2	0.763	0.905	0.000

续表

编号	点度中心度		接近中心度		中间中心度	编号	点度中心度		接近中心度		中间中心度
	点入度	点出度	入接近度	出接近度			点入度	点出度	入接近度	出接近度	
SX3010	0	0	0.763	0.763	0.000	SX3070	0	3	0.763	0.923	0.000
SX3012	0	0	0.763	0.763	0.000	SX3071	1	2	0.769	0.882	0.500
SX3014	0	2	0.763	0.775	0.000	SX3072	0	1	0.763	0.787	0.000
SX3016	0	0	0.763	0.763	0.000	SX3073	0	2	0.763	0.882	0.000
SX3017	1	0	0.769	0.763	0.000	SX2037	2	3	0.781	0.853	32.000
SX3018	0	2	0.763	0.775	0.000	SX2038	7	2	0.854	0.806	87.500
SX3020	1	0	0.769	0.763	0.000	SX2039	0	1	0.763	0.769	0.000
SX2019	8	0	1.144	0.763	0.000	SX2040	2	2	0.806	0.806	10.500
SX2020	3	1	0.787	0.769	1.000	SX2041	2	2	0.775	0.867	6.000
SX2021	1	0	0.775	0.763	0.000	SX2042	1	2	0.775	0.867	0.000
SX2022	0	3	0.763	0.876	0.000	SX3074	0	1	0.763	0.812	0.000
SX2023	1	3	0.769	0.781	3.000	SX3075	3	1	0.800	0.812	8.000
SX2024	14	3	0.934	0.883	225.281	SX3076	1	2	0.793	0.819	13.000
SX2025	23	3	1.074	0.876	321.386	SX3077	0	2	0.763	0.819	0.000
SX2026	14	0	1.084	0.763	0.000	SX3078	0	4	0.763	0.876	0.000
SX2027	11	2	1.185	0.854	548.967	SX3079	2	1	0.800	0.812	28.000
SX2028	18	0	1.051	0.763	0.000	SX3080	1	1	0.769	0.819	9.000
SX2029	2	3	0.941	0.847	134.033	SX3081	0	1	0.763	0.819	0.000
SX3023	0	1	0.763	0.769	0.000	SX3082	0	1	0.763	0.825	0.000
SX3024	2	1	0.781	0.930	2.000	SX3083	2	2	0.787	0.819	15.000
SX3025	1	1	0.775	0.913	6.000	SX3084	1	1	0.787	0.825	8.000

（5）濉溪县县医院医共体高血压管理人员网络图

从图5.4可以看出，咨询网络和情报网络的密度明显高于情感网络和信任网络。咨询网络和情报网络多为分享高血压管理中的专业知识与相关信息而形成的网络，可以看出濉溪县县医院医共体高血压管理人员之间关于信息、知识的交流较为密切，而在情感或基于此形成信任之间的联系有待提高。另外，可以发现少部分个体处于网络的核心位置，其与更多的成员保持联系，成为网络中的核心人员，在高血压管理工作中的作用更为突出，掌握更多的权力和影响力。

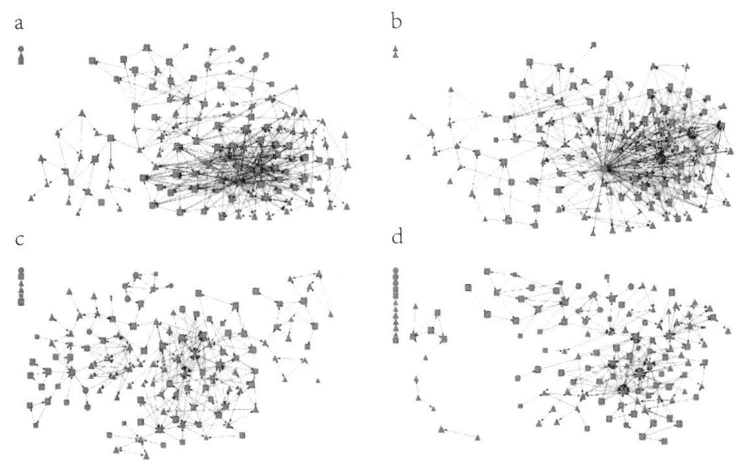

图5.4　濉溪县县医院医共体个体网络

注：a为濉溪县县医院医共体高血压管理人员间的咨询网络，b为濉溪县县医院医共体高血压管理人员间的情报网络，c为濉溪县县医院医共体高血压管理人员间的情感网络，d为濉溪县县医院医共体高血压管理人员间的信任网络。圆形代表牵头单位的高血压管理人员，方形代表成员单位中的社区卫生服务中心或乡镇卫生院的高血压管理人员，三角形代表成员单位中的村卫生室或村卫生所的高血压管理人员。

2.濉溪县中医院医共体

(1)咨询网络

濉溪县中医院医共体高血压管理人员咨询网络各项中心性指标汇总如表5.20。SZ1201的点度中心度、接近中心度、中间中心度处于最高的水平，说明该高血压管理人员在网络中处于中心位置，对网络的控制力较强，为网络中其他成员的信息传递起到了重要的桥梁作用。

表5.20 濉溪县中医院医共体高血压管理人员咨询网络中心性分析

编号	点度中心度		接近中心度		中间中心度	编号	点度中心度		接近中心度		中间中心度
	点入度	点出度	入接近度	出接近度			点入度	点出度	入接近度	出接近度	
SZ1201	12	4	4.396	1.675	1156.167	SZ3222	2	1	1.205	1.190	1.000
SZ1203	1	2	3.989	1.668	0.500	SZ3223	0	2	1.176	1.769	0.000
SZ1205	6	1	4.171	1.667	151.333	SZ3224	1	1	3.927	1.648	24.000
SZ1207	0	1	1.176	1.694	0.000	SZ3225	0	1	1.176	1.689	0.000
SZ2201	8	1	1.333	1.190	9.500	SZ3226	0	1	1.176	1.205	0.000
SZ2202	2	1	3.837	1.190	9.500	SZ3227	0	1	1.176	1.675	0.000
SZ2203	1	2	3.789	1.671	210.000	SZ3228	2	2	1.205	1.703	31.000
SZ2204	1	2	3.891	1.666	313.000	SZ3229	0	2	1.176	1.817	0.000
SZ2205	0	1	1.176	1.190	0.000	SZ3230	0	2	1.176	1.770	0.000
SZ2206	0	2	1.176	1.716	0.000	SZ3231	0	1	1.176	1.205	0.000
SZ2207	1	1	1.190	1.205	0.000	SZ3232	1	1	1.205	1.694	0.000
SZ3201	2	4	4.098	1.660	445.000	SZ3233	1	1	1.205	1.190	0.000
SZ3202	0	1	1.176	1.664	0.000	SZ3234	0	1	1.176	1.709	0.000
SZ3203	1	2	1.190	1.716	1.000	SZ3235	1	1	1.219	1.689	71.000
SZ3204	2	1	1.219	1.672	11.000	SZ3236	2	1	1.205	1.190	2.000
SZ3214	0	3	1.176	1.777	0.000	SZ3237	2	1	1.205	1.689	51.000
SZ3205	2	1	4.098	1.652	0.000	SZ2216	8	1	1.369	1.734	238.500
SZ3206	0	3	1.176	1.719	0.000	SZ2217	2	2	1.402	1.723	297.500
SZ3207	1	2	1.190	1.724	25.000	SZ2218	2	1	1.405	1.714	255.000
SZ3208	0	1	1.176	1.802	0.000	SZ3238	0	2	1.176	1.848	0.000
SZ3209	4	1	4.330	1.645	520.000	SZ3239	2	1	1.249	1.754	15.000
SZ3210	0	0	1.176	1.176	0.000	SZ3240	0	2	1.176	1.774	0.000
SZ3211	1	3	1.190	1.782	30.000	SZ3241	0	2	1.176	1.806	0.000
SZ3212	0	2	1.176	1.219	0.000	SZ3242	1	1	1.190	1.754	15.000
SZ3213	2	0	4.150	1.176	0.000	SZ3243	0	2	1.176	1.806	0.000
SZ3215	1	4	1.205	1.758	47.000	SZ3244	0	0	1.176	1.176	0.000
SZ3216	2	2	4.219	1.653	520.000	SZ3245	0	1	1.176	1.754	0.000
SZ3217	2	1	3.998	1.660	351.000	SZ3246	0	2	1.176	1.848	0.000
SZ2208	10	1	4.414	1.655	293.000	SZ3247	0	0	1.176	1.176	0.000
SZ2209	6	4	4.389	1.670	594.500	SZ3248	0	1	1.176	1.805	0.000
SZ2210	1	1	4.124	1.648	0.000	SZ3249	0	1	1.176	1.754	0.000

续表

编号	点度中心度		接近中心度		中间中心度	编号	点度中心度		接近中心度		中间中心度
	点入度	点出度	入接近度	出接近度			点入度	点出度	入接近度	出接近度	
SZ2211	1	2	4.040	1.643	68.500	SZ3250	1	1	1.190	1.694	27.000
SZ2212	4	3	4.294	1.664	403.000	SZ3251	3	2	1.220	1.785	39.000
SZ2213	1	5	4.249	1.670	63.000	SZ3252	0	0	1.176	1.176	0.000
SZ2214	1	3	4.160	1.658	129.500	SZ2219	1	4	4.106	1.672	217.667
SZ2215	3	3	4.348	1.671	608.667	SZ2220	3	2	0.132	1.665	341.500
SZ3218	1	1	1.190	1.675	27.000	SZ2221	2	1	0.042	1.651	63.833
SZ3219	0	1	1.176	1.694	0.000	SZ2222	1	3	0.056	1.659	25.833
SZ3220	1	2	1.205	1.738	46.000	SZ2223	1	2	0.096	1.723	27.000
SZ3221	2	1	1.205	1.728	19.000	SZ2224	1	1	0.019	1.714	0.000

(2)情报网络

濉溪县中医院医共体高血压管理人员情报网络各项中心性指标汇总如表5.21。SZ1201、SZ1205、SZ2209、SZ3216的点度中心度、接近中心度、中间中心度处于较高的水平，说明这几位高血压管理人员在情报网络中处于中心位置，对网络的控制力较强，为网络中其他成员的信息传递起到了重要的桥梁作用。

表5.21　濉溪县中医院医共体高血压管理人员情报网络中心性分析

编号	点度中心度		接近中心度		中间中心度	编号	点度中心度		接近中心度		中间中心度
	点入度	点出度	入接近度	出接近度			点入度	点出度	入接近度	出接近度	
SZ1201	5	3	4.947	3.892	1970.000	SZ3222	4	2	5.385	1.205	138.000
SZ1203	4	0	5.541	1.176	0.000	SZ3223	0	1	1.176	3.641	0.000
SZ1205	3	5	4.669	3.820	1132.833	SZ3224	2	1	4.669	3.697	0.000
SZ1207	2	0	4.847	1.176	0.000	SZ3225	1	2	4.661	3.898	450.167
SZ2201	8	1	4.817	3.673	470.500	SZ3226	1	1	5.157	1.205	0.000
SZ2202	1	2	4.560	3.753	0.000	SZ3227	2	1	4.638	3.694	0.000
SZ2203	2	0	4.789	1.176	0.000	SZ3228	2	1	4.638	3.694	40.500
SZ2204	2	2	4.573	3.590	60.000	SZ3229	1	1	4.636	3.822	277.000
SZ2205	2	2	4.573	3.777	38.500	SZ3230	1	2	4.636	3.762	141.000

续表

编号	点度中心度		接近中心度		中间中心度	编号	点度中心度		接近中心度		中间中心度
	点入度	点出度	入接近度	出接近度			点入度	点出度	入接近度	出接近度	
SZ2206	3	2	4.870	3.867	959.667	SZ3231	1	1	4.504	3.822	0.000
SZ2207	4	0	5.395	1.176	0.000	SZ3232	1	2	4.636	3.613	27.000
SZ3201	2	4	4.719	3.784	99.500	SZ3233	1	1	5.157	1.205	0.000
SZ3202	3	23	4.722	3.955	1300.083	SZ3234	2	1	4.568	3.632	22.500
SZ3203	1	1	4.553	3.846	0.000	SZ3235	3	3	4.688	3.827	252.500
SZ3204	3	1	4.811	3.769	503.500	SZ3236	1	1	4.711	1.190	68.000
SZ3214	2	1	5.006	1.190	9.583	SZ3237	3	2	4.688	3.728	119.500
SZ3205	1	1	4.560	3.584	0.000	SZ2216	4	1	1.387	4.056	705.500
SZ3206	1	2	4.767	1.205	9.583	SZ2217	3	1	1.442	3.900	70.500
SZ3207	2	2	4.722	3.796	166.917	SZ2218	2	2	1.443	4.015	887.000
SZ3208	1	1	4.563	3.512	0.000	SZ3238	0	1	1.176	4.706	0.000
SZ3209	2	1	4.563	3.770	60.000	SZ3239	3	3	1.250	4.506	9.000
SZ3210	1	1	4.558	3.675	0.000	SZ3240	0	1	1.176	4.096	0.000
SZ3211	3	2	4.578	3.596	74.333	SZ3241	0	4	1.176	5.825	0.000
SZ3212	1	2	4.560	3.590	0.000	SZ3242	1	2	1.190	4.100	65.000
SZ3213	2	0	4.773	1.176	0.000	SZ3243	0	2	1.176	4.950	0.000
SZ3215	2	1	4.558	3.846	20.000	SZ3244	2	0	1.219	1.176	0.000
SZ3216	5	5	4.892	3.873	1671.833	SZ3245	1	2	1.190	4.545	2.000
SZ3217	2	1	4.727	3.504	31.333	SZ3246	1	1	1.249	4.499	0.000
SZ2208	8	7	4.808	3.794	911.567	SZ3247	2	1	1.234	4.134	0.000
SZ2209	9	12	4.839	3.927	1740.767	SZ3248	1	2	1.249	4.504	0.000
SZ2210	0	1	1.176	3.834	0.000	SZ3249	1	2	1.205	4.504	67.000
SZ2211	1	2	4.661	3.836	0.000	SZ3250	1	2	1.190	4.279	61.500
SZ2212	3	2	4.667	3.823	66.000	SZ3251	4	2	1.250	4.664	265.000
SZ2213	3	10	4.667	3.864	279.067	SZ3252	3	2	1.234	4.270	200.500
SZ2214	1	4	4.502	3.848	6.900	SZ2219	2	2	4.623	3.743	75.667
SZ2215	3	3	4.944	3.822	1015.833	SZ2220	3	3	4.792	3.663	425.167
SZ3218	4	1	4.855	3.696	403.500	SZ2221	2	5	4.623	3.750	219.500
SZ3219	3	1	4.930	3.605	365.833	SZ2222	2	5	4.623	3.668	52.500
SZ3220	3	2	4.703	3.728	74.867	SZ2223	1	2	1.190	4.096	62.000
SZ3221	3	1	4.661	3.632	13.500	SZ2224	1	1	1.190	3.975	0.000

(3)情感网络

濉溪县中医院医共体高血压管理人员情感网络各项中心性指标汇总如表5.22。SZ2209、SZ2220、SZ3202、SZ3237的点度中心度、接近中心度、中间中心度处于较高的水平,与他人的情感沟通较多,说明这几位高血压管理人员在情感网络中处于中心位置,对网络的控制力较强,为网络中其他成员的信息传递起到了重要的桥梁作用。

表5.22　濉溪县中医院医共体高血压管理人员情感网络中心性分析

编号	点度中心度		接近中心度		中间中心度	编号	点度中心度		接近中心度		中间中心度
	点入度	点出度	入接近度	出接近度			点入度	点出度	入接近度	出接近度	
SZ1201	1	2	1.783	1.249	110.000	SZ3222	2	1	1.205	1.190	1.000
SZ1203	1	3	1.752	1.330	30.000	SZ3223	1	1	1.723	1.565	344.000
SZ1205	2	4	1.762	1.331	236.500	SZ3224	1	1	1.399	1.205	28.000
SZ1207	1	0	1.783	1.176	0.000	SZ3225	1	1	1.380	1.773	0.000
SZ2201	5	1	1.423	1.205	9.000	SZ3226	0	1	1.176	1.205	0.000
SZ2202	2	1	1.423	1.205	5.000	SZ3227	0	1	1.176	1.205	0.000
SZ2203	2	0	1.347	1.176	0.000	SZ3228	1	2	1.190	1.602	0.000
SZ2204	2	2	1.329	1.234	4.000	SZ3229	1	1	1.190	1.804	29.000
SZ2205	2	1	1.422	1.205	1.000	SZ3230	0	1	1.176	1.205	0.000
SZ2206	1	2	1.312	1.906	234.000	SZ3231	0	2	1.176	1.827	0.000
SZ2207	2	0	1.329	1.176	0.000	SZ3232	1	2	1.190	1.602	0.000
SZ3201	1	3	1.295	2.644	0.000	SZ3233	1	1	1.205	1.190	0.000
SZ3202	3	23	1.296	2.683	360.000	SZ3234	4	1	1.723	1.559	106.000
SZ3203	3	1	1.297	2.642	224.000	SZ3235	1	1	1.399	1.577	14.000
SZ3204	3	1	1.297	2.570	71.500	SZ3236	3	1	1.754	1.190	29.000
SZ3214	2	1	1.891	1.190	0.000	SZ3237	3	2	1.731	1.564	385.000
SZ3205	2	1	1.297	2.534	2.000	SZ2216	2	1	1.400	1.205	28.000
SZ3206	1	1	1.312	1.205	0.000	SZ2217	1	1	1.433	1.190	0.000
SZ3207	4	1	1.901	1.190	24.000	SZ2218	2	1	1.437	1.190	15.000
SZ3208	3	1	1.865	1.205	46.000	SZ3238	0	1	1.176	1.295	0.000
SZ3209	3	1	1.297	2.570	23.500	SZ3239	1	4	1.330	1.281	56.000
SZ3210	1	2	1.296	2.537	0.000	SZ3240	1	1	1.190	1.294	8.000
SZ3211	2	2	1.856	1.205	24.000	SZ3241	1	1	1.190	1.310	0.000
SZ3212	2	2	1.312	1.234	1.000	SZ3242	1	1	1.346	1.219	33.000
SZ3213	2	0	1.881	1.176	0.000	SZ3243	0	1	1.176	1.309	0.000

续表

编号	点度中心度		接近中心度		中间中心度	编号	点度中心度		接近中心度		中间中心度
	点入度	点出度	入接近度	出接近度			点入度	点出度	入接近度	出接近度	
SZ3215	1	1	1.295	2.642	0.000	SZ3244	0	0	1.176	1.176	0.000
SZ3216	3	3	1.298	2.608	189.000	SZ3245	0	1	1.176	1.310	0.000
SZ3217	1	1	1.312	1.249	0.000	SZ3246	1	1	1.329	1.279	0.000
SZ2208	5	1	1.874	1.190	32.000	SZ3247	1	1	1.190	1.190	0.000
SZ2209	3	7	1.382	1.783	342.000	SZ3248	1	1	1.190	1.295	8.000
SZ2210	1	1	1.190	1.205	2.000	SZ3249	2	1	1.330	1.279	14.000
SZ2211	2	1	1.705	1.554	29.000	SZ3250	1	2	1.190	1.312	8.000
SZ2212	1	1	1.861	1.190	0.000	SZ3251	6	1	1.332	1.280	59.000
SZ2213	0	1	1.176	1.601	0.000	SZ3252	1	1	1.190	1.190	0.000
SZ2214	0	4	1.176	1.648	0.000	SZ2219	1	0	1.732	1.176	0.000
SZ2215	3	1	1.720	1.570	356.000	SZ2220	3	5	1.712	1.577	388.000
SZ3218	4	2	1.460	1.583	63.000	SZ2221	0	2	1.176	1.596	0.000
SZ3219	1	1	1.399	1.601	0.000	SZ2222	2	3	1.703	1.572	40.500
SZ3220	2	1	1.439	1.190	14.000	SZ2223	1	1	1.190	1.219	3.000
SZ3221	2	1	1.435	1.190	1.000	SZ2224	0	1	1.176	1.233	0.000

(4)信任网络

濉溪县中医院医共体高血压管理人员信任网络各项中心性指标汇总如表5.23。SZ1201、SZ2209、SZ2215、SZ3216的点度中心度、接近中心度、中间中心度处于较高的水平,说明这几位高血压管理人员在信任网络中处于中心位置,对网络的控制力较强,受到网络中较多成员的信任。

表5.23 濉溪县中医院医共体高血压管理人员信任网络中心性分析

编号	点度中心度		接近中心度		中间点入度	编号	点度中心度		接近中心度		中间中心度
	点入度	点出度	入接近度	出接近度			点入度	点出度	入接近度	出接近度	
SZ1201	8	5	2.003	1.602	589.667	SZ3222	2	1	1.264	1.190	1.000
SZ1203	2	1	1.951	1.596	47.000	SZ3223	0	1	1.176	1.803	0.000
SZ1205	2	6	1.234	1.706	58.000	SZ3224	0	1	1.176	1.598	0.000
SZ1207	1	0	1.249	1.176	0.000	SZ3225	0	1	1.176	1.620	0.000

续表

编号	点度中心度		接近中心度		中间点入度	编号	点度中心度		接近中心度		中间中心度
	点入度	点出度	入接近度	出接近度			点入度	点出度	入接近度	出接近度	
SZ2201	7	1	2.317	1.190	41.000	SZ3226	0	1	1.176	1.205	0.000
SZ2202	1	1	1.205	1.205	0.000	SZ3227	0	1	1.176	1.598	0.000
SZ2203	2	0	2.153	1.176	0.000	SZ3228	1	1	1.190	1.598	24.000
SZ2204	3	2	2.128	1.219	70.000	SZ3229	0	1	1.176	1.612	0.000
SZ2205	2	1	2.291	1.190	0.000	SZ3230	0	1	1.176	1.205	0.000
SZ2206	1	0	1.205	1.176	0.000	SZ3231	0	1	1.176	1.205	0.000
SZ2207	1	0	1.205	1.176	0.000	SZ3232	0	1	1.176	1.617	0.000
SZ3201	2	2	1.980	1.587	205.000	SZ3233	2	1	1.265	1.190	4.000
SZ3202	1	23	1.190	1.986	34.000	SZ3234	1	1	1.219	1.763	0.000
SZ3203	1	0	1.205	1.176	0.000	SZ3235	2	3	1.219	1.782	82.000
SZ3204	1	1	1.205	1.607	0.000	SZ3236	1	1	1.190	1.190	1.000
SZ3214	3	2	1.956	1.595	142.000	SZ3237	2	3	1.219	1.774	35.000
SZ3205	2	1	2.003	1.205	32.000	SZ2216	4	1	1.298	1.205	16.000
SZ3206	2	1	1.966	1.589	127.000	SZ2217	2	1	1.347	1.190	1.000
SZ3207	2	2	1.943	1.598	75.000	SZ2218	2	1	1.349	1.190	9.000
SZ3208	1	1	1.205	1.249	0.000	SZ3238	0	1	1.176	1.620	0.000
SZ3209	1	1	1.190	1.970	0.000	SZ3239	1	2	1.190	1.234	4.000
SZ3210	1	0	1.205	1.176	0.000	SZ3240	0	1	1.176	1.219	0.000
SZ3211	2	2	1.219	1.234	4.000	SZ3241	0	1	1.176	1.233	0.000
SZ3212	1	1	1.205	1.614	0.000	SZ3242	1	1	1.190	1.219	3.000
SZ3213	2	0	2.017	1.176	0.000	SZ3243	0	1	1.176	1.233	0.000
SZ3215	1	0	1.205	1.176	0.000	SZ3244	0	0	1.176	1.176	0.000
SZ3216	3	3	1.993	1.589	386.000	SZ3245	0	1	1.176	1.249	0.000
SZ3217	2	1	2.017	1.234	100.000	SZ3246	0	0	1.176	1.176	0.000
SZ2208	11	1	2.016	1.580	169.667	SZ3247	1	1	1.205	1.190	0.000
SZ2209	6	4	2.010	1.593	386.833	SZ3248	0	1	1.176	1.233	0.000
SZ2210	1	1	1.979	1.575	0.000	SZ3249	0	1	1.176	1.205	0.000
SZ2211	0	1	1.176	1.190	0.000	SZ3250	0	2	1.176	1.674	0.000
SZ2212	4	2	2.003	1.587	173.500	SZ3251	3	1	1.234	1.219	6.000
SZ2213	2	4	1.994	1.588	35.000	SZ3252	2	1	1.205	1.190	1.000
SZ2214	0	4	1.176	1.613	0.000	SZ2219	1	1	1.219	1.726	0.000
SZ2215	2	3	2.003	1.596	336.000	SZ2220	1	3	1.205	1.820	10.000

续表

编号	点度中心度		接近中心度		中间点入度	编号	点度中心度		接近中心度		中间中心度
	点入度	点出度	入接近度	出接近度			点入度	点出度	入接近度	出接近度	
SZ3218	1	1	1.975	1.575	22.000	SZ2221	1	4	1.205	1.825	20.500
SZ3219	1	1	1.989	1.570	35.000	SZ2222	2	3	1.205	1.819	9.833
SZ3220	3	1	1.265	1.190	5.000	SZ2223	1	0	1.190	1.176	0.000
SZ3221	1	1	1.264	1.190	0.000	SZ2224	0	1	1.176	1.190	0.000

(5)濉溪县中医院医共体高血压管理人员网络图

图5.5呈现了濉溪县中医院医共体的个体网络图,从下图中可以看出,在各个网络中,濉溪县中医院医共体高血压管理人员间的联系较少,较为分散。这表明医务人员之间缺乏沟通交流,他们之间的协同合作相对较少,未形成良好的沟通格局。牵头单位也并未在其中起到关键的带头作用,成员单位之间缺乏合作,不能为进一步提高高血压管理水平提供助力。

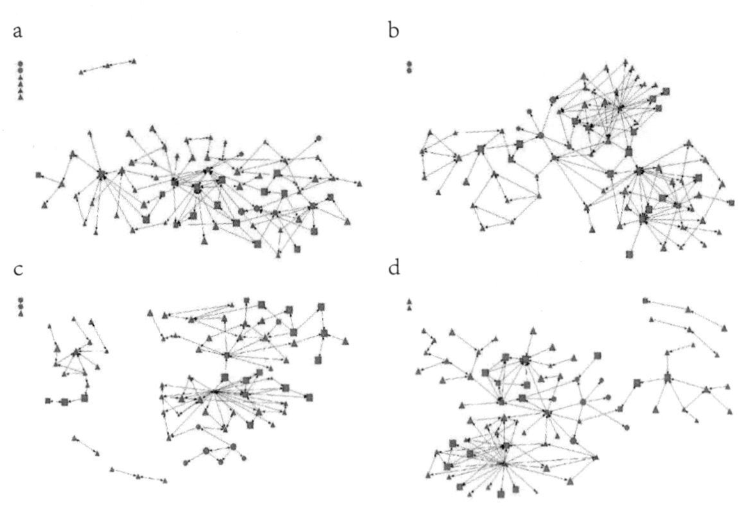

图5.5 濉溪县中医院医共体个体网络

注:a为濉溪县中医院医共体高血压管理人员间的咨询网络,b为濉溪县中医院医共体高血压管理人员间的情报网络,c为濉溪县中医院医共体高血压管理人员间的情感网络,d为濉溪县中医院医共体高血压管理人员间的信任网络。圆形代表牵头单位的高血

压管理人员，方形代表成员单位中的社区卫生服务中心或乡镇卫生院的高血压管理人员，三角形代表成员单位中的村卫生室或村卫生所的高血压管理人员。

3.尤溪县总医院医共体

(1)咨询网络

尤溪县总医院医共体高血压管理人员咨询网络各项中心性指标汇总如表5.24。YX21001的点入度和入接近度最高，说明在遇到高血压管理相关的专业问题时，成员会更倾向于向他询问，并且较为容易咨询到他。YX22003的中间中心度最高，说明该高血压管理人员在咨询网络中掌握较强的控制能力。

表5.24　尤溪县总医院医共体高血压管理人员咨询网络中心性分析

编号	点度中心度		接近中心度		中间中心度	编号	点度中心度		接近中心度		中间中心度
	点入度	点出度	入接近度	出接近度			点入度	点出度	入接近度	出接近度	
YX21001	30	0	1.072	0.581	0.000	YX23012	0	0	0.581	0.581	0.000
YX21002	9	0	0.662	0.581	0.000	YX23013	1	0	0.585	0.581	0.000
YX21003	1	0	0.606	0.581	0.000	YX23014	1	0	0.588	0.581	0.000
YX21004	2	3	0.610	0.595	3.000	YX23015	1	6	0.585	0.629	11.500
YX21005	1	0	0.606	0.581	0.000	YX23016	0	0	0.581	0.581	0.000
YX21006	2	1	0.613	0.585	1.000	YX23017	0	3	0.581	0.617	0.000
YX21007	2	0	0.613	0.581	0.000	YX23018	0	0	0.581	0.581	0.000
YX21008	1	2	0.606	0.588	0.000	YX23019	0	0	0.581	0.581	0.000
YX21009	2	0	0.621	0.581	0.000	YX23020	3	0	0.595	0.581	0.000
YX21010	2	18	0.602	0.689	26.000	YX23021	0	5	0.581	0.666	0.000
YX21011	7	0	0.610	0.581	0.000	YX23022	0	1	0.581	0.620	0.000
YX21012	5	17	0.602	0.689	0.000	YX23023	2	1	0.588	0.585	1.000
YX21013	6	0	0.606	0.581	0.000	YX23024	0	0	0.581	0.581	0.000
YX21014	6	0	0.606	0.581	0.000	YX23025	0	4	0.581	0.624	0.000
YX21015	5	17	0.602	0.689	0.000	YX23026	1	1	0.585	0.585	0.000
YX21016	5	27	0.602	0.690	56.000	YX23027	1	1	0.585	0.585	0.000
YX21017	5	17	0.602	0.689	0.000	YX23028	2	4	0.588	0.624	13.000
YX21018	5	17	0.602	0.689	0.000	YX23029	1	1	0.588	0.585	0.000
YX21019	6	0	0.606	0.581	0.000	YX23030	2	2	0.588	0.588	4.000
YX21020	1	1	0.606	0.585	0.000	YX23031	0	2	0.581	0.613	0.000

续表

编号	点度中心度		接近中心度		中间中心度	编号	点度中心度		接近中心度		中间中心度
	点入度	点出度	入接近度	出接近度			点入度	点出度	入接近度	出接近度	
YX21021	6	0	0.606	0.581	0.000	YX23032	1	0	0.585	0.581	0.000
YX21022	6	0	0.606	0.581	0.000	YX23033	0	3	0.581	0.606	0.000
YX21023	6	0	0.606	0.581	0.000	YX23034	0	0	0.581	0.581	0.000
YX21024	6	1	0.602	0.689	2.000	YX23035	0	0	0.581	0.581	0.000
YX21025	6	0	0.606	0.581	0.000	YX23036	0	0	0.581	0.581	0.000
YX21026	6	0	0.606	0.581	0.000	YX23037	1	0	0.592	0.581	0.000
YX21027	6	0	0.606	0.581	0.000	YX22048	1	4	0.585	0.595	3.000
YX21028	7	0	0.610	0.581	0.000	YX22049	0	0	0.581	0.581	0.000
YX22001	1	2	0.645	0.613	72.000	YX22050	9	0	0.625	0.581	0.000
YX22002	0	5	0.581	0.666	0.000	YX22051	1	0	0.588	0.581	0.000
YX22003	11	2	0.708	0.609	136.533	YX22052	1	1	0.585	0.595	0.000
YX22004	1	6	0.585	0.641	15.000	YX22053	2	0	0.588	0.581	0.000
YX22005	0	1	0.581	0.585	0.000	YX22054	2	0	0.595	0.581	0.000
YX22006	3	1	0.602	0.585	1.033	YX22055	1	0	0.588	0.581	0.000
YX22007	0	2	0.581	0.588	0.000	YX22056	0	0	0.581	0.581	0.000
YX22008	4	2	0.606	0.588	14.000	YX22057	0	4	0.581	0.625	0.000
YX22009	3	0	0.716	0.581	0.000	YX22058	0	2	0.581	0.610	0.000
YX22010	0	2	0.581	0.595	0.000	YX22059	0	1	0.581	0.585	0.000
YX22011	1	1	0.588	0.585	0.200	YX22060	1	3	0.588	0.592	4.000
YX22012	3	3	0.706	0.609	43.700	YX22061	1	2	0.585	0.592	2.500
YX22013	2	4	0.588	0.628	16.000	YX22062	0	2	0.581	0.588	0.000
YX22014	1	2	0.707	0.610	108.000	YX22063	1	1	0.585	0.585	1.000
YX22015	2	3	0.592	0.617	9.700	YX22064	1	2	0.585	0.595	3.500
YX22016	10	0	0.755	0.581	0.000	YX22065	1	3	0.585	0.592	3.000
YX22017	0	0	0.581	0.581	0.000	YX23038	0	1	0.581	0.585	0.000
YX22018	1	2	0.588	0.595	3.000	YX23039	0	1	0.581	0.585	0.000
YX22019	0	2	0.581	0.632	0.000	YX23040	0	1	0.581	0.588	0.000
YX22020	3	4	0.592	0.625	22.000	YX23041	0	0	0.581	0.581	0.000
YX22021	0	0	0.581	0.581	0.000	YX23042	2	1	0.592	0.585	3.000
YX22022	0	4	0.581	0.629	0.000	YX23043	0	1	0.581	0.585	0.000
YX22023	1	3	0.585	0.628	2.500	YX23044	0	1	0.581	0.585	0.000
YX22024	0	2	0.581	0.640	0.000	YX23045	0	1	0.581	0.585	0.000

续表

编号	点度中心度		接近中心度		中间中心度	编号	点度中心度		接近中心度		中间中心度
	点入度	点出度	入接近度	出接近度			点入度	点出度	入接近度	出接近度	
YX22025	0	3	0.581	0.632	0.000	YX23046	0	1	0.581	0.585	0.000
YX22026	0	0	0.581	0.581	0.000	YX23047	0	0	0.581	0.581	0.000
YX22027	0	2	0.581	0.628	0.000	YX23048	0	2	0.581	0.588	0.000
YX22028	0	4	0.581	0.629	0.000	YX23049	1	2	0.585	0.595	4.000
YX22029	0	2	0.581	0.595	0.000	YX23050	1	0	0.585	0.581	0.000
YX22030	2	0	0.592	0.581	0.000	YX23051	0	1	0.581	0.585	0.000
YX22031	0	0	0.581	0.581	0.000	YX23052	0	1	0.581	0.585	0.000
YX22032	1	0	0.585	0.581	0.000	YX23053	0	0	0.581	0.581	0.000
YX22033	0	0	0.581	0.581	0.000	YX23054	1	1	0.588	0.588	4.000
YX22034	0	1	0.581	0.620	0.000	YX22066	12	1	0.637	0.585	10.500
YX22035	1	0	0.588	0.581	0.000	YX22067	3	3	0.599	0.606	6.833
YX22036	1	1	0.592	0.624	0.000	YX22068	3	2	0.617	0.592	9.500
YX22037	17	2	0.728	0.588	33.833	YX22069	4	0	0.617	0.581	0.000
YX22038	4	0	0.602	0.581	0.000	YX22070	2	0	0.621	0.581	0.000
YX22039	10	3	0.641	0.617	93.500	YX22071	5	2	0.613	0.595	7.500
YX22040	0	0	0.581	0.581	0.000	YX22072	0	2	0.581	0.606	0.000
YX22041	0	0	0.581	0.581	0.000	YX22073	1	0	0.588	0.581	0.000
YX22042	2	2	0.707	0.610	97.000	YX22074	4	4	0.610	0.602	14.000
YX22043	1	1	0.592	0.585	3.000	YX22075	0	3	0.581	0.625	0.000
YX22044	0	0	0.581	0.581	0.000	YX22076	1	0	0.588	0.581	0.000
YX22045	2	2	0.706	0.610	30.000	YX22077	0	0	0.581	0.581	0.000
YX22046	0	3	0.581	0.599	0.000	YX22078	1	3	0.585	0.613	1.167
YX22047	0	3	0.581	0.624	0.000	YX22079	1	3	0.585	0.613	3.000
YX23001	2	0	0.613	0.581	0.000	YX22080	1	1	0.585	0.588	2.000
YX23002	1	0	0.610	0.581	0.000	YX22081	0	2	0.581	0.595	0.000
YX23003	0	0	0.581	0.581	0.000	YX22082	0	0	0.581	0.581	0.000
YX23004	0	3	0.581	0.624	0.000	YX23055	0	1	0.581	0.585	0.000
YX23005	0	2	0.581	0.624	0.000	YX23056	0	0	0.581	0.581	0.000
YX23006	1	3	0.585	0.621	8.500	YX23057	1	5	0.585	0.610	2.833
YX23007	0	0	0.581	0.581	0.000	YX23058	1	8	0.585	0.617	5.667
YX23008	0	0	0.581	0.581	0.000	YX23059	0	2	0.581	0.606	0.000
YX23009	1	0	0.585	0.581	0.000	YX23060	0	0	0.581	0.581	0.000

续表

编号	点度中心度		接近中心度		中间中心度	编号	点度中心度		接近中心度		中间中心度
	点入度	点出度	入接近度	出接近度			点入度	点出度	入接近度	出接近度	
YX23010	0	0	0.581	0.581	0.000	YX23061	0	1	0.581	0.588	0.000
YX23011	0	0	0.581	0.581	0.000	YX23062	0	1	0.581	0.588	0.000

(2)情报网络

尤溪县总医院医共体高血压管理人员情报网络各项中心性指标汇总如表5.25。YX21001的点入度和入接近度最高,说明在询问高血压管理相关信息时,更多的成员向他请教,并且较为容易咨询到他。YX22050的中间中心度最高,说明该高血压管理人员在情报网络中掌握较强的控制能力。

表5.25 尤溪县总医院医共体高血压管理人员情报网络中心性分析

编号	点度中心度		接近中心度		中间中心度	编号	点度中心度		接近中心度		中间中心度
	点入度	点出度	入接近度	出接近度			点入度	点出度	入接近度	出接近度	
YX21001	24	0	1.273	0.581	0.000	YX23012	0	1	0.581	0.613	0.000
YX21002	13	0	1.218	0.581	0.000	YX23013	1	4	0.585	0.683	26.000
YX21003	8	0	0.98	0.581	0.000	YX23014	1	0	0.585	0.581	0.000
YX21004	6	2	0.637	0.606	2.000	YX23015	2	2	0.716	0.602	32.000
YX21005	6	0	0.754	0.581	0.000	YX23016	2	0	0.720	0.581	0.000
YX21006	5	5	0.637	0.606	2.000	YX23017	0	3	0.581	0.657	0.000
YX21007	5	6	0.637	0.606	6.000	YX23018	1	0	0.711	0.581	0.000
YX21008	4	2	0.629	0.588	0.000	YX23019	0	0	0.581	0.581	0.000
YX21009	5	0	0.641	0.581	0.000	YX23020	1	0	0.585	0.581	0.000
YX21010	6	19	0.625	0.689	49.000	YX23021	2	6	0.688	0.688	661.024
YX21011	13	0	1.085	0.581	0.000	YX23022	0	5	0.581	0.697	0.000
YX21012	7	17	0.625	0.689	0.000	YX23023	2	2	0.712	0.660	397.000
YX21013	8	3	0.625	0.689	0.625	YX23024	1	0	0.585	0.581	0.000
YX21014	8	0	0.629	0.581	0.000	YX23025	0	0	0.581	0.581	0.000
YX21015	9	9	0.625	0.689	25.125	YX23026	1	1	0.588	0.585	0.000
YX21016	8	27	0.625	0.690	25.125	YX23027	2	1	0.588	0.585	1.000
YX21017	7	18	0.625	0.689	0.125	YX23028	3	3	0.712	0.602	8.000

续表

编号	点度中心度		接近中心度		中间中心度	编号	点度中心度		接近中心度		中间中心度
	点入度	点出度	入接近度	出接近度			点入度	点出度	入接近度	出接近度	
YX21018	7	18	0.625	0.689	0.125	YX23029	2	2	0.711	0.660	13.000
YX21019	8	0	0.629	0.581	0.000	YX23030	0	2	0.581	0.588	0.000
YX21020	8	2	0.625	0.689	0.000	YX23031	0	7	0.581	0.666	0.000
YX21021	9	2	0.625	0.689	0.500	YX23032	0	0	0.581	0.581	0.000
YX21022	9	27	0.625	0.690	36.042	YX23033	1	2	0.678	0.599	25.476
YX21023	8	27	0.625	0.690	23.542	YX23034	0	0	0.581	0.581	0.000
YX21024	9	2	0.625	0.689	1.250	YX23035	0	0	0.581	0.581	0.000
YX21025	9	0	0.629	0.581	0.000	YX23036	1	0	0.585	0.581	0.000
YX21026	9	0	0.629	0.581	0.000	YX23037	1	0	0.585	0.581	0.000
YX21027	8	27	0.625	0.690	23.542	YX22048	3	3	0.665	0.854	29.333
YX21028	9	0	0.629	0.581	0.000	YX22049	2	2	0.670	0.696	70.371
YX22001	2	1	0.813	0.652	0.000	YX22050	12	6	0.666	0.856	841.898
YX22002	4	1	0.807	0.653	43.967	YX22051	7	2	0.666	0.853	35.400
YX22003	11	3	0.815	0.652	522.167	YX22052	3	3	0.665	0.853	57.167
YX22004	3	1	0.592	0.657	14.633	YX22053	3	1	0.666	0.853	157.000
YX22005	0	1	0.581	0.585	0.000	YX22054	2	2	0.670	0.588	6.283
YX22006	2	3	0.811	0.652	78.233	YX22055	4	3	0.666	0.854	45.488
YX22007	1	2	0.811	0.653	292.500	YX22056	1	2	0.669	0.701	36.838
YX22008	4	1	0.844	0.595	50.233	YX22057	2	4	0.666	0.852	111.033
YX22009	0	2	0.581	0.661	0.000	YX22058	2	4	0.665	0.853	42.500
YX22010	1	0	0.816	0.581	0.000	YX22059	2	0	0.670	0.581	0.000
YX22011	2	2	0.599	0.599	13.667	YX22060	3	3	0.666	0.850	80.210
YX22012	2	4	0.842	0.595	63.367	YX22061	1	2	0.665	0.853	0.833
YX22013	3	2	0.813	0.653	448.500	YX22062	4	4	0.666	0.853	107.600
YX22014	4	4	0.810	0.653	321.600	YX22063	1	2	0.665	0.851	0.000
YX22015	1	4	0.815	0.599	34.300	YX22064	2	17	0.666	0.856	201.986
YX22016	7	0	0.962	0.581	0.000	YX22065	5	6	0.666	0.855	290.726
YX22017	0	0	0.581	0.581	0.000	YX23038	3	1	0.679	0.692	637.524
YX22018	0	4	0.581	0.606	0.000	YX23039	1	1	0.665	0.853	46.500
YX22019	0	2	0.581	0.657	0.000	YX23040	0	2	0.581	0.609	0.000
YX22020	1	3	0.585	0.688	27.000	YX23041	3	0	0.674	0.581	0.000
YX22021	0	0	0.581	0.581	0.000	YX23042	2	1	0.674	0.602	44.476

续表

编号	点度中心度		接近中心度		中间中心度	编号	点度中心度		接近中心度		中间中心度
	点入度	点出度	入接近度	出接近度			点入度	点出度	入接近度	出接近度	
YX22022	2	5	0.707	0.610	94.500	YX23043	0	1	0.581	0.861	0.000
YX22023	1	0	0.585	0.581	0.000	YX23044	0	1	0.581	0.585	0.000
YX22024	0	2	0.581	0.606	0.000	YX23045	1	2	0.665	0.854	45.000
YX22025	0	4	0.581	0.666	0.000	YX23046	0	2	0.581	0.861	0.000
YX22026	0	1	0.581	0.585	0.000	YX23047	0	0	0.581	0.581	0.000
YX22027	1	3	0.588	0.679	12.667	YX23048	0	1	0.581	0.861	0.000
YX22028	0	2	0.581	0.588	0.000	YX23049	1	2	0.665	0.852	32.500
YX22029	0	4	0.581	0.707	0.000	YX23050	1	0	0.670	0.581	0.000
YX22030	3	0	0.592	0.581	0.000	YX23051	0	1	0.581	0.861	0.000
YX22031	0	0	0.581	0.581	0.000	YX23052	0	1	0.581	0.858	0.000
YX22032	0	0	0.581	0.581	0.000	YX23053	1	0	0.67	0.581	0.000
YX22033	1	0	0.588	0.581	0.000	YX23054	2	1	0.666	0.851	59.333
YX22034	0	2	0.581	0.599	0.000	YX22066	12	4	0.641	0.613	83.500
YX22035	0	0	0.581	0.581	0.000	YX22067	1	3	0.595	0.628	4.000
YX22036	0	2	0.581	0.697	0.000	YX22068	1	3	0.640	0.613	8.500
YX22037	18	2	0.936	0.595	81.000	YX22069	3	0	0.644	0.581	0.000
YX22038	4	0	0.942	0.581	0.000	YX22070	0	0	0.581	0.581	0.000
YX22039	14	3	0.936	0.595	87.500	YX22071	4	3	0.641	0.613	50.000
YX22040	0	0	0.581	0.581	0.000	YX22072	2	2	0.640	0.613	16.000
YX22041	0	4	0.581	0.661	0.000	YX22073	1	1	0.592	0.617	4.500
YX22042	2	5	0.809	0.653	157.500	YX22074	2	3	0.640	0.613	12.000
YX22043	1	0	0.592	0.581	0.000	YX22075	0	4	0.581	0.625	0.000
YX22044	0	0	0.581	0.581	0.000	YX22076	0	0	0.581	0.581	0.000
YX22045	1	3	0.588	0.679	40.000	YX22077	1	0	0.585	0.581	0.000
YX22046	0	2	0.581	0.588	0.000	YX22078	1	3	0.585	0.621	1.500
YX22047	0	1	0.581	0.599	0.000	YX22079	0	5	0.581	0.629	0.000
YX23001	0	0	0.581	0.581	0.000	YX22080	2	4	0.595	0.629	19.000
YX23002	1	3	0.592	0.621	12.167	YX22081	0	4	0.581	0.645	0.000
YX23003	1	0	0.588	0.581	0.000	YX22082	0	0	0.581	0.581	0.000
YX23004	0	0	0.581	0.581	0.000	YX23055	5	2	0.645	0.588	4.000
YX23005	1	6	0.585	0.610	8.000	YX23056	0	0	0.581	0.581	0.000
YX23006	1	2	0.588	0.599	0.000	YX23057	3	2	0.641	0.613	44.000

续表

编号	点度中心度		接近中心度		中间中心度	编号	点度中心度		接近中心度		中间中心度
	点入度	点出度	入接近度	出接近度			点入度	点出度	入接近度	出接近度	
YX23007	2	0	0.592	0.581	0.000	YX23058	2	2	0.588	0.621	7.000
YX23008	1	0	0.585	0.581	0.000	YX23059	1	1	0.585	0.617	0.000
YX23009	1	0	0.585	0.581	0.000	YX23060	1	0	0.588	0.581	0.000
YX23010	1	0	0.585	0.581	0.000	YX23061	2	1	0.595	0.628	5.000
YX23011	0	0	0.581	0.581	0.000	YX23062	1	3	0.595	0.628	3.000

(3)情感网络

尤溪县总医院医共体高血压管理人员情感网络各项中心性指标汇总如表5.26。YX21001、YX21028的点入度和入接近度较高，说明在遇到高血压管理相关的专业问题时，成员会更倾向于向他们询问，并且较为容易咨询到他们。YX22064的点出度和中间中心度较高，说明该高血压管理人员在情感网络中处于倾诉者的位置，对网络具有较强的控制能力。

表5.26　尤溪县总医院医共体高血压管理人员情感网络中心性分析

编号	点度中心度		接近中心度		中间中心度	编号	点度中心度		接近中心度		中间中心度
	点入度	点出度	入接近度	出接近度			点入度	点出度	入接近度	出接近度	
YX21001	9	0	0.749	0.581	0.000	YX23012	0	1	0.581	0.595	0.000
YX21002	7	0	0.698	0.581	0.000	YX23013	0	1	0.581	0.585	0.000
YX21003	7	0	0.645	0.581	0.000	YX23014	2	0	0.588	0.581	0.000
YX21004	6	1	0.641	0.602	2.000	YX23015	0	1	0.581	0.585	0.000
YX21005	6	0	0.707	0.581	0.000	YX23016	1	0	0.585	0.581	0.000
YX21006	5	4	0.641	0.602	0.000	YX23017	1	2	0.585	0.592	3.000
YX21007	5	6	0.641	0.602	6.000	YX23018	0	0	0.581	0.581	0.000
YX21008	4	2	0.629	0.688	0.000	YX23019	0	0	0.581	0.581	0.000
YX21009	4	0	0.632	0.581	0.000	YX23020	0	0	0.581	0.581	0.000
YX21010	7	3	0.629	0.689	69.000	YX23021	2	6	0.588	0.629	26.000
YX21011	6	0	0.633	0.581	0.000	YX23022	0	3	0.581	0.595	0.000
YX21012	7	4	0.629	0.688	5.250	YX23023	2	2	0.595	0.595	12.000
YX21013	6	6	0.629	0.689	104.000	YX23024	1	0	0.588	0.581	0.000

续表

编号	点度中心度		接近中心度		中间中心度	编号	点度中心度		接近中心度		中间中心度
	点入度	点出度	入接近度	出接近度			点入度	点出度	入接近度	出接近度	
YX21014	5	0	0.633	0.581	0.000	YX23025	0	0	0.581	0.581	0.000
YX21015	7	3	0.629	0.688	2.250	YX23026	1	1	0.585	0.585	0.000
YX21016	7	27	0.629	0.690	121.917	YX23027	1	1	0.585	0.585	0.000
YX21017	5	3	0.629	0.688	1.500	YX23028	1	2	0.592	0.592	0.000
YX21018	5	4	0.629	0.689	0.667	YX23029	1	2	0.595	0.595	0.000
YX21019	5	0	0.632	0.581	0.000	YX23030	1	1	0.585	0.585	1.000
YX21020	4	2	0.629	0.689	0.000	YX23031	0	3	0.581	0.613	0.000
YX21021	5	3	0.629	0.689	25.000	YX23032	0	2	0.581	0.588	0.000
YX21022	4	27	0.629	0.690	23.500	YX23033	1	0	0.585	0.581	0.000
YX21023	3	27	0.628	0.690	0.000	YX23034	0	0	0.581	0.581	0.000
YX21024	4	2	0.629	0.689	0.000	YX23035	0	0	0.581	0.581	0.000
YX21025	4	0	0.632	0.581	0.000	YX23036	1	0	0.585	0.581	0.000
YX21026	5	0	0.633	0.581	0.000	YX23037	1	0	0.585	0.581	0.000
YX21027	4	27	0.629	0.690	49.917	YX22048	2	1	0.632	0.592	3.000
YX21028	10	0	0.633	0.581	0.000	YX22049	1	1	0.628	0.592	0.000
YX22001	1	2	0.609	0.588	8.000	YX22050	6	2	0.680	0.588	25.083
YX22002	0	1	0.581	0.636	0.000	YX22051	5	2	0.625	0.649	95.250
YX22003	5	1	0.610	0.588	14.000	YX22052	3	2	0.625	0.648	52.333
YX22004	0	1	0.581	0.621	0.000	YX22053	9	1	0.680	0.588	21.000
YX22005	0	1	0.581	0.585	0.000	YX22054	2	1	0.679	0.588	0.000
YX22006	0	1	0.581	0.592	0.000	YX22055	4	4	0.625	0.649	44.167
YX22007	2	3	0.606	0.632	89.000	YX22056	2	1	0.628	0.585	13.000
YX22008	4	0	0.648	0.581	0.000	YX22057	1	2	0.624	0.649	0.000
YX22009	1	3	0.632	0.595	19.500	YX22058	2	2	0.624	0.648	17.000
YX22010	2	0	0.621	0.581	0.000	YX22059	3	1	0.625	0.648	5.750
YX22011	1	1	0.585	0.585	1.000	YX22060	1	2	0.624	0.649	0.000
YX22012	2	1	0.620	0.585	6.000	YX22061	2	1	0.624	0.648	0.000
YX22013	1	1	0.599	0.636	66.000	YX22062	1	2	0.624	0.648	0.000
YX22014	3	3	0.617	0.617	74.000	YX22063	3	1	0.625	0.648	35.750
YX22015	1	1	0.620	0.585	5.000	YX22064	3	17	0.624	0.649	122.083
YX22016	1	0	0.592	0.581	0.000	YX22065	3	3	0.625	0.649	88.583
YX22017	0	0	0.581	0.581	0.000	YX23038	0	1	0.581	0.632	0.000

续表

编号	点度中心度		接近中心度		中间中心度	编号	点度中心度		接近中心度		中间中心度
	点入度	点出度	入接近度	出接近度			点入度	点出度	入接近度	出接近度	
YX22018	0	0	0.581	0.581	0.000	YX23039	0	1	0.581	0.592	0.000
YX22019	0	2	0.581	0.664	0.000	YX23040	0	1	0.581	0.595	0.000
YX22020	2	1	0.588	0.647	31.500	YX23041	0	0	0.581	0.581	0.000
YX22021	1	0	0.599	0.581	0.000	YX23042	0	0	0.581	0.581	0.000
YX22022	2	2	0.595	0.588	7.000	YX23043	1	1	0.585	0.592	3.000
YX22023	1	0	0.585	0.581	0.000	YX23044	0	1	0.581	0.632	0.000
YX22024	1	1	0.595	0.588	0.000	YX23045	0	0	0.581	0.581	0.000
YX22025	1	1	0.592	0.644	46.500	YX23046	0	0	0.581	0.581	0.000
YX22026	1	1	0.585	0.585	1.000	YX23047	0	0	0.581	0.581	0.000
YX22027	1	2	0.585	0.602	5.500	YX23048	0	1	0.581	0.592	0.000
YX22028	0	2	0.581	0.588	0.000	YX23049	0	1	0.581	0.652	0.000
YX22029	0	3	0.581	0.669	0.000	YX23050	0	0	0.581	0.581	0.000
YX22030	2	0	0.639	0.581	0.000	YX23051	0	1	0.581	0.592	0.000
YX22031	0	0	0.581	0.581	0.000	YX23052	0	1	0.581	0.592	0.000
YX22032	0	0	0.581	0.581	0.000	YX23053	0	0	0.581	0.581	0.000
YX22033	1	0	0.588	0.581	0.000	YX23054	0	1	0.581	0.592	0.000
YX22034	3	0	0.636	0.581	0.000	YX22066	3	1	0.610	0.595	32.000
YX22035	0	0	0.581	0.581	0.000	YX22067	3	3	0.599	0.609	10.000
YX22036	2	1	0.632	0.595	29.500	YX22068	2	1	0.595	0.585	1.000
YX22037	4	1	0.632	0.588	16.000	YX22069	2	0	0.592	0.581	0.000
YX22038	1	0	0.636	0.581	0.000	YX22070	0	0	0.581	0.581	0.000
YX22039	4	2	0.632	0.588	15.000	YX22071	2	1	0.595	0.585	2.000
YX22040	0	0	0.581	0.581	0.000	YX22072	0	2	0.581	0.592	0.000
YX22041	1	0	0.588	0.581	0.000	YX22073	0	1	0.581	0.613	0.000
YX22042	1	4	0.617	0.617	43.000	YX22074	1	1	0.613	0.592	27.000
YX22043	1	1	0.588	0.585	2.000	YX22075	0	2	0.581	0.617	0.000
YX22044	1	0	0.588	0.581	0.000	YX22076	1	0	0.585	0.581	0.000
YX22045	2	2	0.632	0.595	37.000	YX22077	0	0	0.581	0.581	0.000
YX22046	0	0	0.581	0.581	0.000	YX22078	3	2	0.599	0.609	1.000
YX22047	1	2	0.595	0.640	59.500	YX22079	3	3	0.599	0.610	26.000
YX23001	0	0	0.581	0.581	0.000	YX22080	1	2	0.585	0.588	1.000
YX23002	0	2	0.581	0.599	0.000	YX22081	2	2	0.599	0.609	8.000

续表

编号	点度中心度		接近中心度		中间中心度	编号	点度中心度		接近中心度		中间中心度
	点入度	点出度	入接近度	出接近度			点入度	点出度	入接近度	出接近度	
YX23003	1	0	0.588	0.581	0.000	YX22082	0	0	0.581	0.581	0.000
YX23004	0	0	0.581	0.581	0.000	YX23055	2	2	0.621	0.588	22.000
YX23005	1	3	0.585	0.592	3.000	YX23056	0	0	0.581	0.581	0.000
YX23006	1	0	0.588	0.581	0.000	YX23057	0	1	0.581	0.599	0.000
YX23007	1	0	0.588	0.581	0.000	YX23058	1	1	0.585	0.588	2.000
YX23008	1	0	0.585	0.581	0.000	YX23059	0	1	0.581	0.599	0.000
YX23009	0	0	0.581	0.581	0.000	YX23060	0	0	0.581	0.581	0.000
YX23010	0	0	0.581	0.581	0.000	YX23061	1	1	0.585	0.588	0.000
YX23011	0	0	0.581	0.581	0.000	YX23062	0	2	0.581	0.602	0.000

(4)信任网络

尤溪县总医院医共体高血压管理人员信任网络各项中心性指标汇总如表5.27。YX21001的点入度和入接近度最高,说明医共体高血压管理人员对其的信任度更高,其专业能力受到大家的信任。YX22037的中间中心度最高,说明该高血压管理人员在信任网络中掌握较强的控制能力。

表5.27　尤溪县总医院医共体高血压管理人员信任网络中心性分析

编号	点度中心度		接近中心度		中间中心度	编号	点度中心度		接近中心度		中间中心度
	点入度	点出度	入接近度	出接近度			点入度	点出度	入接近度	出接近度	
YX21001	30	0	1.257	0.581	0.000	YX23012	0	1	0.581	0.585	0.000
YX21002	17	0	0.957	0.581	0.000	YX23013	0	2	0.581	0.610	0.000
YX21003	5	0	0.602	0.581	0.000	YX23014	0	0	0.581	0.581	0.000
YX21004	6	2	0.606	0.588	2.000	YX23015	0	1	0.581	0.602	0.000
YX21005	6	0	0.629	0.581	0.000	YX23016	0	0	0.581	0.581	0.000
YX21006	4	1	0.599	0.585	0.000	YX23017	0	2	0.581	0.606	0.000
YX21007	4	5	0.599	0.599	0.000	YX23018	0	0	0.581	0.581	0.000
YX21008	4	1	0.599	0.585	0.000	YX23019	0	0	0.581	0.581	0.000
YX21009	4	0	0.599	0.581	0.000	YX23020	1	0	0.585	0.581	0.000
YX21010	11	2	0.625	0.588	1.000	YX23021	0	6	0.581	0.625	0.000

续表

编号	点度中心度		接近中心度		中间中心度	编号	点度中心度		接近中心度		中间中心度
	点入度	点出度	入接近度	出接近度			点入度	点出度	入接近度	出接近度	
YX21011	13	0	0.633	0.581	0.000	YX23022	1	4	0.585	0.610	4.500
YX21012	4	3	0.599	0.592	0.000	YX23023	2	2	0.595	0.592	2.500
YX21013	4	3	0.599	0.592	0.000	YX23024	0	0	0.581	0.581	0.000
YX21014	4	0	0.599	0.581	0.000	YX23025	0	0	0.581	0.581	0.000
YX21015	4	3	0.599	0.592	0.000	YX23026	0	1	0.581	0.585	0.000
YX21016	4	27	0.595	0.690	26.000	YX23027	1	0	0.585	0.581	0.000
YX21017	4	3	0.599	0.592	0.000	YX23028	2	2	0.588	0.602	2.500
YX21018	4	3	0.599	0.592	0.000	YX23029	3	2	0.595	0.592	5.500
YX21019	4	0	0.599	0.581	0.000	YX23030	0	1	0.581	0.592	0.000
YX21020	4	3	0.599	0.592	0.000	YX23031	0	4	0.581	0.621	0.000
YX21021	4	1	0.595	0.689	0.000	YX23032	0	0	0.581	0.581	0.000
YX21022	3	27	0.595	0.690	0.000	YX23033	0	0	0.581	0.581	0.000
YX21023	3	27	0.595	0.690	0.000	YX23034	0	0	0.581	0.581	0.000
YX21024	4	2	0.599	0.592	0.000	YX23035	0	0	0.581	0.581	0.000
YX21025	4	0	0.599	0.581	0.000	YX23036	0	0	0.581	0.581	0.000
YX21026	4	0	0.599	0.581	0.000	YX23037	0	0	0.581	0.581	0.000
YX21027	3	27	0.595	0.690	0.000	YX22048	2	2	0.606	0.588	1.686
YX21028	4	0	0.599	0.581	0.000	YX22049	1	1	0.602	0.585	0.286
YX22001	2	1	0.592	0.585	3.000	YX22050	7	3	0.617	0.592	19.352
YX22002	1	1	0.585	0.592	3.000	YX22051	4	2	0.602	0.595	5.833
YX22003	8	1	0.637	0.585	13.000	YX22052	1	2	0.602	0.595	0.000
YX22004	0	1	0.581	0.588	0.000	YX22053	5	0	0.629	0.581	0.000
YX22005	0	1	0.581	0.585	0.000	YX22054	2	2	0.606	0.588	1.686
YX22006	1	1	0.585	0.588	1.500	YX22055	3	3	0.599	0.657	30.000
YX22007	1	2	0.670	0.588	40.000	YX22056	1	1	0.602	0.585	6.000
YX22008	0	1	0.581	0.588	0.000	YX22057	1	1	0.599	0.657	0.000
YX22009	0	2	0.581	0.599	0.000	YX22058	2	2	0.599	0.657	19.000
YX22010	2	0	0.599	0.581	0.000	YX22059	1	1	0.602	0.585	0.286
YX22011	2	1	0.588	0.585	2.000	YX22060	2	1	0.602	0.585	0.733
YX22012	0	2	0.581	0.592	0.000	YX22061	1	1	0.599	0.656	0.000
YX22013	2	1	0.592	0.585	3.000	YX22062	2	2	0.602	0.588	1.519
YX22014	1	1	0.588	0.588	4.000	YX22063	1	1	0.602	0.585	0.286

续表

编号	点度中心度		接近中心度		中间中心度	编号	点度中心度		接近中心度		中间中心度
	点入度	点出度	入接近度	出接近度			点入度	点出度	入接近度	出接近度	
YX22015	1	2	0.585	0.592	3.000	YX22064	2	17	0.599	0.658	60.333
YX22016	9	0	0.617	0.581	0.000	YX22065	2	6	0.599	0.658	39.000
YX22017	1	0	0.585	0.581	0.000	YX23038	1	1	0.585	0.585	1.000
YX22018	0	3	0.581	0.602	0.000	YX23039	0	1	0.581	0.595	0.000
YX22019	1	2	0.585	0.595	3.500	YX23040	0	1	0.581	0.585	0.000
YX22020	1	2	0.585	0.602	1.000	YX23041	1	0	0.588	0.581	0.000
YX22021	0	0	0.581	0.581	0.000	YX23042	1	0	0.585	0.581	0.000
YX22022	2	3	0.588	0.606	6.000	YX23043	0	1	0.581	0.595	0.000
YX22023	0	0	0.581	0.581	0.000	YX23044	0	1	0.581	0.585	0.000
YX22024	0	2	0.581	0.606	0.000	YX23045	1	0	0.585	0.581	0.000
YX22025	0	2	0.581	0.599	0.000	YX23046	0	0	0.581	0.581	0.000
YX22026	0	1	0.581	0.585	0.000	YX23047	0	0	0.581	0.581	0.000
YX22027	0	3	0.581	0.629	0.000	YX23048	0	0	0.581	0.581	0.000
YX22028	0	2	0.581	0.609	0.000	YX23049	0	1	0.581	0.585	0.000
YX22029	0	3	0.581	0.602	0.000	YX23050	0	0	0.581	0.581	0.000
YX22030	1	0	0.588	0.581	0.000	YX23051	0	1	0.581	0.595	0.000
YX22031	0	0	0.581	0.581	0.000	YX23052	0	1	0.581	0.585	0.000
YX22032	0	0	0.581	0.581	0.000	YX23053	0	0	0.581	0.581	0.000
YX22033	0	0	0.581	0.581	0.000	YX23054	0	1	0.581	0.585	0.000
YX22034	1	0	0.585	0.581	0.000	YX22066	8	2	0.637	0.588	24.000
YX22035	0	0	0.581	0.581	0.000	YX22067	2	2	0.592	0.595	3.000
YX22036	0	2	0.581	0.617	0.000	YX22068	1	3	0.585	0.599	5.000
YX22037	16	2	0.667	0.599	71.000	YX22069	2	0	0.595	0.581	0.000
YX22038	4	0	0.670	0.581	0.000	YX22070	2	0	0.588	0.581	0.000
YX22039	14	2	0.666	0.599	33.000	YX22071	5	1	0.621	0.592	11.000
YX22040	0	0	0.581	0.581	0.000	YX22072	0	2	0.581	0.602	0.000
YX22041	0	0	0.581	0.581	0.000	YX22073	0	1	0.581	0.592	0.000
YX22042	0	3	0.581	0.606	0.000	YX22074	2	3	0.592	0.595	6.000
YX22043	0	0	0.581	0.581	0.000	YX22075	1	4	0.585	0.610	7.000
YX22044	1	0	0.585	0.581	0.000	YX22076	0	0	0.581	0.581	0.000
YX22045	0	3	0.581	0.610	0.000	YX22077	0	0	0.581	0.581	0.000
YX22046	0	3	0.581	0.606	0.000	YX22078	0	1	0.581	0.592	0.000

续表

编号	点度中心度		接近中心度		中间中心度	编号	点度中心度		接近中心度		中间中心度
	点入度	点出度	入接近度	出接近度			点入度	点出度	入接近度	出接近度	
YX22047	0	4	0.581	0.617	0.000	YX22079	0	1	0.581	0.592	0.000
YX23001	0	0	0.581	0.581	0.000	YX22080	1	3	0.585	0.602	6.000
YX23002	0	2	0.581	0.606	0.000	YX22081	0	2	0.581	0.606	0.000
YX23003	0	0	0.581	0.581	0.000	YX22082	0	0	0.581	0.581	0.000
YX23004	0	0	0.581	0.581	0.000	YX23055	0	2	0.581	0.588	0.000
YX23005	0	0	0.581	0.581	0.000	YX23056	1	0	0.592	0.581	0.000
YX23006	0	1	0.581	0.602	0.000	YX23057	1	1	0.588	0.585	2.000
YX23007	0	0	0.581	0.581	0.000	YX23058	1	1	0.585	0.609	0.000
YX23008	0	0	0.581	0.581	0.000	YX23059	0	1	0.581	0.595	0.000
YX23009	0	0	0.581	0.581	0.000	YX23060	0	1	0.581	0.585	0.000
YX23010	0	0	0.581	0.581	0.000	YX23061	0	1	0.581	0.606	0.000
YX23011	0	0	0.581	0.581	0.000	YX23062	0	2	0.581	0.599	0.000

(5)尤溪县总医院医共体高血压管理人员网络图

如图5.6所示，尤溪县总医院医共体高血压管理人员之间的联系角度，呈现出较为杂乱的状态，并未显示出信息仅在机构部门内部成员之间传递的现象，说明医共体高血压管理人员之间存在跨机构、跨部门的沟通协作；也可以看出牵头单位高血压管理人员在网络中居于中心位置，成为信息的重要传递者，在网络中具有较大的影响力。另外，在4个网络中都存在着较多的孤立点，即意味着有部分人员处于网络中的边缘位置，与成员之间缺乏沟通合作。

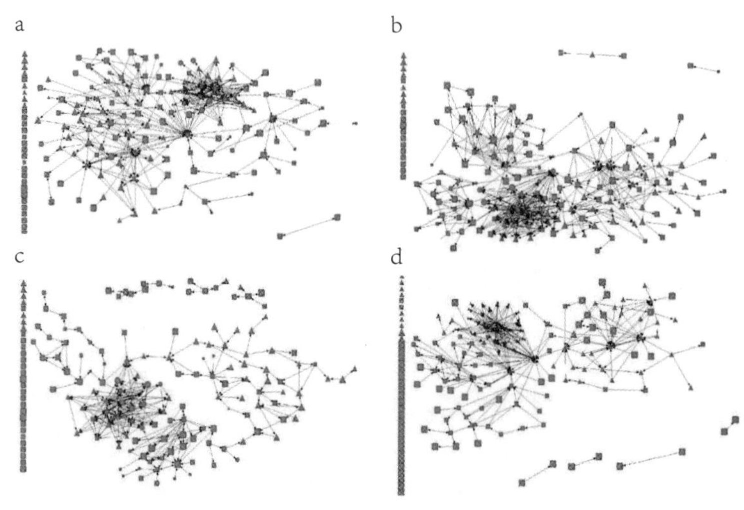

图5.6 尤溪县总医院医共体个体网络

注:a为尤溪县总医院医共体高血压管理人员间的咨询网络,b为尤溪县总医院医共体高血压管理人员间的情报网络,c为尤溪县总医院医共体高血压管理人员间的情感网络,d为尤溪县总医院医共体高血压管理人员间的信任网络。圆形代表牵头单位的高血压管理人员,方形代表成员单位中的社区卫生服务中心或乡镇卫生院的高血压管理人员,三角形代表成员单位中的村卫生室或村卫生所的高血压管理人员。

六、讨　论

(一)机构网络

1.整体网络

各个医共体的网络密度都处于较低的水平,最高的为0.086,各机构之间所有可能的联系中只存在不到9%,说明这3个医共体的疾病管理机构间合作、信息交换、资源共享和社会扶持水平低,多以相对独立的方式开展工作,可能存在协同水平低、缺乏长效合作机制的问题。其无法实现县域内各类医疗卫生服务机构的联合、协同管理,不能提高疾病管理资源整体利用效率,无法达到“县级医院要发挥县域医疗中心和农村三级医疗卫生服务网络龙头作用,加强对基层医疗卫生机构的技术帮扶和人员培训”的要求[205]。从平均距离和凝聚指数也可以看出，濉溪县县医院医共体的凝聚指数要略大于濉溪县中医院医共体和尤溪县总医院医共体，疾病管理网络的凝聚力较强。但总体上来说，各医共体网络都较为缺乏凝聚力，合作网络松散，关系不稳定，进而不利于提高机构间的协同效率。

将4种网络类型进行对比，可以发现，合作网络和信息交换网络的整体密度和凝聚指数略大于资源共享网络与社会扶持网络，说明3个医共体各医疗卫生服务机构现阶段的沟通协作仅多为项目的合作和信息交流，缺少物质、人才资源的共享，并未形成真正的社会扶持关系，协同仍为初期阶段。

因此，必须加强县级医院与下级疾病管理机构间的各维度联系，落实医疗卫生服务机构协同管理。在加强自身建设、提高业务能力和管理水平的同时，牵头单位要主动与成员单位进行疾病管理的信息交流和合作，扩大疾病管理协作的领域，提供必要的社会扶持，探索建立资源共享机制，向成员单位提供必要的人财物的支持。成员单位在遇到疾病管理问题时也要及时向上级医疗卫生服务机构进行咨询，寻求帮助。共同努力落实医疗卫生服务机构协同管理，发挥协同效应和整体优势，为患者提供及时、有效、连续和全程的疾病管理服务。

2.个体网络

从各个医共体中都可以看出，牵头单位处于绝对的网络核心位置，与成员单位存在业务、信息等方面的交流合作，是医共体协同工作中的领头成员。成员单位中的社区卫生服务中心或乡镇卫生院在网络中也处于相对核心的位置，在县医院和村卫生室之间起着“桥梁”作用。处于同等高血压管理级别的村卫生室在网络中也存在着核心与边缘的区别，部分村卫生室与其他卫生室保持合作、沟通，中心性相对较高，另有少部分村卫生室在工作中缺少与其他医疗卫生服务机构的协作。这说明在医共体建设下，县级医疗卫生服务机构、社区卫生服务中心或乡镇卫生院与村卫生室或村卫生所的疾病管理均存在纵向的合作、信息交换、资源共享和社会扶持关系，但处于边缘位置的村卫生室、村卫生所之间的横向社会网络联系缺失。这显示了我国现阶段基层医疗卫生服务机构之间合作、互动少，网络松散。

提升县域居民健康水平，依靠的是县域医疗卫生服务体系的综合服务能力，服务能力的提升由人财物等资源投入和体系运行体制机制双重因素决定。因此，要注重加强村卫生室同级疾病管理机构之间的横向联系，提高资源利用效率，发挥其防治结合的功能；构建正式和非正式的互动平台，促进机构间的信息交换和经验共享，加强村卫生室、社区卫生服务站之间的信息交换关系。此外，牵头单位要起到带头作用，重视与下级医疗卫生服务机构间的合作、资源共享和支持，最终达到医共体疾病管理机构之间合作紧密、资源利用效率高的目标。

（二）人员网络

1.整体网络

4个网络中，咨询网络、情报网络的密度与情感网络、信任网络相比相对较高。这表明团队成员之间的情感交流较少，工作相关的联系更为频繁，更多的交流发生在工作之间，与工作相关的知识和信息得到了较多的传播。

咨询网络密度最高的为0.027，团队成员间所有可能的联系中只存在不到3%，说明3个医共体的疾病管理团队成员间缺乏沟通、疾病管理知识交换比较零散，成员以相对独立的方式开展工作，可能存在分工不细致、缺乏长效合作机制的问题，无法有效整合团队资源[206]。而目前的慢性病一体化管理中，大多数的医务人员不能或者不愿意参与跨部门、跨机构的协作[207]。构建规范医务人员跨专业、跨机构协作行为的业务协调机制迫在眉睫。

另外，情报网络的密度略高于咨询网络的密度，凝聚指数、平均距离略低于咨询网络。这说明团队成员在跨部门的交流互动的过程中更侧重于工作信息的简单传递，在寻求工作建议、解决工作问题等复杂知识的沟通互动不足[208]。因此，应加强引导构建跨部门、跨机构的咨询网络，实现机构间、专业间频繁、广泛而又深入的交流合作，增强成员间复杂知识的分享，提高医共体高血压管理团队整体的管理水平。

2.个体网络

对医共体高血压管理机构的中心性分析发现，中心性较高的成员多为牵头单位的成员。作为牵头单位的医务人员，该部分成员的专业知识和技能能力较高，更多的成员在遇到问题时会选择咨询他们。同时，因为专业能力等的原因，其他成员对他们的信任度也比较高。

另外，在各种网络中，社区卫生服务中心或乡镇卫生院的高血压管理人员在网络中也多处于重要位置。作为县、乡、村三级卫生服务网的“枢纽”，乡镇卫生院/社区卫生服务中心是实现农村各项卫生工作的关键，村卫生室需要接受其业务管理[209]，以更好地开展高血压管理工作。乡级医疗卫生机构的团队成员承担着更为重要的高血压管理工作并需要解决村卫生室医务人员遇到的问题，工作能力和专业知识高于村卫生室成员，更多地接受来自村卫生室成员的咨询等。在村卫生室的高血压管理人员中，有少部分的成员的中心性指标较高。这部分成员更加融入医共体的协同工作当中，与其他成员的沟通交流较多，是网络中的重要组成部分，重视这部分人的作用，将有利于提高网络成员之间的合作。因此，要注重网络中关键成员的作用，一方面要多加培训来提高其专业技能，促使其发挥专业优势，同时采取多种针对性激励手段，促使其将更多的精力投入工作当中，创造多种条件鼓励其分享专业知识，带动整个医共体疾病管理人员的专业能力的提高[210]。

人员网络中，多个孤立点的存在也表明许多疾病管理人员缺少与其他成员的沟通合作，处于边缘地位的成员同样也会有影响医共体疾病管理的可能。对于网络中处于边缘位置的医务人员，应对其重点关注，主动联系，认真听取他们的意见和建议，取得他们的信任与尊重，更好地使这些边缘成员发挥其工作优势，提高疾病管理的水平。

七、结　论

县、乡、村三级疾病管理团队致力于改善人群的健康，在目前医共体网络内信息、资源交流的共享程度不高的现况下，提高机构间、人员间的联系强度和信息共享程度非常重要。处于网络核心位置的关键机构、人员的作用对于改善疾病管理服务的质量具有重要意义，要注重构建网络成员的信息、资源共享机制，实现更广泛、更深入的沟通；发挥网络核心位置成员的作用，带动团队疾病管理水平的提高；营造医共体内疾病管理团队人员间良好的沟通氛围，促进知识的传播，推动成员间信任关系的产生。

第六章

构建县域医共体协同影响因素的个人–团队协同两阶段的结构方程模型

世界人口老龄化的问题严峻，2020年，全球65岁及以上人口达7.27亿人。在未来30年里，全球老年人的数量预计将增加1倍以上，到2050年将超过15亿人，达到16.0%左右[211]。然而，老年人口数量的上升并不代表健康状况的改善，根据《2020年世界卫生统计》，当前人口的预期寿命增长，但慢性非传染性疾病（如癌症、糖尿病、心血管疾病等）导致的死亡改善速度较慢，慢性病引起的死亡总人数正在增加，这种趋势遍及全球所有的人群。欧洲联盟国家显示，许多因糖尿病、慢性心力衰竭、慢性阻塞性肺病和哮喘等慢性疾病而住院的患者可能是可以避免的，而这就对基本医疗卫生系统的可及性和质量提出了要求。

专业间合作被认为是提高卫生服务系统效率和健康成果的一项重要战略[212]。世界卫生组织强调医护人员之间的合作是与患者进行日常工作所需的一项基本技能。当前，许多国家已经开始将协作实践纳入其医疗模式中。英国的"综合护理先锋"计划为患者提供了多学科诊疗方法以满足其医疗需求[213]。美国制定了以患者为中心的医疗之家模式，能更广泛地协调医疗体系各要素间的医疗服务，以提高服务质量、降低医疗成本。日本推出了一个全面、综合的以社区为基础的全国性综合护理系统，社区医务人员与其他综合医院的医务人员开展合作，分享患者的背景材料以提供更好的医疗服务[212]。中国则采取了以县级医院为龙头、以乡镇卫生院为枢纽、以村卫生室为基础的一体化管理模式，各级医疗卫生服务机构分工合作，为慢性病患者提供满足其健康需要的连贯性服务。县、乡、村医务人员间的协作是为患者提供纵向整合型慢性病服务的基础。

作为医疗服务体系中最活跃的因素，医务人员的协作行为会极大地影响医疗卫生服务的连续性[158]，因此，明确医务人员协作行为的影响因素是建设医疗服务协作机制的必要条件。

在已有的研究中，Reeves[214]等确定了4个影响团队合作的领域：关系、过程、组织和情境。关系域包括专业权力和社会化等因素，过程域包括空间和时间，组织域包括专业代表和对诉讼的恐惧，背景域包括更广泛的社会、政治和经济景观。D'amour[215]和Martin-Rodriguez[216]等学者提到了团队合作的决定因素，包括与团队成员之间的人际关系有关的互动因素，与机构内部工作条件有关的组织因素和工作机构外部的系统因素，如文化、教育和专业制度。根据这些决定因素，成员对跨专业工作的倾向可能决定了团队在日常保健设置中的不同的整合水平。加拿大跨专业健康协作组织（Canadian In-terprofessional Health Collaborative，CIHC）认为以患者/客户/家庭/社区为中心的护理、沟通、角色明确、团队功能、冲突解决和协作领导是组成跨专业能力框架的6个关键能力领域。Anne Croker[217]等学者使用参与、进入、建立、设想和影响5个维度来反映参与者描述的合作体验的人际性质，并提出尊重是参与的组成部分；改变团队成员是缓解压力的必要条件；就共同理解进行谈判是设想的核心；合作过程中需要制定一系列的沟通战略；组织制度会影响效果。

国内研究中，李元宏[218]在县、乡两级医务人员的协作中提取出4个影响因素，提出专业分工与协作机制因子是提高专业协作水平的核心要素，专业协作价值认知因子是提高专业协作水平的内在动因，激励与约束机制因子是促进专业协作的外部动力，跨专业服务的规范与标准因子是开展专业协作的依据。

综上所述，目前国内外研究已将专业间合作与各种影响因素联系起来，包括目标一致性、信任、沟通、角色清晰、组织制度等，为本研究奠定了一定的理论基础。然而，学者们对这些因素的分析多基于特定的情境，探索医生与护士、药剂师等不同专业人员之间的合作，而且研究多是采用定性方法就其影响因素进行讨论，而对跨组织医务人员之间的医疗卫生服务协作进行实证分析的研究较少。本研究通过对医共体协同利益相关者诉求和机构、人员关系特征研究发现，医务人员对获得社会认可、良好的工作待遇、畅通的沟通渠道、完善的政策制度等因素的关注度较高。在此基础上，结合分级诊疗的相关政策和具体实践，本研究构建医共体个人-团队协同两阶段结构方程模型，探索信任与尊重、沟通互动、工作氛围、角色清晰与制度支持5个因素对医共体内医务人员开展医疗卫生服务协作的影响。

一、概念界定与研究假设

(一)协作界定

在协作的概念界定上,国外学者从多个维度进行探讨。Leathard等通过4个不同的维度来定义协作:第一维度以通信开始,主要是一些基本信息的沟通;第二维度是更进一步的协调,即属于不同医疗卫生服务机构的医务人员在工作上进行联系;第三维度则达到了协同,强调从组织层面上不同专业的人员协同合作;第四维度是委任,指有着共同目标的不同专业人员互相合作。D'Amour[219]等将协作归纳为5个方面:共享(如职责、服务理念、诊疗标准);伙伴关系(有效地交流协作、彼此相信和尊重、统一的服务目标);相互依存(协作人员彼此依靠、非独立个体,保障协作效果最优化);激励(落实到实际,而不是流于形式);过程(医务人员互动)。而国内尚未形成明确的定义,相关政策文件也仍在探索。

对于医务人员协作情况的测量,研究多从组织和个人2个层面进行探讨。PINCOM理论模型[220]从组织和个人2个维度的两级认知、协作意愿、互相了解、相互信任、领导重视、交流机制、绩效影响、信息传递8个指标对医务人员的协作情况进行评价。胡瑞[221]等学者运用行为等级锚定法发现医务人员纵向协作有2个关键路径:一是在组织层面上,由机构间制定的协作方案,进一步使得医生进行的协作;二是在对患者在不同级别医疗卫生服务机构就诊时,为了提高患者的诊疗感受、连续性服务的供给而产生的协作。一项跨组织协作和跨专业协作框架的对比研究[222]中也指出,跨专业协作的结果可以从个人和团队2个层面进行观察。在个人层面上,专业间合作被认为可以增加医务人员的满意度,通过协作调整团队成员的工作量,其有更多的时间投入智力工作中。任务完成、知识创造和交流也是专业间协作的主要结果。就团队层面的产出而言,跨专业协作增强了团队的发展和可持续性,强化成员对组织的情感承诺,有利于组织向外部世界投射积极的形象。

综上所述,本研究从个人层面与团队层面对医共体的医疗卫生服务协作水平进行探讨。在个人层面,从团队成员间进行交流,开展转诊等业务协作行为的频次等方面进行测量。在团队层面,从团队的发展前景、诊疗能力的提升等方面进行考察。

（二）信任与尊重界定

《现代汉语词典》对“信任”的定义是“相信而敢于托付”[223]。信任是团队建设过程中的关键要素，是个体基于他人意图或行为的积极预期，不担心向他人暴露自己的缺点和不足的心理状态。“尊重”的基本意思是“尊敬或重视”，即无论学历、职位高低，年龄大小或资历长短，都能得到重视或平等相待。医疗卫生服务团队间的信任和尊重具有特殊性，成员间的信任是以长期的临床诊疗活动认知为基础，也是基于医务人员的教育背景、技术经验等背景因素产生的情感尊重[224]。

本研究中团队成员间的信任和尊重是指医务人员在提供医疗卫生服务的过程中能够得到的支持和尊重，医务人员的意见和建议能够得到重视。

（三）沟通互动界定

沟通是一种语言和非语言的思想、情感、信仰和态度的交换[225]，使信息的发送者和接收者之间能够达成共同的理解，其目的在于促进彼此之间的共同了解，增进目标、利益的一致性。医疗卫生服务团队中的沟通是指通过正式或非正式的沟通形式，团队间互相交换工作的信息，讨论病例和治疗想法，建立共识以协调专业人员间的行动。

已有学者强调了在属于不同组织的医务人员之间建立高度沟通的重要性，认为这是成功合作的关键因素。Princus[226]探讨了团队沟通与团队绩效之间的关系，发现充分的沟通能够减少团队成员之间的交流障碍，提高团队的绩效。在医疗领域，大量的研究表明医疗团队成员之间的沟通和协作不足可能导致医疗差错和不良事件的发生。

本研究从医共体协作的角度出发，认为跨机构的医疗卫生服务团队间能通过统一的信息平台，共享患者的信息，增强医务人员的协作行为，提高患者医疗服务的连续性。

（四）工作氛围界定

团队氛围可以定义为“团队成员对政策、实践和程序的看法与共同含义”[227]，也可以理解为成员对组织文化的感知或员工在某一时间对团队的感知和态度[228]。

本研究研究的工作氛围不仅指医疗卫生服务团队中良好的组织文化

氛围,也包括医疗卫生服务机构为医务人员提供的基本物质保障,从物质与精神层面定义组织的工作氛围。

(五)角色清晰界定

角色清晰被定义为对彼此角色的更好的理解,是影响合作的常见因素[229]。跨专业合作需要医务人员跨越传统界限,为患者的利益共同努力。这就需要团队成员明确彼此的角色和责任,理解和尊重不同专业人员的具体工作,使其能在自己的实践范围和原则范围内工作[230]。

研究表明,明确彼此的角色能有效促进相互协作,减少服务的重复或遗漏。本书的角色清晰是指医务人员熟悉彼此的特长,了解各自的职责,能够顺畅地进行业务协作。

(六)制度支持界定

制度作为人们相互交往的行为规则,能限制人的机会主义行为,成为协调的机制,使团队能够最佳地运作[231]。领导层通过制度、会议、行为准则等正式或非正式机制的安排,建立团队成员认可的合作制度框架以描述团队开展活动的过程和机制,创造一种积极、赋权的文化,形成平等和非竞争性的权利动态[232]。

本研究认为的制度支持指医共体内部能够拥有诊疗、协同管理秩序和制度,为医务人员的协作行为提供保障,能够拥有职工代表大会等制度,为医务人员提供平等的非竞争性的工作环境。

二、国内外的研究现状

(一)信任和尊重与医疗卫生服务协作行为

人们普遍认为,信任和尊重是影响合作的因素[229]。Lewicki[233]指出信任不仅包括对他人动机和意图的期望,还涉及对情景和风险采取行动的态度。由此可知,信任能够转化成一种能动力,影响团队成员的行为和决策。当团队成员之间感受到了尊重,信任感和安全感就会产生,进而增加合作的机会。而高信任的状态有利于减少成员自我保护和防御性行为,增加成员间的合作行为,加深信息共享的程度,进而促进医疗服务的连续性[234]。

因此,我们提出以下假设:

H1:信任和尊重对个人协作结果有正向影响。

H2:信任和尊重对团队协作结果有正向影响。

(二)沟通与医疗卫生服务协作行为

沟通是团队合作和实现跨学科环境的必要条件[235]。研究表明,专业间的沟通不畅会阻碍团队运作。Baxter和Markle Reid指出"零散的沟通和误解"以及未能在团队成员之间传递必要的信息会导致团队成员自己从其他来源收集信息,从而减少了协作。因此,我们提出以下假设:

H3:沟通互动对个人协作结果有正向影响。

H4:沟通互动对团队协作结果有正向影响。

(三)工作氛围与医疗卫生服务协作行为

研究表明,积极的团队氛围能有效促进团队合作,可以提高团队的满意度,并减少与工作相关的压力[236]。团队氛围强的团队成员容易对有关团队切身利益的事情拥有共同感和责任感,在工作上也更加团结奋进,从而达成团队所期待的目标[237]。因此,我们提出以下假设:

H5:工作氛围对个人协作结果有正向影响。

H6:工作氛围对团队协作结果有正向影响。

(四)角色清晰与医疗卫生服务协作行为

角色理论指出,个体的角色认识会受有意识目标、他人及自我评价标准的影响,明晰的目标和评价标准能最大程度地降低误解[238]。研究表明,在团队中,成员有较高的角色清晰度,可以提高其工作自主性,进而提升工作满意度;其次,角色清晰度较高的团队,在互动过程中,可以充分了解各位成员的优势,从而将任务精准分配给不同专长的成员进行处理,形成协同效应;越清晰的角色分工,越能促进成员融入自己的角色,完成本职工作[239]。因此,我们提出以下假设:

H7:角色清晰对个人协作结果有正向影响。

H8:角色清晰对团队协作结果有正向影响。

(五)制度支持与跨专业协作行为

组织制度是一种战略层面的合作氛围,对于医疗卫生服务团队运作的影响是重要的。李元宏学者指出跨专业服务规范和标准是开展专业协作的主要依据,高质量、有据可循的临床诊疗指南和路径能够保障不同专业的医务人员协同提供连续性医疗卫生服务。因此,我们提出以下假设:

H9:制度支持对个人协作结果有正向影响。

H10:制度支持对团队协作结果有正向影响。

三、模型构建

本研究在信任和尊重、沟通互动、工作氛围、角色清晰和制度支持与个人协作结果以及团队协作结果之间建立联系,探究不同因素对个人协作结果和团队协作结果的影响,分析之间的作用机制,从而针对性地提出优化医共体内部协作行为的策略,研究理论模型见图6.1。

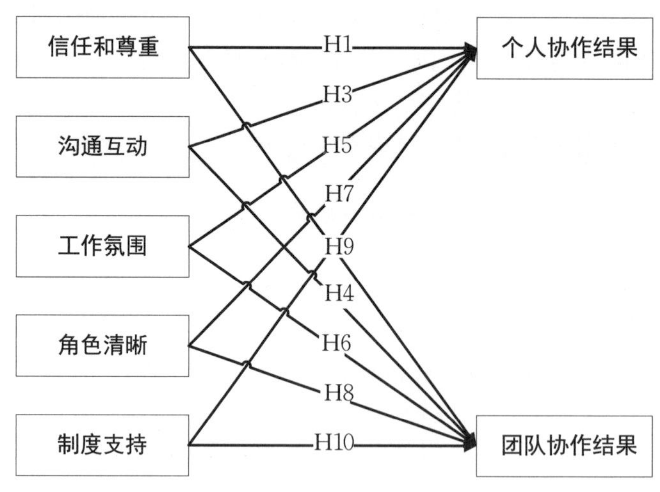

图6.1 医共体团队-个人协同模型构建

四、研究方法

（一）文献分析法

以“医疗协作”“跨专业合作”等关键词在中国知网和万方数据库查询中文文献，以“medical collaboration”“inter professional collaboration”等为关键词在Web of Science、Pubmed等网站查阅外文文献，将这些资料进行综合整理、分析、归纳和总结，为进一步的问卷设计以及提出医共体协作优化策略奠定基础。

（二）问卷调查法

1.调查对象

本次研究以世界银行贷款项目省福建省为研究现场，在其医共体的试点县中随机抽取尤溪县为样本县，其县域内的总医院医共体所辖乡镇作为样本乡镇。

2.调查工具

调查问卷的设计采用李克特（Likert）五点量表，为了增加变量测量的准确性，本文参考了现有的研究医疗卫生服务团队协作的量表，并根据医共体实际进行调整和修正。研究从个人协作结果和团队协作结果2个维度来测量医疗卫生服务团队的协作，分别为4个或5个题项。同时，将与医务卫生服务人员开展协作对应的假设也一分为二，研究模型如图 6.1所示。信任和尊重维度主要参考Chen X P[240]的研究。沟通、工作氛围和角色清晰的测量参照学者们对于跨专业合作、跨专业合作框架等研究，参考 T-TAQ、PINCOM-Q[241]、AITCS[242]等量表，分别开发了3个、4个和5个题项。对于制度支持，本研究根据医共体的实际，从“执业规范”“管理制度”“诊疗秩序”等方面来测量，共5个题项。

3.质量控制

本次研究的现场调查均由具有现场调查经验的研究生完成，开展调查前进行针对性培训，使调查员对整个研究课题、问卷整体及调查中的关键点有清晰的认识，并统一调查标准和方法。调查时，调查员对调查对象不明白的地方及时给予解释说明，调查结束后对问卷进行核对检查，及时补充遗漏问题。完成整个调查后，使用EpiData 3.1建立数据库，录入数据前进行逻辑校对，发现缺损值或异常值时及时进行讨论，并对问卷进行统一编号，实行双录入以完成数据输入和校对，保证问卷录入的准确性。

（三）数理统计法

研究主要利用SPSS23.0以及AMOS24.0对已整理的研究调查数据进行分析。

问卷信度、效度检验：采用因子载荷、克朗巴哈α系数、组合信度（composite reliability，CR）、平均变异抽取量（average variance extracted，AVE）检验量表的信度和结构效度。

描述性分析：对分类变量采取频数和构成比描述。对连续性变量，当其分布呈正态时采取平均值及标准差进行描述；当其分布为偏态时，使用中位数和四分位数进行描述。对于数据正态性的判断，由于正态性检验要求严格，通常无法满足，因此，如果偏度绝对值小于3，峰度绝对值小于10，并且P－P图发现散点分布近似呈现为一条对角直线，则说明数据虽然不是绝对正态，但基本可接受为正态分布。

单因素分析：对不同人口学特征的医共体协作得分差异进行分析。资料若符合正态分布，对于2组，用t检验；对于3组及以上，用方差分析。若不符合正态分布，对于多个样本比较的，采用Kruskal－Wallis秩和检验；对于2个独立样本，用U检验；对于k个独立样本，用H检验。

分层线性回归分析：以个人协作结果和团体协作结果为因变量，构建5个回归方程模型来探究信任和尊重、沟通互通、工作氛围、角色清晰和制度支持对个人协作结果和团体协作结果的影响程度，详见表6.1。

表6.1　分层线性回归模型

模型	纳入模型的具体变量
模型1	单因素分析中具有统计学意义的人口学特征
模型2	模型1＋信任和尊重
模型3	模型2＋沟通互动
模型4	模型3＋工作氛围
模型5	模型4＋角色清晰
模型6	模型5＋制度支持

结构方程模型:在AMOS23.0中构建结构方程模型,探索医共体协作的影响机制。将信任和尊重、沟通互动、工作氛围、角色清晰和制度支持作为本研究的5个外生潜在变量,将个人协作结果和团体协作结果作为内生潜在变量,采用最大似然法对医共体协作模型进行拟合(拟合标准见表6.2)。若模型拟合不佳,则采用Bollen-Stine Bootstrap对模型进行矫正和修正,并对最终所得模型的参数估计结果以及各因素之间的作用路径进行解释。

表6.2　结构方程模型拟合标准

拟合指标	理想标准
卡方自由度比	≤5
标准化残差均方根(standardized residual mean root,SRMR)	<0.08
近似误差均方根(root mean square error of approximation,RMSEA)	<0.08
拟合优度指数(goodness of fit index,GFI)	>0.8可接受,>0.9拟合良好
调整拟合优度指数(adjust goodness-of-fit index,AGFI)	>0.8可接受,>0.9拟合良好
比较拟合指数(comparative fit index,CFI)	>0.9
增量拟合指数(incremental fit index,IFI)	>0.9
Tucker-Lewis指数(Tucker-Lewis index,TLI)	>0.9

五、结　果

(一)问卷的信度分析

信度分析是一种测量综合评价体系是否具有一定的稳定性和可靠性的有效分析方法。采用Cronbach's α系数、组合信度(CR)和平均变异抽取量(AVE)测量问卷内部的一致性。Cronbach's α系数大于0.5,组合信度大于0.7,平均变异抽取量大于0.5,则认为问卷的内部一致性的信度高。

由模型的分析数据可以看出,信任和尊重维度的Cronbach's α系数为0.933,组合信度为0.935,平均变异抽取量为0.783;沟通互动维度的Cronbach's α系数为0.832,组合信度为0.836,平均变异抽取量为0.630;工作氛围维度的Cronbach's α系数为0.951,组合信度为0.952,平均变异抽取量为0.800;角色清晰维度的Cronbach's α系数为0.841,组合信度为0.846,平均变异抽取量为0.580;制度支持维度的Cronbach's α系数为0.921,组合信度为0.926,平均变异抽取量为0.717;个人协作结果的Cronbach's α系数为0.814,组合信度为0.817,平均变异抽取量为0.535;团队协作结果的Cronbach's α系数为0.941,组合信度为0.941,平均变异抽取量为0.763。问卷各维度的信度值均达到标准,问卷的信度较好,详见表6.3。

通过因子载荷、组合信度(CR)和平均变异抽取量(AVE)3个指标值进行模型的收敛效度检验。判断标准为,因子载荷需大于0.5,同信度指标值相同,组合信度和平均变异抽取量分别需大于0.7和0.5。

由模型的分析数据可以看出,各维度的因子载荷值均大于0.5,组合信度在0.813~0.952,平均变异抽取量在0.531~0.815,说明问卷结构合理,变量具有较好的收敛效度,详见表 6.3。

表6.3 各变量的信度分析表

维度	题项	因子载荷	Cronbach's α	CR	AVE
信任和尊重	多机构医务人员在协同提供医疗卫生服务过程中均能得到支持和尊重	0.699	0.933	0.935	0.783
信任和尊重	医共体在进行重要事务决策时能够重视医务人员的建议	0.820	0.933	0.935	0.783
信任和尊重	医共体在涉及医务人员利益的决策时能够重视医务人员的意见	0.814	0.933	0.935	0.783
信任和尊重	医共体中的医务人员在提供医疗卫生服务的过程中有明确的责任	0.784	0.933	0.935	0.783
沟通互动	您对开展医共体一体化合作后的文化认同度	0.748	0.832	0.836	0.630
沟通互动	如果医共体已经建立电子健康档案和电子病历,您认为它们的连续记录的实现情况是怎样的	0.865	0.832	0.836	0.630
沟通互动	如果医共体已经建立居民健康信息平台,您认为居民健康信息的共享情况是怎样的	0.823	0.832	0.836	0.630
工作氛围	医疗卫生服务机构中有良好的基础设施(办公、诊疗设备)	0.645	0.951	0.952	0.800
工作氛围	医疗卫生服务机构中有良好的医患关系	0.763	0.951	0.952	0.800
工作氛围	医疗卫生服务机构中有良好的组织文化氛围	0.705	0.951	0.952	0.800
工作氛围	医共体能为本医疗卫生服务机构的医务人员提供必要的生活设施	0.801	0.951	0.952	0.800

续表

维度	题项	因子载荷	Cronbach's α	CR	AVE
工作氛围	医共体能为本医疗卫生服务机构的医务人员提供必要的工作条件	0.808	0.951	0.952	0.800
角色清晰	您是否熟悉医共体牵头单位的基本情况、医生特长、常用检查项目及价格等	0.760	0.841	0.846	0.580
	您是否会参考医共体牵头单位的诊断、治疗方案等	0.784			
	是否有专人协调您与医共体牵头单位医生的业务协作工作	0.844			
	您认为目前与医共体牵头单位医生进行业务协作的路径是否顺畅	0.810			
制度支持	卫生行政主管部门能够多提供执业机会	0.750	0.921	0.926	0.717
	医共体应该有职工代表大会制度	0.819			
	医共体应该有院务公开制度	0.787			
	医共体能够为医务人员提供科学合理的晋升制度	0.674			
	本医疗卫生服务机构与其他成员单位有良好的诊疗、协同管理秩序和制度	0.677			
个人协作结果	最近3个月，与医共体牵头单位开展业务协作的次数	0.843	0.814	0.817	0.535
	您参与过医共体内的哪些业务协作	0.753			
	您有协作医疗机构医生的哪些联系方式	0.718			
	最近3个月，与医共体牵头单位医生一起为患者提供服务的次数	0.853			
团队协作结果	本医疗卫生服务机构能够获得良好的声誉，提高知名度，获得政府、社会大众的认可	0.869	0.941	0.941	0.762
	医共体牵头医院能够为本医疗卫生服务机构下转患者	0.882			
	本医疗卫生服务机构的就医量增加	0.905			
	本医疗卫生服务机构的诊疗能力提升	0.911			
	本医疗卫生服务机构的业务收入增加	0.886			

（二）正态性检验

采用$K-S$检验对数据进行正态性检验，若$P>0.05$，则数据呈正态分布。结果显示数据(表6.4)均不符合正态分布,但其偏度绝对值满足小于3的要求,峰度绝对值满足小于10的要求,并且P－P图发现散点分布近似呈现为一条对角直线,因此,本研究接受数据正态分布。

表6.4 正态性检验及偏度与峰度绝对值

维度	Z	P	偏度绝对值	峰度绝对值
信任和尊重	0.166	<0.001	0.485	0.164
沟通互动	0.133	<0.001	0.706	0.297
工作氛围	0.169	<0.001	0.435	0.481
角色清晰	0.077	<0.001	0.180	0.433
制度支持	0.127	<0.001	0.375	0.311
个人协作结果	0.125	<0.001	0.511	0.639
团队协作结果	0.151	<0.001	0.512	0.088

(三)基本情况描述

1.调查对象的基本情况

本研究共发放问卷550份,510名医务人员参与研究,问卷回收率为92.73%。参与此次调查的医务人员拥有不同的背景,包括年龄、性别、受教育程度和工作年限等。样本统计信息显示,本次调查的受访者中女性人数多于男性,分别占比57.5%和42.5%;年龄在30岁以下的受访者较多,占比为43.1%,其次为31～40岁的占比为25.9%,41～50岁的受访者占20.4%,50岁以上受访者占10.6%;临床医生占42.2%,护理人员占21.6%,其他工作类型如辅助科室人员等占36.2%;受访者多为大专学历(50.0%),中专及以下学历的占26.9%,本科及以上学历的占23.1%;68.0%的受访者为正式在编,55.9%的受访者为初级职称。表6.5列出了受访者特征的描述性统计数据。

表6.5 医务人员的基本情况

变量	类别	频数	构成比(%)	变量	类别	频数	构成比(%)
性别	男	217	42.5	文化程度	中专及以下	137	26.9
	女	293	57.5		大专	255	50.0
年龄	30岁以下	220	43.1		本科及以上	118	23.1
	31～40岁	132	25.9	职称	无职称	120	23.5

续表

变量	类别	频数	构成比(%)	变量	类别	频数	构成比(%)
年龄	41～50岁	104	20.4	职称	初级职称	285	55.9
	51岁以上	54	10.6		中级职称	74	14.5
工作类型	临床医生	215	42.2		高级职称	31	6.1
	护理人员	110	21.6	执业资格	执业助理医师	104	20.4
	辅助科室人员	68	13.3		执业医师	127	24.9
	其他	117	22.9		执业护士	107	21.0
聘任方式	正式在编	347	68.0		其他	172	33.7
	合同	163	32.0	月均收入	2500元以下	102	20.0
工作年限	5年及以下	209	41.0		2501～3500元	195	38.2
	6～10年	143	28.0		3501～4500元	93	18.3
	11～20年	69	13.5		4500元以上	120	23.5
	21年以上	89	17.5				

2.信任和尊重现状

调查结果显示，信任和尊重维度的均值得分为4.14±0.70，见表6.6。其中，“多机构医务人员在协同提供医疗卫生服务过程中均能得到支持和尊重”这一条目的得分最高(4.21±0.75)，“医共体在进行重要事务决策时能够重视医务人员的建议”这一条目的得分最低(4.11±0.77)。

3.沟通互动现状

调查结果显示，沟通互动维度均分为4.15±0.70，见表6.6。其中，“您对开展医共体一体化合作后的文化认同度”这一条目的得分最高(4.20±0.85)，关于“医共体电子健康档案和电子病历的连续记录情况”表述的条目(4.13±0.80)与关于“医共体居民健康信息平台的信息共享情况”表述的条目(4.13±0.79)的得分差距较小。

4.工作氛围现状

调查结果显示，工作氛围的维度均分为4.21±0.67，见表6.6。其中，“医共体能为本医疗卫生服务机构的医务人员提供必要的工作条件”这一条目的得分最高(4.25±0.73)，“医疗卫生服务机构中有良好的基础设施(办公、诊疗设备)”这一条目的得分最低(4.15±0.76)。

5. 角色清晰现状

调查结果显示，角色清晰的维度均分为3.18±0.95，见表6.6。其中，“您认为目前与医共体牵头单位医生进行业务协作的路径是否顺畅”这一条目的得分最高(3.56±1.09)，“您是否会参考医共体牵头单位的诊断、治疗方案等”这一条目的得分最低(2.95±1.26)。

6. 制度支持现状

调查结果显示，制度支持的维度均分为4.02±0.74，见表6.6。其中，“本医疗卫生服务机构与其他成员单位有良好的诊疗、协同管理秩序和制度”这一条目的得分最高(4.11±0.76)，“卫生健康主管部门能够多出台与执业相关的政策文件”这一条目的得分最低(3.86±0.96)。

表6.6　各影响因素的得分情况

维度	均值±标准差
信任和尊重	4.14±0.70
沟通互动	4.15±0.70
工作氛围	4.21±0.67
角色清晰	3.18±0.95
制度支持	4.02±0.74

7. 医共体协作现状

调查结果显示，个人协作结果的均值得分为2.54±1.05，团队协作结果的均值得分为4.19±0.76，见表6.7。其中，个人协作结果中“最近3个月，与医共体牵头单位医生一起为患者提供服务的次数”这一条目的得分最高(2.77±1.41)，团队协作结果中“本医疗卫生服务机构能够获得良好的声誉，提高知名度，获得政府、社会大众的认可”这一条目的得分最高(4.19±0.76)。

表6.7　医共体协作得分情况

维度	均值±标准差
个人协作结果	2.54±1.05
团队协作结果	4.19±0.76

（四）医共体协作的单因素分析

1.个人协作结果的单因素分析

比较不同人口学特征的个人协作结果的均值得分差异的结果表明：不同性别的医务人员的个人协作结果的得分差异具有统计学意义（$P<0.05$），男性医务人员的个人协作结果得分（2.70±1.08）高于女性（2.42±1.01）。不同工作类型的医务人员的个人协作结果得分差异具有统计学意义（$P<0.05$），临床医生的得分（2.68±1.03）高于其他工作类型的医务人员（2.56±1.11）、护理人员（2.37±0.98）和辅助科室人员（2.34±1.07）。不同聘任方式的医务人员的个人协作结果得分差异具有统计学意义（$P<0.05$），正式在编的医务人员的个人协作结果得分（2.63±1.03）高于其他的医务人员（2.36±1.06）。不同文化程度的医务人员的个人协作结果得分差异具有统计学意义（$P<0.05$），本科及以上学历的医务人员的得分（2.75±1.01）高于大专学历的医务人员（2.54±0.99）和中专及以下学历的医务人员（2.36±1.16）。不同职称的医务人员的个人协作结果得分差异具有统计学意义（$P<0.05$），中级职称的医务人员的得分（2.69±1.10）高于初级职称（2.61±1.05）、高级职称（2.39±0.93）和无职称的医务人员（2.32±1.02）。不同执业资格的医务人员的个人协作结果得分差异具有统计学意义（$P<0.05$），执业助理医师的得分（2.74±1.00）高于执业医师（2.70±1.05）、其他的医务人员（2.41±1.08）和执业护士（2.38±0.99），结果详见表6.8。

2.团队协作结果的单因素分析

比较不同人口学特征的团队协作结果的均值得分差异的结果表明：不同聘任方式的医务人员的个人协作结果的得分差异具有统计学意义（$P<0.05$），正式在编的医务人员的个人协作结果得分（4.19±0.70）高于其他医务人员（4.06±0.66）。其他人口学特征间的团队协作结果得分差异不具有统计学意义，结果详见表6.8。

表6.8 个人协作结果和团队协作结果的单因素分析(均数±标准差)

变量		个人协作结果	团队协作结果
性别	男	2.70±1.08	4.17±0.71
	女	2.42±1.01	4.13±0.67
$t(P)$		2.930(0.004*)	0.674(0.505)
年龄	30岁及以下	2.51±1.00	4.09±0.67
	31~40岁	2.63±0.98	4.20±0.74
	41~50岁	2.46±1.11	4.23±0.70
	51岁及以上	2.58±1.27	4.06±0.62
$F/\chi^2(P)$		3.046(0.385)	6.902(0.075)
工作类型	临床医生	2.68±1.03	4.15±0.72
	护理人员	2.37±0.98	4.19±0.66
	辅助科室人员	2.34±1.07	4.13±0.66
	其他	2.56±1.11	4.10±0.68
$F/\chi^2(P)$		3.124(0.026*)	0.367(0.777)
聘任方式	正式在编	2.63±1.03	4.19±0.70
	合同	2.36±1.06	4.06±0.66
$t(P)$		2.752(0.006*)	2.038(0.042*)
工作年限	5年及以下	2.56±0.98	4.12±0.67
	6~10年	2.46±1.05	4.21±0.65
	11~20年	2.57±1.07	4.14±0.8
	21年以上	2.6±1.19	4.11±0.69
$F/\chi^2(P)$		0.437(0.727)	0.502(0.681)
文化程度	中专及以下	2.36±1.16	4.12±0.69
	大专	2.54±0.99	4.15±0.67
	本科及以上	2.75±1.01	4.18±0.72
$F/\chi^2(P)$		4.467(0.012*)	0.193(0.825)
职称	无职称	2.32±1.02	4.10±0.71
	初级职称	2.61±1.05	4.15±0.68
	中级职称	2.69±1.10	4.16±0.69
	高级职称	2.39±0.93	4.28±0.66
$F/\chi^2(P)$		2.994(0.030*)	0.588(0.623)
执业资格	执业助理医师	2.74±1.00	4.20±0.73
	执业医师	2.70±1.05	4.15±0.70
	执业护士	2.38±0.99	4.22±0.66

续表

变量		个人协作结果	团队协作结果
执业资格	其他	2.41±1.08	4.07±0.66
$F/\chi^2(P)$		3.997(0.008*)	1.371(0.251)
月均收入	2500元以下	2.44±1.19	4.05±0.62
	2501～3500元	2.55±1.00	4.14±0.70
	3501～4500元	2.63±1.07	4.22±0.62
	4500元以上	2.56±1.00	4.17±0.77
$F/\chi^2(P)$		0.552(0.647)	4.741(0.192)

注：*表示P<0.05。

（五）相关性的分析结果

1.各影响因素与个人协作结果的相关性分析

采用Pearson相关分析法分析信任和尊重、沟通互动、工作氛围、角色清晰与制度支持以及个人协作结果的相关性。

信任和尊重、沟通互动、工作氛围、角色清晰、制度支持与个人协作结果均成正相关关系，相关系数位于0.268～0.677（P<0.01），其中，角色清晰和个人协作结果的相关程度最高（r=0.677），信任和尊重、工作氛围与个人协作结果的相关程度最低（r=0.268），详见表6.9。

2.各影响因素与团队协作结果的相关性分析

采用Pearson相关分析法分析信任和尊重、沟通互动、工作氛围、角色清晰和制度支持与团队协作结果的相关性。

信任和尊重、沟通互动、工作氛围、角色清晰、制度支持与团队协作结果均成正相关关系，相关系数位于0.314～0.796（P<0.01），其中，工作氛围和团队协作结果的相关程度最高（r=0.796），角色清晰与团队协作结果的相关程度最低（r=0.314），详见表6.9。

表6.9 个人协作结果和团队协作结果与各影响因素的相关性分析

影响因素	信任和尊重	沟通互动	工作氛围	角色清晰	制度支持	个人协作	团队协作
信任和尊重	1						
沟通互动	0.400**	1					
工作氛围	0.773**	0.430**	1				
角色清晰	0.299**	0.409**	0.286**	1			
制度支持	0.691**	0.431**	0.785**	0.350**	1		
个人协作	0.268**	0.416**	0.268**	0.677**	0.316**	1	
团队协作	0.777**	0.443**	0.796**	0.314**	0.727**	0.268**	1

注:**表示$P<0.01$。

(六)分层线性回归结果

本研究将分别以个人协作结果和团队协作结果得分为因变量,构建6个回归方程模型来探讨信任和尊重、沟通互动、工作氛围、角色清晰和制度支持对个人协作结果和团队协作结果的影响程度。首先将单因素分析中有统计学意义的无序多分类资料进行哑变量赋值。具体赋值见表6.10。

表6.10 各变量赋值表

变量	变量代码	定义赋值
工作类型	X_1	临床医生(0,0,0,0)
		护理人员(0,1,0,0)
		辅助科室人员(0,0,1,0)
		其他人员(0,0,0,1)
文化程度	X_2	中专及以下(1,0,0)
		大专(0,0,0)
		本科及以上(0,0,1)
职称	X_3	无职称(0,0,0,0)
		初级职称(0,1,0,0)
		中级职称(0,0,1,0)
		高级职称(0,0,0,1)
执业资格	X_4	执业助理医师(0,0,0,0)
		执业医师(0,1,0,0)
		执业护士(0,0,1,0)
		其他(0,0,0,1)

1.个人协作结果的分层回归分析

以个人协作结果作为因变量，信任和尊重、沟通互动、工作氛围、角色清晰、制度支持作为自变量，考虑到人口学变量可能产生的干扰作用，因此，将性别、聘任方式、文化程度、工作类型、职业资格和职称情况作为控制变量一同纳入模型进行分层线性回归分析。结果显示，各自变量的方差膨胀因子(variance inflation factor，VIF)均小于10，说明各自变量之间不存在明显共线性。将控制变量与自变量纳入方程式，模型1、模型2、模型3和模型5的ΔR^2有统计学意义(模型1：$\Delta R^2=0.062$，$\Delta F=2.613$，$P<0.001$；模型2：$\Delta R^2=0.064$，$\Delta F=35.816$，$P<0.001$；模型3：$\Delta R^2=0.114$，$\Delta F=73.973$，$P<0.001$；模型5：$\Delta R^2=30.548$，$\Delta F=251.191$，$P<0.001$)，模型4和模型6的ΔR^2没有统计学意义(模型4：$\Delta R^2=0.001$，$\Delta F=0.363$，$P>0.05$；模型6：$\Delta R^2=0$，$\Delta F=0.164$，$P>0.05$)，见表6.11。

对模型6中的自变量进行比较，结果显示个人协作结果的得分随着沟通互动得分的增加而增加($\beta=0.233$，$P<0.001$)；角色清晰的得分越高，个人协作结果的得分也越高($\beta=0.659$，$P<0.001$)。

表6.11　个人协作结果的分层回归分析

变量		模型1	模型2	模型3	模型4	模型5	模型6
		标准*Beta*	标准*Beta*	标准*Beta*	标准*Beta*	标准*Beta*	标准*Beta*
性别		−0.245*	−0.213*	−0.226*	−0.225*	−0.019	−0.019
聘任方式		−0.139	−0.127	−0.113	−0.109	−0.005	−0.004
文化程度(大专=参照组)	中专	−0.135	−0.084	−0.045	−0.05	−0.019	−0.02
	本科	0.144	0.117	0.197	0.197	0.076	0.075
工作类型(临床医生=参照组)	护理人员	−0.068	−0.074	−0.025	−0.016	0.103	0.108
	辅助科室	−0.107	−0.144	−0.104	−0.100	−0.096	−0.094
	其他人员	0.217	0.164	0.125	0.126	0.072	0.075
执业资格(执业助理医师=参照组)	执业医师	−0.054	0.010	−0.04	−0.041	−0.067	−0.066
	执业护士	−0.124	−0.148	−0.224	−0.232	−0.281	−0.282
	其他执业	−0.144	−0.058	−0.148	−0.150	−0.078	−0.080

续表

变量		模型1	模型2	模型3	模型4	模型5	模型6
		标准*Beta*	标准*Beta*	标准*Beta*	标准*Beta*	标准*Beta*	标准*Beta*
职称情况(无职称=参照组)	初级职称	0.278*	0.289*	0.226	0.228	0.081	0.081
	中级职称	0.253	0.244	0.138	0.139	−0.119	−0.116
	高级职称	−0.085	−0.109	−0.136	−0.139	−0.314	−0.31
信任与尊重			0.383	0.158*	0.116	0.001	−0.006
沟通互动				0.555	0.547***	0.236***	0.233***
工作氛围					0.061	0.051	0.030
角色清晰						0.661***	0.659***
制度支持							0.031
R^2		0.062	0.125	0.239	0.240	0.498	0.498
F		2.719***	5.459***	11.119***	10.397***	30.548***	28.712***
ΔR^2		0.062	0.064	0.114	0.001	0.258	0.000
ΔF		2.613***	35.816***	73.973***	0.363	251.191***	0.164
VIF_{max}		9.534	9.534	9.538	9.559	9.490	9.587

注:*表示$P<0.05$;**表示$P<0.01$;***表示$P<0.001$。

2. 团队协作结果的分层回归分析

以团队协作结果作为因变量,以信任和尊重、沟通互动、工作氛围、角色清晰、制度支持作为自变量,考虑到人口学变量可能产生的干扰作用,因此,将聘任方式作为控制变量一同纳入模型进行分层线性回归分析。结果显示,各自变量的方差膨胀因子(VIF)均小于10,说明各自变量之间不存在明显共线性。将控制变量与自变量纳入方程式,模型1、模型2、模型3、模型4和模型6的ΔR^2有统计学意义(模型1:$\Delta R^2=0.008$, $\Delta F=4.154$, $P<0.001$; 模型2: $\Delta R^2=0.597$, $\Delta F=766.72$, $P<0.001$;模型3:$\Delta R^2=0.021$,$\Delta F=28.021$,$P<0.001$;模型4:$\Delta R^2=0.080$,$\Delta F=137.42$,$P<0.001$;模型6:$\Delta R^2=0.010$,$\Delta F=17.035$,$P<0.001$),模型5的ΔR^2没有统计学意义($\Delta R^2=0.001$,$\Delta F=1.622$,$P>0.05$),见表6.12。

对模型6中的自变量进行比较,结果显示团队协作结果的得分随着信任和尊重的得分的增加而增加($\beta=0.346$,$P<0.001$);沟通互动的得分越

高，团队协作的结果得分也越高($\beta=0.068, P<0.01$)；工作氛围的得分越高，团队协作结果的得分也越高($\beta=0.370, P<0.001$)；当制度支持的维度的得分增加时，团队协同行为的得分也增加($\beta=0.154, P<0.001$)。

表6.12　团队协作结果的分层回归分析

变量	模型1	模型2	模型3	模型4	模型5	模型6
	标准*Beta*	标准*Beta*	标准*Beta*	标准*Beta*	标准*Beta*	标准*Beta*
聘任方式	−0.133*	−0.054	−0.0533	−0.030	−0.021	−0.020
信任与尊重		0.762***	0.700***	0.380***	0.375***	0.346***
沟通互动			0.154***	0.090***	0.078**	0.068**
工作氛围				0.471***	0.470***	0.370***
角色清晰					0.025	0.013
制度支持						0.154***
R^2	0.008	0.605	0.626	0.706	0.707	0.716
F	4.154*	388.567***	282.191***	303.058***	243.07***	211.842***
ΔR^2	0.008	0.597	0.021	0.080	0.001	0.010
ΔF	4.154*	766.72***	28.021***	137.42***	1.622	17.035***
VIF_{max}	1.000	1.005	1.195	2.603	2.603	3.596

注：*表示$P<0.05$；**表示$P<0.01$；***表示$P<0.001$。

（七）医共体协作的结构方程模型

1.模型的构建和拟合

为探究医共体协作行为的影响机制及信任和尊重、沟通、工作氛围、角色清晰、制度支持对其的作用路径，运用Amos24.0软件构建假设模型，采用最大似然法对模型进行估计，模型如图6.2所示；由于本研究样本量较大，导致χ^2/df的指标偏大，但综合其他适配度指标的拟合较好，GFI、AGFI均大于0.800；IFI、CFI和TLI均大于0.9，RMSEA及SRMR均小于0.08，具体见表6.13。

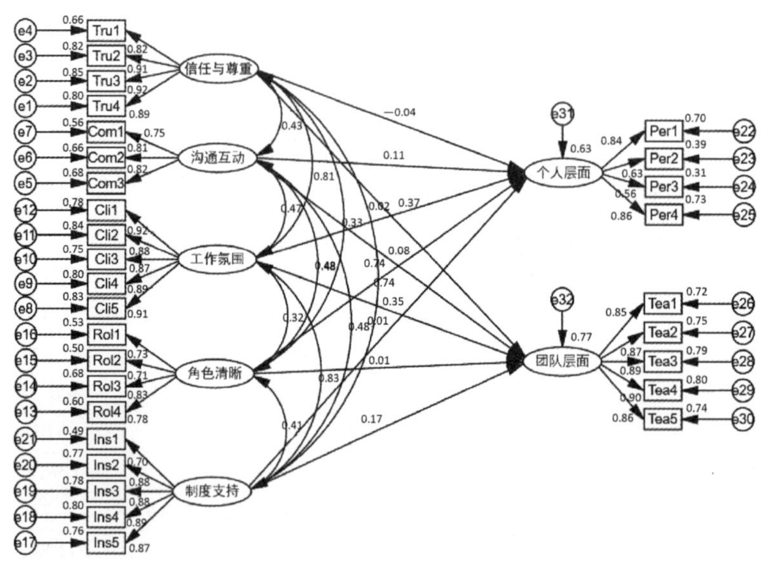

图6.2 医共体协作的结构方程模型

表6.13 结构方程模型的拟合结果

拟合指标	拟合标准	适配值	拟合情况
χ^2/df	$1<\chi^2/df<3$良好	3.340	偏大
SRMR	<0.08可以接受	0.044	良好
RMSEA	<0.08可以接受	0.068	良好
GFI	>0.08可以接受	0.851	良好
AGFI	>0.08可以接受	0.820	良好
IFI	>0.08可以接受	0.934	良好
CFI	>0.08可以接受	0.934	良好
TLI	>0.08可以接受	0.926	良好

2. 结构方程模型的路径分析结果

路径关系结果显示(表6.14),H2、H3、H4、H6、H7、H10通过显著性检验,H1、H5、H8、H9没有通过检验,表示沟通互动、角色清晰对个人协作结果有促进作用,标准化路径系数分别是0.105(P=0.036)、0.739(P<0.001),信任和尊重、沟通互动、工作氛围、制度支持对团队协作结果有促进作用,标准化路径系数分别为0.371(P<0.001)、0.076(P=0.031)、0.355

(P<0.001)、0.166(P=0.003),见表 6.14。

表6.14　路径关系检验结果

研究假设	路径关系	Unstd.	S.E.	Z值	P	Std.	假设结果
H1	信任与尊重→个人	−0.063	0.113	−0.555	0.579	−0.038	不支持
H3	沟通互动→个人	0.185	0.088	2.093	0.036	0.105	支持
H5	工作氛围→个人	0.033	0.149	0.222	0.824	0.019	不支持
H7	角色清晰→个人	0.992	0.078	12.784	<0.001	0.739	支持
H9	制度支持→个人	0.020	0.134	0.146	0.884	0.011	不支持
H2	信任与尊重→团体	0.348	0.047	7.470	<0.001	0.371	支持
H4	沟通互动→团体	0.076	0.035	2.154	0.031	0.076	支持
H6	工作氛围→团体	0.344	0.060	5.697	<0.001	0.355	支持
H8	角色清晰→团体	0.006	0.025	0.262	0.794	0.009	不支持
H10	制度支持→团体	0.161	0.053	3.014	0.003	0.166	支持

六、讨论与分析

(一)现状分析

研究结果显示,团队成员间的信任和尊重、沟通互动、工作氛围与团队层面协作结果的得分均处于较高的水平,制度支持的得分相对较低,而角色清晰和个人层面协作结果的得分均处于较低的水平。这可能与医疗卫生服务的特殊性有关,由于医疗卫生服务的复杂性,医疗卫生服务机构的分工协作没有一个绝对理想的界限,分工到何种程度也比较难以确定,只能根据具体情况而定。而医务人员间的职责分工难免有所重合或者有所遗漏,容易造成重复工作或工作推诿[243],导致角色清晰维度的得分较低。当前,我国医疗卫生服务机构无序竞争,患者无序流动的状况仍然存在,而医疗卫生服务团队成员并非全是来自同一机构的医务人员,团队内部可能存在潜在的竞争性,从而影响了个人协作结果的得分。

(二)医务人员协作影响因素分析

结果显示,H2、H3、H4、H6、H7、H10得到了支持,这些结论验证了本书所提的假设。可见,医务人员加强沟通互动可以直接促进医务人员彼此之间的医疗卫生服务协作行为和效果,这与Held[244]的研究结果一致,有效的沟通和合作是提供综合医疗服务的基础，清晰有效的沟通可以更好地解决患者及家属面临的复杂问题，从而减少医疗差错；而团队成员间的积极沟通可以提高彼此的工作满意度，同时也会提高团队的效率和效益[245]。另外，团队成员间明确的角色分工可以促进医务人员协作行为的产生，这与Setiadi等学者[246]的研究结果一致，了解自己的专业身份以及成员在医疗团队中的角色是发生专业间协作的重要前提。建立共同的制度和工作规范，营造良好的工作氛围，完善服务链上的信任体系可以促进团队发展，这与Hu Y[247]、Van Dongen[248]等的研究结果一致。这可能是因为制度规范、信任和尊重都为团队创造更加积极和谐的工作氛围，而良好的团队工作氛围更容易带来团队成员的非正式互动，能够减少团队冲突，使团队在遇到问题时能够寻找理想的方式来解决问题并做出更有效的决定。在这一种和谐与信任的关系中，团队成员更容易识别他人的优势和劣势，从而在医疗卫生服务的提供中更清晰地获取自己的角色定位。

H1、H5和H9并未得到验证，即信任与尊重、工作氛围和制度支持对医务人员个人协作结果产生直接的正向影响。这可能是因为这些因素并不能单一地、直接地影响协作行为的产生。根据Francis L. Jeffries的研究，可能是还存在其他因素阻碍了医务人员协作行为的产生，如医务人员感知到的组织规范不利于合作，导致其合作意愿比较微弱。H8也未得到验证，即角色清晰没有显著促进团队协作的结果，这与Hepp[249]的研究结果一致，医务人员繁重的工作量是实现角色清晰的最大障碍，而缺乏对专业角色的理解会导致专业知识利用不足，可能会影响患者的治疗效果，导致患者再次入院。

七、建议与结论

（一）建　议

1. 加强信息共享，实行智慧医疗

在大数据时代，医共体各医疗卫生服务机构应该认识到沟通互动的重要性，把沟通途径和信息平台的建设作为医疗卫生服务协作活动的重要前提。建设区域医疗信息平台，实现各种医疗数据资源集成管理的数据中心建设，为智慧医疗建设提供基本数据支撑[250]。通过医疗数据平台的建设，

能够集中保存和处理患者的各种临床治疗信息，医务人员可以通过信息平台互通患者的诊疗情况，促进成员间的信息交流，进而开展医疗卫生服务协作行为，减少重复医疗。

2.协调团队运作，提供环境支持

医疗卫生服务机构可以从共享氛围着手，建立共同的发展目标，营造包容性的医疗氛围，提供医疗卫生服务协作发生和成长的“沃土”；培养成员间的互信机制，倾听团队成员的声音，给予其足够的尊重；充分利用成员的多样性，促进团队成员在专业层面的交流协作，进而提高医疗服务水平。

3.完善规范设计，提供制度保障

医疗卫生服务协作的开展需要从制度和机制上予以保证，发挥协调作用并提供人财物的支持。完善医共体内部组织管理和协作机制，针对医疗卫生服务碎片化问题，建立不同的医疗卫生服务机构间的目标明确、权责清晰、公平有效的分工机制。

(二)结　论

本书借助调查问卷对福建省尤溪县总医院医共体医疗卫生服务协作水平展开实证研究，构建了医共体个人-团队协同两阶段的结构方程模型，提出的影响因素包括信任与尊重、沟通互动、工作氛围、角色清晰、制度支持。为了增加研究的精确性，本书对医务人员的协作行为从个人层面的协作结果和团队层面的协作结果2个维度进行测量。通过实证分析，部分假设得到了验证，且对未得到验证的假设做出了合理解释，并对医共体内医疗卫生服务协作影响机制的提升提出了相应的策略，具体结论如下：

(1)福建省尤溪县总医院医共体医疗卫生服务协作的整体水平较高，但团队内角色分工仍需进一步明确，个人协作行为需进一步加强。

(2)沟通互动可以对个人协作和团队协作结果产生正向影响。角色清晰也可以正向影响个人协作结果；信任和尊重、工作氛围和制度支持可以对团队协作结果产生正向影响。

(3)为提升医共体医疗卫生服务协作的水平，建议加强信息共享，实行智慧医疗；协调团队运作，提供环境支持；完善规范设计，提供制度保障。

第七章

分级诊疗背景下县域医共体协同度提升策略的研究

本研究通过专家咨询和文献分析法构建医共体协同度评价指标体系，借助指标体系构建医共体“三层一体”的协同度模型，通过对样本县医共体的实证研究，分析样本县医共体协同度的水平，并深入剖析影响医共体协同度的因素。采用问卷调查、专家咨询和深度访谈法界定医共体协同发展的利益相关者，分析核心利益相关者的利益诉求和期望，以及医共体内各级医疗卫生服务机构和人员关系的特征，构建医共体个人-团队协同两阶段的结构方程模型，阐述不同影响因素间的逻辑关系。

一、我国整合型医疗卫生服务实施路径的实践探索

课题组在文献研究、专家访谈和以医共体为代表的医联体实证调查的基础上，比较安徽省、山西省、浙江省、河南省、贵州省和福建省整合型医疗卫生服务实施路径。从建设方案来看，这6个省都集中在医共体法人构成与法人治理、人事编制与薪酬、财政补偿、医保支付、价格体制与药品集中招标采购5项制度方面。同时，针对PCIC框架下8个核心行动领域，即基层首诊、跨学科团队、纵向整合、横向整合、医疗电子信息化、统一的临床路径和双向转诊制度、测量与反馈、有效的协调机制，对6个省的情况进行比较，并且选取全国有代表性的医共体，对其内部服务协调供给机制进行比较。

（一）县域医共体的法人构成和法人治理结构

就医共体机构设置而言，一般分为法人机构统一和法定代表人统一两种模式。前者要求医共体作为事业单位法人，在登记过程中，将医共体重新登记为一个单一法人。后者则是保留医共体成员单位各自的法人地位，

但医共体内所有成员单位的法定代表人均由医共体法定代表人兼任，这个法定代表人一般就是医共体牵头医院院长[75]。详见表 7.1。

表 7.1　安徽省、山西省、浙江省、河南省、贵州省、福建省医共体的法人构成及法人治理结构采用模式与做法

省份	做法	采用模式
安徽	医共体成员单位保留原有机构设置和机构名称。乡镇卫生院加挂“分院”牌子，保留法人资格。医共体成员单位的职工身份不变，原有的财政供给渠道不变，明确投入政策。成员单位资产属性和现行财政投入政策及标准不变，乡镇卫生院实行“事业一类保障、二类绩效管理”。	法定代表人统一
山西	将辖区县级医院、乡镇卫生院、社区卫生服务中心整合，组建为一个独立的法人医疗集团，实行财政、人员、资金、业务、绩效、药械统一管理。医疗集团院长为法定代表，所属医疗卫生机构的法人资格、单位性质、人员编制、政府投入、职责任务、优惠政策、原有名称不变。	法定代表人统一
浙江	医共体可以继续保留成员单位的法人资格，也可以按独立事业单位进行统一法人登记。保留成员单位法人资格的，实行唯一法定代表人组织架构，由牵头医院负责人担任；按独立事业单位进行统一法人登记的，由机构编制部门依法予以登记后取得法人资格。	除常山等少数县采用法人机构统一模式外，一般采用法定代表人统一模式
河南	医共体院长为法定代表人，所属医疗卫生机构的法人资格、单位性质、人员编制、政府投入、职责任务、优惠政策、原有名称不变。乡镇卫生院的机构设置、隶属关系、法人身份、职能任务和财政供给不变的情况下，各医疗健康集团内部实行“人财物”一体化管理。	法定代表人统一
贵州	原则上医共体内保留成员单位的法人资格，其法定代表人可以由牵头医疗机构负责人担任。医共体成员单位的原单位性质、人员编制、政府投入、职责任务、优惠政策等保持不变，纳入医共体整体调整分配管理。医共体牵头医院原则上为县级二级甲等以上公立医院，医疗服务能力达到二级医院水平的基层医疗卫生机构也可牵头组建医共体。纳入医共体成员单位的公益一类医疗卫生机构实行一类公益事业单位保障及二类公益事业单位管理。	法定代表人统一

续表

省份	做法	采用模式
福建	以“总医院”模式打破县域内医疗机构的横纵向壁垒，整合县域内的所有公立医疗机构为总医院，将各综合医院、中医院、乡镇卫生院、社区卫生服务中心作为总医院分院，实行一套班子两块牌子、两套财务，乡镇卫生院延伸举办村卫生所。医共体内实行唯一法人制度，总医院院长兼所有的乡镇卫生院院长，各分院设执行院长，村卫生所实行乡镇卫生院领导下的所长负责制，推行医共体内行政管理、医疗业务、后勤管理、信息系统等一体化运作模式。	法定代表人统一

（二）县域医共体的人事编制与薪酬制度

在人事编制上，各地一般采取“打通医共体编制”和“老人老办法，新人新办法”两种方式。前者将人事管理权统一到医共体，所有的人员为医共体编制，财政投入“按岗不按编”。后者保留县级和基层人员的编制身份，财政投入的方式不变。目前，这6个省的大多数县（市、区）仍按照既有的体制核定医共体组成单位的编制。详见表7.2。

表7.2　安徽省、山西省、浙江省、河南省、贵州省、福建省医共体的人事编制及薪酬制度

省份	人事编制	薪酬考核
安徽	县域医共体内成员单位的职工身份不变，原有的财政供给渠道不变，乡镇卫生院在编在岗人员的工资由财政供给保障。医共体拥有内部人事管理自主权，按照乡镇卫生院编制周转池制度实行编制统筹、岗位统筹，实行“县管乡用”“乡聘村用”，根据岗位需要，统一调配人员。牵头医院拥有对医共体内乡镇卫生院院长的任命权或推荐权。牵头医院拥有人员招聘和人才引进自主权。	按照统一的二类事业单位绩效考核原则，开展医共体内医疗机构绩效考核与分配。牵头医院负责指导、审定乡镇卫生院的绩效考核与分配方案，规范开展绩效考核。

续表

省份	人事编制	薪酬考核
山西	按照“老人老办法、新人新办法”，逐步取消县域所有医疗卫生机构的行政级别、领导职数，打破行政职务、专业技术职务终身制。现有的县级医院和基层医疗卫生机构编制由医疗集团统一管理、统一使用、统一调配。乡镇卫生院现有的编制总量保持不变，在岗在编人员要保持在80%以上，其中，医疗卫生专业人员保持在85%以上。医疗集团对所需的适宜人才自主招聘，按程序核准备案。	按照“允许医疗卫生机构突破现行事业单位工资调控水平，允许医疗服务收入扣除成本并按规定提取各项基金后主要用于人员奖励”的要求，合理确定医疗集团绩效工资总量和薪酬水平。医疗集团在核定绩效工资内进行自主分配。
浙江	医共体人员编制由机构编制部门会同卫生计生等主管部门，按县级医院和基层医疗卫生机构两种类型进行分类核定，编制总量由医共体统筹使用。医共体人员由医共体统一招聘、统一培训、统一调配、统一管理。新进在编人员的户籍关系可留在医共体牵头医院所在地，人事档案由牵头医院或主管部门统一管理。医共体人员实行全员岗位管理，按照按需设岗、按岗聘用、竞聘上岗、人岗相适的原则，打破单位、科室、身份限制，实现合理轮岗、有序流动、统筹使用。完善职称评聘制度，医共体卫生技术人员职称由其自主评聘。优先保证基层用人需要，在薪酬、职称评聘和职业发展等方面，优先向基层倾斜。	按照“两个允许”的要求，建立符合医疗卫生行业特点和医共体发展要求的薪酬制度，合理提高医务人员的薪酬水平。医务人员的收入由医共体自主分配，以岗位为基础，以绩效为核心，打破单位和层级区别，建立“多劳多得、优绩优酬”的内部分配机制，并与药品、耗材和检查检验收入脱钩，与医疗卫生技术服务、绩效考核和医保支付方式改革等因素挂钩。鼓励医共体负责人和成员单位负责人实施年薪制。
河南	对医共体内县级医疗机构和基层医疗卫生机构的编制分别核定，探索由医共体统筹使用。落实医共体在人员招聘、岗位设置、中层干部聘任、内部绩效考核、收入分配、职称聘任等方面的自主权。探索建立县招乡用、乡聘村用、轮岗派驻等人才引进、使用、管理机制。建立促进人才下沉的激励约束机制，严禁虹吸基层专业技术人才。	按照“两个允许”的要求，推进基层医疗卫生机构逐步建立“公益一类保障公益二类激励相结合”的运行新机制。鼓励对医共体负责人和成员单位负责人实行年薪制。

续表

省份	人事编制	薪酬考核
贵州	医共体的人员编制由卫生健康行政部门会同机构编制部门，按县级医院和基层医疗卫生机构两种类型进行分类核定，编制总量由医共体统筹使用，编制总量内的专业技术人员流动不受编制性质(差额和全额)的限制。按照“县聘县管乡用”原则，为乡镇卫生院(政府办社区卫生服务中心)聘用合格的卫生技术人员。医共体统一招聘、统一培训、统一管理、统一调配、统一考核、统一待遇，并与在编人员同工同酬同待遇。医共体要优先保障基层医疗卫生机构的用人需要，设置基层医疗卫生机构编制池，确保基层医疗卫生机构实际使用的编制数量不减少。坚持“按需设岗、按岗聘用、竞聘上岗、以岗定薪”的原则，统一岗位设置，加强聘用管理，逐步取消县域所有的医疗卫生机构的行政级别、领导职数，打破行政职务、专业技术职务终身制，变身份管理为岗位管理。	根据“总量控制、动态调整、统筹使用”的原则，对新增的人员实行编制备案制管理，医共体的医务人员的收入由医共体自主分配，按照坚持公益性、群众满意、优绩优酬、多劳多得的原则，以岗位为基础，以绩效为核心，打破单位、层级和身份区别，严禁与药品、耗材和检查检验收入等挂钩，与职责履行、医疗质量、费用控制、运行绩效、财务管理、家庭医生签约、健康促进、健康扶贫、医德医风和群众满意度等体现公益性因素挂钩。使基层机构绩效工资水平与县级医院相衔接，逐步统一基层与县级医院同等年资和水平的医务人员的薪酬。鼓励对医共体负责人和成员单位负责人实施年薪制。
福建	采取“科室对接分院”的方式建立协作关系；优化整合现有县级医院卫生技术人员到总医院临床科室；在区域范围和核定的人员编制总量内统筹管理使用医共体内的医务人员；建立医共体“人才池”，统一招聘，实行“县招乡用”；按照“大专科、小综合”的功能定位和岗位工作量、重要程度、饱满程度进行科室整合；由县医院牵头建立平原与山区间专业人才定期轮岗机制；打通乡镇卫生院编制内外人员的使用界限，实行同工同酬。	深化薪酬制度改革，实行全员目标年薪制、年薪计算工分制；精准编制分院收支预算，实行人员经费财政定补机制；县医院在内部绩效考核体系制定上将下乡帮扶纳入考核范围，并提高工分系数。

(三)县域医共体的财政补偿制度

基层医疗卫生机构的财政投入一般分为财政专项补助和政府购买服务两个部分。详见表7.3。

表7.3　安徽省、山西省、浙江省、河南省、贵州省、福建省医共体的财政补偿制度

省份	财政补偿制度
安徽	政府落实对符合区域卫生规划的公立医院的基本建设和设备购置、重点学科发展、人才培养与政策性亏损补贴等投入，对公立医院承担的公共卫生任务等给予专项补助，保障政府指定的紧急救治、救灾、援外、重大活动医疗保障、支农、支边和城乡医院对口支援等公共服务经费。落实乡镇卫生院一类事业单位财政经费定项补助政策以及落实村卫生室的补助政策。同时，政府还有化解公立医院长期债务的责任。
山西	政府落实对符合区域卫生规划的公立医院的基本建设和设备购置、重点学科发展、人才培养与政策性亏损补贴等投入，对公立医院承担的公共卫生任务等给予专项补助，保障政府指定的紧急救治、救灾、援外、重大活动医疗保障、支农、支边和城乡医院对口支援等公共服务经费。积极探索政府补助方式由按人头或床位补助逐步转向为按项目补助。
浙江	要求县、乡医疗卫生机构整合组建医共体后，继续按照公立医院投入政策和基层医疗卫生机构补偿机制改革要求，按原渠道足额安排对医共体成员单位的财政投入资金，并将资金统一拨付给医共体，由医共体结合资金性质和用途统筹使用。采取有效措施逐步化解医共体成员单位符合条件的历史债务。乡镇(街道)要继续加大对所在地医共体成员单位的工作支持力度。
河南	各级政府要严格落实对公立医院和基层医疗卫生机构的投入政策，按原渠道足额安排医共体成员单位的各项补助资金。县级政府要按照规定落实对县级公立医院的投入责任。对在乡镇卫生院工作的全科医生，结合工作条件、工作任务和服务年限等因素发放一定的岗位津贴，财政给予补助。基层医疗卫生机构全科医生的收入水平原则上不低于当地县级综合医院同等条件临床医师的平均收入水平。
贵州	根据医共体建设的发展需要，加大财政投入力度，按照公立医院投入政策和基层医疗卫生机构的补偿政策，按原渠道足额安排对医共体成员单位的财政投入资金。
福建	在所属财政局开立总医院财政零余额账户，将财政资金直接对接总医院；各成员单位设置独立账户；财政预算由县财政局统一规划；实行牵头医院院长“一支笔”审批制。

(四)县域医共体的医保支付制度

医保支付方式的改革不仅有助于推动医共体一体化的进程，而且有助于促进医共体激励机制的重构，实现从疾病诊治向健康管理的转型[251]。详见表7.4。

表7.4 安徽省、山西省、浙江省、河南省、贵州省、福建省医共体的医保支付制度

省份	医保支付制度改革
安徽	实行“两包”，即打包城乡居民基本医保基金和基本公共卫生服务资金。医保管理部门将基本医保基金按医共体人头总额预付，按城乡居民基本医保当年筹资总额扣除增量基金风险金和大病保险基金进行预算，将不少于95%的部分作为医共体按人头总额预算基金，交由医共体包干使用，结余留用，合理超支分担，分配份额与县、乡、村医疗卫生机构绩效考核挂钩。基本公共卫生服务经费按医共体人头总额预算，足额拨付医共体，交由医共体统筹用于医防融合工作。
山西	按照“总额管理、结余留用、超支合理分担”的原则，由医保经办机构采取“总额预算、按月预拨、年终结算”的方式，将核定的县、乡、村三级医保基金统一打包拨付给医疗机构。
浙江	完善医保总额的预算管理，建立结余留用、超支分担机制。医共体医保总额按照“以收定支”原则，由医保机构与医共体谈判核定。对住院医疗服务，按DRGs结合点数法付费。对门诊医疗服务，结合家庭医生签约按人头付费。探索符合中医药服务特点的支付方式，逐步推行基层中医门诊常见病按病种支付。各县(市、区)和已经实行医保市级统筹的市区，要将医共体整体作为医保定点机构和医保基金预算单位，开展医保协议管理，科学核定和合理安排医保预算总额。健全医共体内医保工作人员的队伍，探索建立医保机构专员的派驻制度，加强医疗费用和质量“双控制”。
河南	实行医共体内医保按人头总额预算管理，建立结余留用、合理超支分担机制，引导医共体主体做好预防保健和健康管理，推动医保基金和患者向基层回流，提升医保基金使用效能。
贵州	医保资金对医共体实行总额付费等多种付费方式，建立结余留用、合理超支分担机制；加强成本控制，提高医保基金使用绩效，打破“虹吸”基层病源现象。合理拉开基层医疗卫生机构、县级医院和城市大医院间的报销水平差距，增强在基层看病就医的吸引力，引导群众有序就诊，切实维护公益性，调动积极性，保障可持续性。
福建	探索建立职工医保基金省级统筹调剂机制，合理均衡地区负担。推行按病种收付费改革，全省各统筹地区病种数超过700个。医保基金和基本公共卫生服务经费按人头对医共体总额付费，实行总额包干、结余留用。全省41个县域医共体全部实行医保资金打包付费。三明、漳州等地实现医保“村村通”。

(五)县域医共体的价格体制改革与药品集中招标采购制度

既有的多重医疗服务和药品价格管制对医疗服务发展与医疗体系改革构成了严重制约，然而，各地在探索价格改革方面并未给出具有实质性内容的改革措施。详见表7.5。

表7.5　安徽省、山西省、浙江省、河南省、贵州省、福建省医共体的价格体制与药品集中招标采购制度

省份	价格体制与药品集中招标采购制度改革
安徽	在牵头医院设立“中心药房”，实行药品、耗材的集中统一采购、配送；要求以成本和收入结构变化为基础，动态调整。根据医保基金的承受能力，建立价格调整联动机制。
山西	在牵头医院设立“中心药房”，实行药品、耗材的集中统一采购、配送；要求授权县（市、区）对医疗服务价格进行动态调整。合理提升体现医务人员技术劳务价值的医疗服务价格，逐步提高医疗收入中技术劳务性收入的比重。
浙江	在牵头医院设立“中心药房”，实行药品、耗材的集中统一采购、配送；鼓励跨医共体、跨区域联合采购；要求通过压缩药品耗材虚高价格和不合理使用、控制过度检查检验等方式腾出空间，动态调整医疗服务价格，逐步理顺医疗服务比价关系，并做好与医保支付、医疗控费和财政投入等政策的衔接。
河南	建立统一的药事管理与药物治疗学委员会，建立健全相应的工作制度，统筹开展药事管理工作。医共体药事管理与药物治疗学委员会制定医共体内统一的药品目录，医共体各成员单位根据医院级别分别达到河南省规定的基本药物使用比例，确保用药衔接。以医共体为单位，设立唯一采购账户。根据医共体成员单位的临床用药情况，由医共体牵头单位提交采购清单，实行网上集中采购并严格执行药品采购“两票制”。支持以县（市）为单位进行药品带量采购，推动降低药品价格，实现同城同价。按照总量控制、结构调整、有升有降、逐步到位的原则和腾空间、调结构、保衔接的路径，建立以成本和收入结构变化为基础的价格动态调整机制，合理制定和调整医疗服务价格，逐步理顺医疗服务比价关系。
贵州	医共体组建单独药品供应保障中心来负责药械管理工作，以医共体为单位，药品采购严格执行“两票制”，设立唯一的采购账户，以全面配备和优先使用基本药物为基础，鼓励采购使用中药产品，推进实行药品耗材统一管理，统一药品供应目录、统一议价、统一采购、统一配送、统一支付。统筹开展医共体药事管理，提升服务管理效能，促进药品耗材合理使用。医共体内统一施行牵头医院执行的用药及报销目录，满足双向转诊患者的就医需求，通过延伸处方、集中配送等形式加强用药衔接，方便患者就近就医取药，确保下转患者等疾病诊治连续性用药需求，提升健康服务的质量和连续性。医共体坚持公立医疗机构药房的公益性，不得承包、出租药房，不得向营利性企业托管药房。按照总量控制、结构调整、有升有降、逐步到位的原则，动态调整医疗服务价格，逐步理顺医疗服务比价关系，并做好与医保支付、医疗控费和财政投入等政策的衔接，确保医疗卫生机构良性运行、医保基金可承受、群众负担不增加。
福建	按照腾笼换鸟的思路和腾空间、调结构、保衔接的路径，大力深化“三医”联动改革，真联真动，实行药品耗材联合限价采购，将腾出的空间主要用于调整医疗服务价格，优化医院收入结构，建立公立医院的良性运行机制。建立全省药品耗材采购、配送、结算、监管一体化平台。实行医疗器械、高值医用耗材阳光采购价格信息全省共享，通过平台“晒价格”。

(六)PCIC框架下整合医疗卫生服务体系的研究与实践

长期以来,我国医疗卫生资源分布不合理,卫生服务体系条块分割,缺乏整体性、协调性和连续性;医疗服务提供中的“碎片化”问题,如医疗卫生资源配置效率低下、服务连续性不足、服务质量较差、患者满意度较低等也日益突出。

2016年“三方五家”报告中提出以人为本的整合型卫生服务(People Centered Integrated Care,PCIC)的建设。各个省在构建整合型卫生服务方面积极探索,尝试通过技术、管理和资产等各种资源要素的有效连接,整合不同级别和类型的医疗卫生机构,推进分级诊疗制度的建设,提高医疗服务的整体效率,向居民提供完整、连续、经济、优质的卫生保健服务,全方位、全周期地保障居民健康。我国目前正在推进的家庭医生团队签约服务、医联体等建设都是医疗卫生服务整合在中国的具体化表现,各省也在积极探索构建整合型卫生服务体系的路径和方法。

深化中国医药卫生体制改革的政策报告建议8个核心行动领域:基层首诊、跨学科团队、纵向整合、横向整合、医疗电子信息化、统一的临床路径和双向转诊制度、测量与反馈、有效的协调机制。

1.基层首诊

各省积极做实家庭医生签约服务,探索适合自己的服务模式,针对签约重点人群确定个性化“服务包”;推进优质医疗卫生资源下沉,逐步提升基层卫生服务能力,提高基层首诊率;加强全科医师制度的建设,建立健康“守门人”制度。详见表7.6。

表7.6 安徽省、山西省、浙江省、贵州省、河南省、福建省医共体的基层首诊制度

省份	实施策略	具体做法
安徽	患者登记签约服务	遴选合格的乡村医生承担签约服务,乡镇卫生院全科医生健康管理团队采取划片包村等方式,为乡村医生签约服务提供技能培训和技术支持,医共体牵头县级医院临床专家帮助和指导乡村医生实现有效履约。在乡村医生缺乏资质和能力、乡村医生数量少的行政村,由乡镇卫生院全科医生健康管理团队承担签约服务。
	风险分层	签约服务的重点对象为65岁以上老年人,慢性病(尤其是高血压、糖尿病、脑卒中康复期、腰颈椎退行性疾病、支气管哮喘、慢性支气管炎等)患者,学龄前儿童,孕产妇,精神病在家康复者,晚期肿瘤维持治疗患者,因病致贫患者,生活不便的残疾人,长期卧床者以及其他有签约服务需求的居民。

续表

省份	实施策略	具体做法
安徽	守门人制度	开展家庭医生签约服务，推动社区（村）卫生服务向健康管理转型，逐步建立起既能守健康、又能守费用的双重“守门人”新制度。
	确保可及性	对签约个性包的服务对象定期上门随访、健康评估、康复指导与家庭出诊、家庭护理、家庭病床等个性化服务。
山西	患者登记签约服务	山西建立了1名乡村医生、1名乡镇全科医生、多名县级专科医生组成的“1+1+X”签约团队，推行以家庭为单位全覆盖、家庭成员分类管理、重点人群应签尽签的服务模式。
	风险分层	围绕重点人群的医疗需求，结合基层适宜卫生技术推广应用提供菜单式服务。
	守门人制度	推动优质医疗资源合理配置和纵向流动，建立“健康守门人”制度，有效规范常见病、多发病患者首先到基层医疗卫生机构就诊。
	确保可及性	慢性病用药长处方，对与家庭医生签约的高血压、糖尿病、脑卒中、冠心病等慢性病患者提供服务；鼓励家庭医生签约服务团队开展家庭出诊、设立家庭病床等居家医疗卫生服务。
浙江	患者登记签约服务	家庭医生签约服务主要由各类基层医疗卫生机构提供。对于实施县域医共体的县（市、区），医共体是家庭医生签约服务的责任主体，由基层成员单位提供签约服务；对于实施城市医联体的地区，由社区卫生服务中心（站）提供签约服务，牵头医院为签约服务提供技术支撑和资源共享；鼓励符合条件的社会办全科诊所参与签约服务，或与乡镇卫生院、社区卫生服务中心合作组建家庭医生团队开展适宜的签约服务。
	风险分层	根据群众的不同的健康需求，设立针对普通人群和慢性病患者、妇女、儿童、老年人、残疾人、计划生育特殊家庭等重点人群的菜单式签约服务包，建立以全科医生为主体，全科与专科联动、签约医生与团队协同、医防有机融合的服务工作机制。
	守门人制度	完善个人、财政、医保分担的签约服务筹资机制，实施门诊医疗费用包干制度，强化首诊和转诊服务功能，在保证质量的基础上，不断扩大签约服务覆盖面，让家庭医生成为群众健康和医保基金的“双守门人”。
	确保可及性	医共体要结合辖区实际和医疗服务需求，在基层成员单位建立全专科联合门诊、住院病区，支持家庭医生团队开展家庭病床服务，统筹牵头医院和家庭医生的团队资源，对偏远农村开展巡回医疗服务。
贵州	患者登记签约服务	充分利用医共体内的技术资源，将县级医疗机构专科医生作为技术支撑力量纳入家庭医生团队，建立以家庭医生为主体、全科专科有效联动、医防有机融合的服务模式。医共体牵头医疗机构要为签约居民开通转诊绿色通道，对家庭医生上转的患者优先接诊，提高签约居民的获得感。

续表

省份	实施策略	具体做法
贵州	风险分层	签约居民能获得包括居民健康档案管理、健康教育、预防接种服务、儿童健康管理、孕产妇健康管理、65岁以上老年人健康管理、高血压、糖尿病患者健康管理、严重精神障碍患者健康管理、肺结核患者健康管理、中医药健康管理等国家基本公共卫生服务。同时,还提供包括常见病和多发病的健康咨询、疾病诊疗、就医路径指导和转诊预约等服务。
	守门人制度	加快全科医师队伍建设和提升基层卫生服务能力,完善健康"守门人"制度建设。
	确保可及性	家庭医生团队定期与签约群众面对面随访,每年开展一次健康体检,根据群众疾病的发展情况,分工协作,持续适时开展健康监测和健康指导。
河南	患者登记签约服务	充分利用医共体技术资源,将县级医疗机构专科医生作为技术支撑力量纳入家庭医生团队,建立以全科医生为核心、全科专科有效联动、医防有机融合的服务模式,提升签约的服务质量。
	风险分层	对贫困人口中的重大疾病患者、经医保部门鉴定为门诊慢性病和重特大疾病患者,以及高血压、糖尿病、结核病、严重精神障碍患者,要纳入"应签"范围。
	守门人制度	加强全科医学制度建立,提高居民家庭医生的签约率,完善健康"守门人"制度。
	确保可及性	对失能半失能高龄老人、残疾人、终末期患者等确有需求的人群,在科学评估、合理分级的前提下,探索提供上门服务,将签约服务从机构延伸至社区和家庭。
福建	患者登记签约服务	以社区卫生服务中心为平台,以社区注册医生为主,以二级以上医院的专科医生为辅组建家庭医生签约团队,负责责任片区内居民的签约服务。家庭医生与辖区居民通过双向选择确定契约式服务关系。推广厦门市"三师共管"、三明市慢性病管理经验,完善家庭医生签约工作机制。
	风险分层	以高血压、糖尿病等慢性疾病为突破口,逐步扩大签约范围,优先覆盖老年人、孕产妇、儿童、残疾人、贫困人口等重点人群。
	守门人制度	加强全科医师制度的建设,形成以全科医生为主体的基层医疗卫生队伍和"首诊在基层"的服务模式,使全科医生担当起居民健康的"守门人"。
	确保可及性	定期上门查体、观察病情和进行符合规定的诊疗,根据患者的病情需要,按需开具处方、开展检查化验项目。

2. 跨学科团队

各省推进家庭医生团队的建设,为居民提供高质量的、连续的、全生命周期的医疗卫生服务。详见表7.7。

表7.7　安徽省、山西省、浙江省、贵州省、河南省、福建省医共体的跨学科团队建设

省份	实施策略	具体做法
安徽	团队的构成、职能和领导	专科医师、全科医师和健康管理人员组成“1+1+1”小组，为家庭医生签约服务及时提供全方位的技术支持。专科医师由医联体（医共体）牵头医院的主治医师（含中医）经过家庭医学培训后担任，负责患者病情的明确诊断与个体化治疗方案的制定，并带教全科医师和健康管理人员；全科医师负责落实专科医师的治疗方案，及时掌握、处理病情，并及时与专科医师互通，预约专家门诊，并指导健康管理人员的工作；健康管理人员由护士、药师、公共卫生医师、心理咨询师等有医学专业背景的人员经过家庭医学培训后上岗，协助专科医师和全科医师与患者联系沟通、负责患者的日常随访与筛查、个体化健康教育，以及饮食、运动等生活方式的干预。
	按患者量身制定的个性化服务计划	服务项目有上门访视、免费体检、健康评估、医保优惠以及高血压、糖尿病、严重精神障碍患者免费服药等个性化服务，满足不同人群的需求。
山西	团队的构成、职能和领导	卫生＋计生“两融合”、预防＋医疗“双提升”模式，组成村、乡、县三级“1+1+1+X”服务团队（1名村医＋1名计生服务员＋1名全科医生＋X名县级医疗机构专科医生）。 家庭医生团队主要由家庭医生、社区护士、公共卫生医师（含助理公共卫生医师）等组成，二级以上医院应选派医师（含中医类别医师）提供技术支持和业务指导。逐步实现每个家庭医生团队都有能够提供中医药服务的医师或乡村医生，有条件的地区可吸收药师、健康管理师、心理咨询师、社（义）工等加入团队。家庭医生负责团队成员的任务分配和管理。基层医疗卫生机构要明确家庭医生团队的工作任务、工作流程、制度规范及成员的职责分工，并定期开展绩效考核。其他的专科医师和卫生技术人员要与家庭医生团队紧密配合。
	按患者量身制定的个性化服务计划	针对居民的健康需求，制定不同类型的个性化签约服务内容，可包括健康评估、康复指导、家庭病床服务、家庭护理、中医药治未病服务、远程健康监测等。
浙江	团队的构成、职能和领导	家庭医生团队负责人原则上由家庭医生担任，负责团队组建、工作计划制定、任务分配、日常管理和考核。家庭医生负责签约居民的全周期健康管理，提供常见病、多发病的中西医诊治和基本公共卫生服务，给予就医指导及向上级医院的精准转诊，按需提供上门诊疗、家庭病床等服务。护理人员或助手负责协助家庭医生开展门诊预约、诊前健康管理、转诊及出入院追踪、居家护理服务、慢性病随访、档案维护、健康教育等工作。专科医生负责为团队提供技术支持和业务指导，开展人员培训带教、双向转诊衔接、对疑难疾病给予诊疗意见等。其他成员在机构整体安排下协助参与家庭医生签约服务工作，为团队运行和服务提供支持。

续表

省份	实施策略	具体做法
浙江	按患者量身制定的个性化服务计划	细化签约服务内容,以基本医疗服务和基本公共卫生服务为核心,完善重点人群与普通人群的“10+1”菜单式“签约服务包”,对不同的人群实行分类管理和精准服务。
贵州	团队的构成、职能和领导	家庭医生签约服务是由县级医院和乡镇卫生院、村卫生室按照“1+1+N”组成家庭医生签约服务团队,医务人员根据建档立卡对象的健康状况和需求,建立居民健康档案,围绕预防保健、常见病多发病诊疗与转诊、患者康复与慢性病管理等,为签约家庭特别是重点人群提供优质、高效、便捷的基本医疗和基本公共卫生服务,降低慢性病的发病率,减少并发症。
	按患者量身制定的个性化服务计划	设定基础服务包和个性化服务包,对高血压和糖尿病等慢性病患者提供个性化诊疗方案。
河南	团队的构成、职能和领导	采取“3+N”模式,组建家庭医生签约服务团队。“3”是指家庭医生、护士、公共卫生医师(含助理公共卫生医师)。“N”是指其他人员。每个团队明确1名负责人。家庭医生主要包括基层医疗卫生机构注册全科医生(含助理全科医生和中医类别全科医生),以及具备能力的乡镇卫生院医师(含中医类别医师)和乡村医生等;符合条件的公立医院医师和中级以上职称的退休临床医师,特别是内科、妇科、儿科、中医医师等也可以做家庭医生。护士需要取得护士执业证书,具有1年以上基层医疗卫生机构的临床工作经验;公共卫生医师主要指从事专业预防保健、健康教育等公共卫生服务的公共卫生医师(含助理公共卫生医师);对于公共卫生医师不足的机构也可暂由实际从事公共卫生服务人员承担。 其他人员主要指机构内具有资质的专科医师、药师、妇幼保健人员、健康管理师、心理咨询师等卫生专业技术人员;二级以上医院医师、退休返聘专家、临聘专家、医院对口支援专家;了解基本的医疗卫生知识、熟悉并热爱基层卫生工作的卫生计生专干、残疾人专职委员、村(居)委会人员、社(义)工等非卫生专业技术人员。
	按患者量身制定的个性化服务计划	结合本地实际,积极争取医保部门支持,针对不同人群的多样化健康服务需求,设计多层次、多类型的个性化签约服务包。
福建	团队的构成、职能和领导	以团队服务为主要服务形式的“1+1+N”家庭医生签约服务模式中,全科医师负责落实、执行治疗方案,病情日常监测和协调双向转诊,健康管理师侧重于居民健康教育和患者的行为干预,医院专科医师负责明确诊断与治疗方案、指导基层的全科医师。

续表

省份	实施策略	具体做法
福建	按患者量身制定的个性化服务计划	家庭医生提供基本健康评估和监测、健康档案信息服务、健康管理、健康教育、上门服务等个性化的健康服务。

3.纵向整合

各省在建设医共体过程中促进医疗资源的纵向整合,促进优质医疗资源下沉基层,明确各级医疗服务机构的职责与功能。详见表7.8。

表7.8　安徽省、山西省、浙江省、贵州省、河南省、福建省医共体的纵向整合机制

省份	实施策略	具体做法
安徽	在纵向整合的网络中,明确各级各类机构的职责	县级医院和中心卫生院的功能定位主要以住院为主。中心乡镇卫生院着重做好门诊、转诊和下转患者康复服务,开展慢性病管理和其他的公共卫生工作,做好慢性病早期预防、临床治疗、康复指导,实现慢性病防治无缝对接;村卫生室着重做好门诊、签约服务和健康管理。
	服务供方间的关系	医疗中心专家资源上下贯通。促进县、乡医务人员双向流动顺畅,县管乡用,实现乡镇居民在乡镇卫生院可以享受到县级医疗专家服务。县级医院通过定期出诊、临床带教、举办健康讲座及定期现场技术帮扶等方式提高下级医疗机构的服务能力;乡镇卫生院通过接受上级医院技术骨干任职、开设联合病房、共建特色专科及参加"三评比三促进"活动等方式,提升能力,规范服务。 医疗技术上下贯通。统一医疗服务质量控制和安全管理,推进服务同质化,保障乡镇居民在乡镇卫生院能看得好病,解决常见病、多发病的诊疗和Ⅰ、Ⅱ类手术等问题。
	形成医疗卫生机构网络	在尊重意愿、双向选择的基础上,由县级医院牵头,联合乡镇、村级医疗机构,组建2～3个医共体,负责向辖区内居民提供门诊和住院服务。
山西	在纵向整合的网络中,明确各级各类机构的职责	制定县级医疗集团内部县、乡两级疾病诊疗目录,完善县级医疗集团内部和县域向外转诊规范;县级医疗集团所属的乡镇卫生院、社区卫生服务中心等基层医疗卫生机构应当组建家庭医生签约服务团队,扩大签约服务覆盖面,细化签约服务内容,针对不同的人群实行分类管理和精准服务。
	服务供方间的关系	采取巡回医疗、驻村服务、设置中心卫生室等方式解决卫生室"空白村"群众看病就医的问题;采取"基层检查＋医院诊断"的服务模式,在基层设立专家工作室和专家门诊,把医疗专家送到群众家门口。县级医院中级以上职称的医疗卫生人员应当每月到基层医疗卫生机构至少开展一次业务指导和技术培训,鼓励县级医疗集团在基层医疗卫生机构建立专家门诊和住院病区,并将县级医院部分专家门诊、住院床位、检验检查号源下放到基层医疗卫生机构。

续表

省份	实施策略	具体做法
山西	形成医疗卫生机构网络	将辖区县级医院、乡镇卫生院、社区卫生服务中心整合，组建为一个独立的法人医疗集团，实行财政、人员、资金、业务、绩效、药械统一管理。
浙江	在纵向整合的网络中，明确各级各类机构的职责	加强医共体牵头医院医疗服务能力的建设，推动县级重点学科、专科和专病中心发展，完善二级诊疗科目设置，建立县域胸痛中心、卒中中心、创伤中心、危重孕产妇救治中心、危重儿童和新生儿救治中心、中医诊疗中心，推广微创外科和腔镜手术技术。加强医共体成员单位医疗服务能力建设，小城市、中心镇和服务人口较多、地域较广、规模较大的乡镇(街道)所在地成员单位，逐步完善内科、外科、妇科、儿科和中医科等一级诊疗科目，开展相应的住院服务和适宜手术；其他乡镇(街道)所在地成员单位，应以满足当地常见病、多发病诊治需要为标准，以强化急救、全科医疗、儿科、康复和中医药等服务为重点，实现基本医疗服务能力升级达标。
	服务供方间的关系	推进县级医疗资源下沉，县级医院通过建立县域医院影像，临床检验、心电检查、慢性病管理等区域共享中心，设立基层住院分布和专家门诊，定期下基层带教查房，构建技术协作合作体等多种形式，推进县级医疗资源下沉到乡镇卫生院，推动优质医疗资源在县域的延伸。城市医院派出管理人员和技术团队，一定时期内全职在合作办医的县级医院工作，建立托管专科的骨干医师“导师制”培养制度，对基层医务人员进行学科、学术方面的传、帮、带，加快基层卫生人才队伍的建设。
	形成医疗卫生机构网络	每个县(市)和符合条件的市辖区根据地理位置、服务人口以及现有医疗卫生机构的设置、布局和能力情况，组建若干个(一般为1～3个)以县级医院为龙头、以其他若干家县级医院及乡镇卫生院(社区卫生服务中心)为成员单位的紧密型医疗集团作为医共体。
贵州	在纵向整合的网络中，明确各级各类机构的职责	医共体牵头医疗机构重点承担急危重症患者的救治和疑难复杂疾病向上转诊服务，统筹管理医共体内疾病预防控制工作。基层医疗卫生机构提供常见病、多发病的诊疗服务，重点为诊断明确、病情稳定的慢性病患者、康复期患者提供接续性医疗卫生服务，并按要求落实基本公共卫生服务和重大公共卫生服务。
	服务供方间的关系	各医共体牵头医疗机构明确1～2家对口支援的城市三级综合医院和数家专科医院，建立稳定的对口支援关系。通过专科共建、临床带教、业务指导、教学查房、科研和项目协作等多种方式，提升医共体牵头医疗机构的医疗服务能力与管理水平。
	形成医疗卫生机构网络	根据地理位置、服务人口、现有医疗卫生机构的设置和布局等情况，通过双向选择，按照自愿组合的原则，组建2～3个以县级医疗机构为龙头、以中心乡镇卫生院(社区卫生服务中心)为枢纽以及以其他卫生院、村卫生室(社区卫生服务站)为基础的县、乡、村一体化管理的医共体。

续表

省份	实施策略	具体做法
河南	在纵向整合的网络中，明确各级各类机构的职责	医共体牵头医疗机构重点承担急危重症患者救治和疑难复杂疾病患者向上转诊服务，统筹管理医共体内医疗服务、公共卫生服务、医养结合等工作。基层医疗卫生机构提供常见病、多发病的诊疗服务，为诊断明确、病情稳定的慢性病患者、康复期患者提供接续性医疗卫生服务，做好基本公共卫生服务、健康扶贫等工作。其他医疗卫生机构按照功能定位和医共体职责分工开展业务。
	服务供方间的关系	完善"三进、两建、一帮扶"的健康促进工作模式(推动健康教育进乡村、进家庭、进学校，加强健康教育阵地和健康教育队伍建设；由1所三级医院、1所县级医疗机构和1名省级专家对口1个县，帮扶指导基层开展健康教育工作)，提升人民群众自我健康管理意识和健康素养水平。
	形成医疗卫生机构网络	根据县域内医疗卫生资源结构和布局，组建1～3个由县级公立医疗机构牵头，其他县级医疗机构、乡镇卫生院、社区卫生服务中心为成员单位的医共体。
福建	在纵向整合的网络中，明确各级各类机构的职责	县、乡、村三级医疗机构按照国家和省级制定的服务项目清单与服务能力标准提供诊疗服务；乡镇卫生院和社区卫生服务中心是公益性、综合性的基层医疗卫生机构，承担着常见病和多发病的诊疗、基本公共卫生服务、计划生育技术服务、健康管理、危急重症患者初步现场急救和转诊等功能任务。
	服务供方间的关系	县对乡、乡对村的医师定期驻乡、驻村制度，着力通过薪酬制度设计，引导专家到基层巡诊坐诊，让基层老百姓在"家门口"就能享受到县、乡医院医生诊疗的服务。
	形成医疗卫生机构网络	以"总医院"模式打破县域内医疗机构的横纵向壁垒，整合县域内的所有公立医疗机构为总医院，将各综合医院、中医院、乡镇卫生院、社区卫生服务中心作为总医院分院，实行一套班子两块牌子、两套财务，乡镇卫生院延伸举办村卫生所。

4. 横向整合

推动公共卫生专业机构主动融入医共体的建设，加强疾病的三级预防和连续管理，加快医防融合的实现。详见表 7.9。

表 7.9　安徽省、山西省、浙江省、贵州省、河南省、福建省医共体的横向整合机制

省份	实施策略	具体做法
安徽	各级各类医疗机构之间的整合	融合疾控和妇幼保健等公共卫生资源，实现医防融合，让乡镇居民在基层医疗卫生机构可以享受到优质的妇幼保健、慢性病管理、计划免疫等公共卫生服务。

续表

省份	实施策略	具体做法
山西	各级各类医疗机构之间的整合	推行纵向帮扶医联体建设,每个县域医疗集团均有1所三级综合医院牵头、若干专科医院(和/或临床重点专科)配合开展联合建设;推行跨区域专科联盟建设;医疗集团设立公共卫生管理中心,县疾控中心主任兼任医疗集团副院长,把过去分离的公共卫生和基本医疗服务有机融合,给群众提供全方位、全生命周期的健康服务。
浙江	各级各类医疗机构之间的整合	推动专业公共卫生机构主动融入医共体的建设发展,强化专业指导,推进疾病三级预防和连续管理,促进医共体更好地落实公共卫生任务,完善医防协同工作机制,做到防治服务并重。
贵州	各级各类医疗机构之间的整合	医共体牵头医疗机构负责指导、考核医共体内基层医疗机构公共卫生服务的开展情况。疾病预防控制机构要加强与医共体的协作配合,做好技术指导、培训和业务管理,推进疾病的三级预防和连续管理。
河南	各级各类医疗机构之间的整合	开展“三进、两建、一帮扶”的健康促进工作,选派疾控、妇幼等机构专业人员到各医疗健康服务集团任业务副院长,负责指导集团内各医疗机构开展公共卫生服务工作,做实“家庭医生”签约服务,引导群众合理分诊、理性就医,努力做到“平时健康有人管,需要服务有人帮”。
福建	各级各类医疗机构之间的整合	落实医共体与公共卫生机构建立分工协作机制,完善家庭医生签约工作机制,不断提高家庭医生签约服务的覆盖率,做实履约服务。落实突发公共卫生责任,疾病预防控制、妇幼保健等专业公共卫生机构要强化专业指导、培训和业务管理,与医共体建立分工协作机制,推进疾病的三级预防和连续管理。

5. 医疗电子信息化

各省医共体内目前还没有建设统一的电子病历系统,但各省“互联网+”服务建设的形式多种多样。详见表7.10。

表7.10 安徽省、山西省、浙江省、贵州省、河南省、福建省医共体的医疗电子信息化建设

省份	实施策略	具体做法
安徽	统一的电子病历系统	医共体内部基本医疗、公共卫生、运营管理等信息系统互联互通,逐步实现电子健康档案和电子病历的连续记录与信息共享,建立远程会诊和影像、心电等远程诊断中心,远程协作、资源共享。

续表

省份	实施策略	具体做法
安徽	沟通和服务管理功能	已建成医院信息管理系统、临床信息管理系统、实验室信息管理系统、医学影像信息系统、电子病历、医院资源管理系统等，适时保持检验、影像、心电、脑电、病理等诊断数据的互联互通、资源共享和技术共享，在县域医共体内实现检查结果互认，减少重复检查，降低患者的就诊费用。
	互联互通	完善县、乡两级医疗机构的远程系统建设，成员单位间建立远程医疗合作关系，开展远程视频会诊、远程教学查房、远程专家门诊等活动，发挥优质医疗资源的辐射作用。
山西	沟通和服务管理功能	医共体内部建立统一的信息平台，实现孕防医康养护、医疗保险、签约服务、分级诊疗等信息互联互通，以信息化的“一张网”推动“六统一”科学化管理。
	互联互通	县级医疗集团应当推进智慧医疗建设，开展远程专家门诊、远程专家会诊、远程紧急会诊等远程医疗服务和教学培训，开展慢性病管理、家庭医生签约和健康咨询等在线服务。县级医疗集团应当加强内部信息互联互通，建立统一的信息平台，提高医疗服务、公共卫生服务、财务管理、人事管理和绩效管理等信息化水平。
浙江	沟通和服务管理功能	依托省互联网医院平台，发展“互联网＋”签约服务，开展慢性病、母子健康等家庭医生在线健康咨询、健康教育等服务，探索利用可穿戴设备等为签约居民提供远程监控、健康信息收集等服务。
	互联互通	通过移动客户端等多种方式搭建家庭医生与签约居民的交流平台，为信息咨询、互动交流、患者反馈、健康管理等提供便利。
贵州	沟通和服务管理功能	要加强区域全民健康信息平台建设，推进医疗卫生信息共享，提升医疗卫生机构协同服务的水平。完善远程医疗服务，以县级医疗机构为纽带，向下辐射各乡镇卫生院，向上与城市三级医院远程医疗系统对接。
	互联互通	医共体牵头医疗机构要强化内部信息化建设，推进和基层医疗卫生机构信息系统融合，实现对医疗服务、公共卫生服务、财务管理、人事管理、绩效管理、公共卫生服务等的技术支撑。
河南	沟通和服务管理功能	建立远程会诊、远程心电、远程影像、检查检验、病理诊断和消毒供应等中心，推动基层检查、上级诊断，推进县域内检查检验结果互认。
	互联互通	发展远程医疗服务，以县级医疗机构为纽带，向上与城市三级医院对接，向下辐射乡镇卫生院和村卫生室，促进“互联网＋医疗健康”发展。

续表

省份	实施策略	具体做法
福建	沟通和服务管理功能	提升县级公立医院综合服务能力，并依托县级公立综合医院建立消毒供应中心、心电诊断中心、临床检验中心、医学影像中心、病理检验中心、远程会诊中心等六大中心，建设县域医疗服务技术平台；以县级公立综合医院为龙头，组建县域内医共体，建设县域医疗服务协作平台；以三大平台、六大中心辐射县域内所有的基层医疗卫生机构，有效发挥县级医院的龙头带动作用。开展的“互联网＋中药配送”，虚拟了乡镇中药房，既保证了中药饮片的质量问题，又简化了群众取药排队的问题。
	互联互通	以“互联网＋”等形式，实现县域医疗服务信息互联互通，建设县域医疗服务信息平台。

6.统一的临床路径和双向转诊制度

明确县、乡、村三级疾病诊疗目录，规范临床路径管理，畅通双向转诊绿色通道，促进“小病在社区，大病到医院，康复回社区”的有序就医新格局的实现。详见表7.11。

表7.11　安徽省、山西省、浙江省、贵州省、河南省、福建省医共体的统一临床路径和双向转诊制度

省份	实施策略	具体做法
安徽	统一的临床路径促进服务一体化和决策支持	根据省卫生健康委制定《县级医院分级诊疗病种参考目录》及《中心卫生院分级诊疗病种参考目录》，县级医院明确“100(甲类)＋N(乙类)”种疾病清单，乡镇(中心)卫生院明确“50(甲类)＋N(乙类)”种常见病、多发病清单，县级100种及乡镇(中心)卫生院50种疾病不交叉，N种疾病要求在上级医院帮助下努力收治。2015年成立安徽省县级公立医院临床路径管理指导中心，对各县级医院临床路径的实施情况进行季度督查，县医院实行临床路径病种管理，与医生的绩效考核挂钩。
	在一体化服务网络中的双向转诊路径	畅通双向转诊绿色通道，将需要转诊的疾病患者及时上转县级医院(妇幼保健院)，安排专人跟踪负责。在疾病康复期，顺畅下转乡村医疗卫生机构进行康复治疗。
山西	统一的临床路径促进服务一体化和决策支持	根据本县域的城乡疾病谱，加强对基层群众的健康教育和慢性病早期干预，开展爱国卫生运动，指导群众养成健康、文明的生活方式；制定常见病、多发病的防治指南，建立慢性病县、乡、村三级管理制度，提供筛查、诊断、转诊、随访的连续服务等。

续表

省份	实施策略	具体做法
山西	在一体化服务网络中的双向转诊路径	县级医疗集团应当制定县级医疗集团内部县、乡两级疾病诊疗目录，完善县级医疗集团内部和县域向外转诊规范，建立双向转诊平台，开通双向转诊绿色通道，优化转诊服务流程。各级医疗卫生机构都要确定转诊管理部门并指定专人负责，主动为患者提供首诊、会诊、转诊等服务。上级医院的全科医学科或指定科室承接家庭医生转诊服务，为转诊患者建立绿色转诊通道。
浙江	统一的临床路径促进服务一体化和决策支持	制定医共体县、乡两级疾病诊疗目录，以及医共体内部、医共体之间和县域向外转诊管理办法，建立基层首诊、双向转诊、急慢分治和上下联动的分级诊疗制度。
	在一体化服务网络中的双向转诊路径	医共体内畅通双向转诊通道，优化转诊服务流程，对经家庭医生团队上转的患者提供优先接诊、优先检查、优先住院等服务；经牵头医院治疗后的急性病恢复期患者、术后患者及危重症稳定患者，应当及时下转进行康复治疗。家庭医生团队应加强后续随访和健康管理，建立连续、综合的闭环式健康服务机制。
贵州	统一的临床路径促进服务一体化和决策支持	医共体牵头医疗机构要制定基层常见病、多发病的防治指南，明确医共体内县、乡两级疾病诊疗目录，建立完善医共体内部、医共体之间和县域外转诊的管理办法。
	在一体化服务网络中的双向转诊路径	医共体牵头医疗机构要为签约居民开通转诊绿色通道，对家庭医生上转的患者优先接诊，提高签约居民的获得感。通过签约服务和签约转诊，引导居民养成“有序就医、履约就诊”的习惯。
河南	统一的临床路径促进服务一体化和决策支持	按照县、乡、村三级疾病诊疗目录提供诊疗服务，完善医共体内部、医共体之间和县域外转诊管理办法，逐步形成“基层首诊、双向转诊、急慢分治、上下联动”的分级诊疗、有序就医的格局。
	在一体化服务网络中的双向转诊路径	畅通双向转诊通道，推进“互联网＋医疗健康”的建设，建立贯通市、县、乡、村四级医疗机构的智能分级诊疗平台。
福建	统一的临床路径促进服务一体化和决策支持	规范实施临床路径管理和按病种收付费改革；制定县、乡两级疾病诊疗目录清单，并实行动态调整；制定医共体内外双向转诊的管理办法。
	在一体化服务网络中的双向转诊路径	医共体牵头机构制定专门科室对接家庭医生签约服务，发挥家庭医生在双向转诊中的作用，畅通双向转诊绿色通道，提升基层就诊率。

7.测量与反馈

各省将医共体的建设内容纳入绩效考核中，对医共体的建设进行评估，促进医共体建设的发展。详见表7.12。

表7.12 安徽省、山西省、浙江省、贵州省、河南省、福建省医共体的测量与反馈

省份	实施策略	具体做法
安徽	标准化绩效指标	按照统一的二类事业单位绩效考核原则，开展医共体内医疗机构绩效考核与分配；牵头医院负责指导、审定乡镇卫生院的绩效考核与分配方案，规范开展绩效考核。
		建立全省统一的医共体绩效考核和评价机制。构建以核心指标和重点工作为考核的主要内容，以监测数据和客观证据为考核的主要依据，以外部评价和交叉互评为考核的主要方式。
	持续不断的反馈循环，促进质量改进	对工作实施先进的地区给予一定的政策倾斜和支持。
山西	标准化绩效指标	县（市、区）人民政府卫生健康行政主管部门负责监督管理县级医疗集团公益性、医疗质量安全、公共卫生、财务运行等事项，定期对县级医疗集团的医疗卫生服务能力提升、医疗卫生资源下沉、公共卫生任务落实等情况进行绩效考核。
	持续不断的反馈循环，促进质量改进	考核结果作为县级医疗集团领导班子选聘、医疗保障基金支付、等级评审、评优评先、绩效工资总量核定等的重要依据。
浙江	标准化绩效指标	以县域就诊率、基层就诊率、服务能力、医疗质量和费用、医保基金使用绩效、群众健康改善和满意度等为核心指标，建立健全医共体建设工作的评估标准，强化指导、督导和检查。密切关注改革进展，定期开展改革评估，加强宣传引导和典型引路，总结推广各地好的经验做法，及时解决工作中出现的新情况、新问题，确保改革顺利推进、取得实效。
	持续不断的反馈循环，促进质量改进	县级以上人民政府应当建立健全以群众健康水平提升为导向的县域医共体绩效考核评价制度，强化督查考核。对有关部门的职责履行情况进行考核评价。对在县域医共体建设中工作突出的集体和个人，按照有关规定给予褒扬激励。
贵州	标准化绩效指标	医共体牵头医疗机构要建立医共体运行绩效考核机制，将医共体成员单位履行的功能定位职责、分工协作、能力提升等情况作为考核指标，制定医共体内统一的绩效考核方案并进行考核，充分发挥绩效考核指挥棒的作用，强化内部管理、规范诊疗行为。
	持续不断的反馈循环，促进质量改进	将医共体建设情况纳入医改的重点考核内容，医共体牵头医疗机构要按月将工作推进情况上报卫生健康行政部门，卫生健康行政部门要做好督导，年终组织考核。
河南	标准化绩效指标	建立医共体建设成效评估体系，加强对市、县级政府责任落实情况的考核评估；支持第三方专业机构参与医共体建设成效评估。
	持续不断的反馈循环，促进质量改进	县级政府负责对医共体建设成效进行考核，强化考核结果的运用。

续表

省份	实施策略	具体做法
福建	标准化绩效指标	将医联体各项发展建设指标纳入医联体的绩效考核指标体系,并与财政补助资金、院长年薪、医院绩效等挂钩。各地要合理运用监测结果,与县域医共体医保支付、医院等级评审、评优评先、绩效工资总量核定等挂钩。要及时发现问题,完善试点方案,协调调整财政、医保等政策,确保县域医共体健康发展。
	持续不断的反馈循环,促进质量改进	各级医改办等有关部门要通过调研、专项督查、定期评估等方式,及时掌握工作进展,及时总结推广典型经验,发挥示范引领作用。

8.有效的协调机制

整合型卫生服务模式的建立需要协同治理医联体各个利益相关方,建立有效的协调机制。详见表 7.13。

表 7.13　安徽省、山西省、浙江省、贵州省、河南省、福建省医共体有效的协调机制

省份	具体做法
安徽	充分发挥牵头医院的"龙头"作用,健全医共体内部管理体系。乡镇卫生院实行"事业一类保障、二类绩效管理",在投入渠道、资产属性和职工身份三个不变的前提下,实现医共体内部运行管理"三统一":人财物等资源三要素统一调配、医疗医保医药等业务统一管理、信息系统统一运维。医共体各成员单位建立严格的转诊病种目录,促进能力提升与分级诊疗。医共体内部按照县、乡、村医疗卫生机构功能定位,强化分工协作,分级收治,统一运营管理,建立防病就医的新秩序。 按照政府对医疗机构的管理责任和监督责任,加强行风建设,建立综合监管清单,厘清监管内容、监管要素、监管流程等,完善外部治理体系。谁审批、谁监管,谁主管、谁监管,依法行政、规范执法。
山西	医疗集团实行党委领导下的院长负责制,拥有人事管理、岗位设置、收入分配、运营管理自主权,对三重一大事项,实行院党委会、院长办公会集体研究决定并按规定程序执行,同时建立内外部监督机制。县级以上人民政府应当建立综合监督管理制度,加强对县级医疗集团依法执业、服务收费等行为的监督管理,有关部门应当依法查处欺诈骗保、药品回扣等违法行为。
浙江	按照优化、协同、高效的原则,建立由县级党委、政府牵头组建,卫生计生、机构编制、发展改革、财政、人力社保、食品药品监管和物价等部门及利益相关方代表参与的管理委员会,统筹医共体的规划建设、投入保障、项目实施、人事制度安排和考核监管等重大事项,日常工作机构设在卫生计生部门。医共体领导班子成员按照干部管理权限管理,实行任期制、任期目标责任制和年度目标责任制。加强医共体管理队伍的职业化、专业化建设。县级以上人民政府医疗保障主管部门应当建立健全医保经办机构与县域医共体的协商谈判机制,完善县域医共体医保总额预算、结余留用、合理超支分担机制,深化医保支付方式改革,落实差别化的医保报销政策。

续表

省份	具体做法
贵州	县(市)要健全完善由党委、政府牵头,由机构编制、发展改革、人力资源社会保障、财政、卫生健康行政、医保等部门及医共体成员单位等利益相关方代表参与的管理委员会,统筹医共体的规划建设、投入保障、人事安排和考核监管等重大事项,制定医共体领导班子成员选拔、任免的原则和程序,明确医共体内统筹使用资产的核算、调配、使用规则等。 医共体内部建立医共体牵头医疗机构与各成员单位共同参与、定期协商的议事决策制度和工作章程,明确权责清单。医共体内成员单位的法人资格保持不变。医共体内实行行政、人员、财务、业务、药械、绩效统一管理,建立行政管理、业务管理、后勤服务、信息系统等统一运作的新机制,提高服务效率,降低运行成本。
河南	按照优化、协同、高效的原则,建立由县级党委、政府牵头,由机构编制、发展改革、财政、人力资源社会保障、卫生健康行政、医保等部门及医共体成员单位代表参加的医共体议事协调机制,统筹医共体建设的规划布局、投入保障、人事安排、政策制定和考核监管等重大事项。将协调机制办公室设在县级卫生健康委,办公室主任由卫生健康委主任兼任,成员由各成员单位相关人员组成。 医共体成员单位在制度、技术规范、服务流程、人员培训、质量控制等方面执行统一标准,在药品耗材采购配送、药事服务等方面实行统一管理。利用临床路径管理、疾病诊断相关分组(DRGs)绩效评价等管理工具,加强医疗服务质量监管。
福建	各级医改办、医管委要发挥医联体的牵头协调作用,医管委各成员单位按照职责分工,完善支持医联体建设的相关政策措施,形成工作合力;各级医改办等有关部门要通过调研、专项督查、定期评估等方式,及时总结推广典型经验,建立评价机制。

(七)县域医共体内部服务协调供给机制

医共体作为医联体的重要构成部分,在提升基层服务能力,构建县、乡、村一体化的整合型服务体系方面发挥了重要作用。在政策的指导下,各地积极开展医共体建设探索,为相关研究提供了丰富的案例素材。课题组从体系构建、功能定位和服务内容3个方面梳理了我国典型地区医共体的服务协调供给机制。

1. 安徽省县域医共体服务协调供给机制的探索和实践[123]

(1)纵向合作,横向竞争,构建新型服务体系

由县级医院牵头,联合乡级、村级医疗卫生服务机构,组建2～3个医共体,负责向辖区内居民提供门诊和住院医疗卫生服务。县级医院与中心卫生院检验、影像、心电、脑电、病理等诊断中心实现互联互通,大型设备统一管理、共同使用。医共体内统一资源调配、统一成本核算、统一绩效考核、统一资金分配,形成纵向合作、横向互补和竞争的高效运行机制。

(2)明确功能定位,形成合理就医秩序

明确功能定位。县级医院强化能力建设,着眼于实现把90%患者留在县内救治的目标,开展技术帮扶,提高基层服务能力,强化健康管理指导,功能定位以住院为主;中心乡镇卫生院着重做好门诊、转诊和下转患者康复服务,开展慢性病管理和其他公共卫生工作,做好慢性病早期预防、临床治疗、康复指导,实现慢性病防治无缝对接;村卫生室着重做好门诊、签约服务和健康管理。

开展签约服务。遴选合格的乡村医生承担签约服务,乡镇卫生院全科医生健康管理团队采取划片包村等方式,为乡村医生签约服务提供技能培训和技术支持,医共体牵头县级医院临床专家帮助和指导乡村医生实现有效履约。在乡村医生缺乏资质和能力、乡村医生数量少的行政村,由乡镇卫生院全科医生健康管理团队承担签约服务。

精准双向转诊。向上,将县级医院门诊专家号提前向乡镇卫生院开放,畅通住院患者绿色转诊通道;向下,患者在县级医院完成诊治且病情平稳后,被转至乡镇卫生院后,县级医院原主治医生跟踪指导后续诊治。对遵守基层首诊、逐级转诊的签约服务对象适当提高新型农村合作医疗的报销待遇,建立上下转诊的绿色通道,严格外转审批,落实分级诊疗职责,合理分流患者。

(3)规范服务,保证医疗服务质量

明确服务范围。根据省卫生健康委员会制定《县级医院分级诊疗病种参考目录》及《中心卫生院分级诊疗病种参考目录》,县级医院明确"100(甲类)+N(乙类)"种疾病清单,乡镇(中心)卫生院明确"50(甲类)+N(乙类)"种常见病、多发病清单,县级100种及乡镇(中心)卫生院50种疾病不交叉,N种疾病要求在上级医院帮助下努力收治。

推进临床路径。2015年成立安徽省县级公立医院临床路径管理指导中心,对各县级医院临床路径实施情况进行季度督查,县医院实行临床路径病种管理,与医生绩效考核挂钩。

实行处方管理。村卫生室实行门诊标准处方集并开展一体机项目,参加"群众满意的村卫生室"评选活动,提高医疗卫生服务水平。

(4)安徽省天长县域医共体

天长市以2所县级公立医院和1所民营医院为牵头医院组建了3个医共体,彼此之间相互竞争;2018年基于考核结果,民营医院退出,重新划分为2个医共体。

明确牵头医院和乡镇卫生院的职责分工与诊疗范围,牵头医院主要负责制定医共体内各项工作制度,承担急危重症和疑难病症的诊疗服务,发挥对下级基层医疗机构的业务指导作用;乡镇卫生院则承担常见病、多发病诊疗以及伤残康复和慢性病管理等业务[252]。

开通上下转诊平台,明确上下转诊标准、流程,建立双向转诊绿色通道,复杂疑难重症可以通过平台预约"下转上"的住院治疗,病情平稳的患者则可以实现"上转下"的康复护理。

服务内容主要包括基本医疗、家庭医生、慢性病管理、公共卫生、健康教育、医养结合。

制定医共体内的考核机制,确定各级别医疗机构收治、转诊病种,建立转诊"绿色通道",严格外转审批[253]。

(5)县域医共体"阜南样板"[254]

县人民医院与解放军总医院、复旦大学附属华山医院、天津市环湖医院、安徽省立医院等成立医疗联合体,县第三人民医院同阜阳市第二人民医院成立医联体,县中医院同阜阳市人民医院、武汉亚心医院组建医联体。在上级医院的帮扶下,各县级医院走差异化发展道路,打造符合自身实际和群众需求的科室。县人民医院重点加强肿瘤、心血管、重症等科室,组建肿瘤、心脑血管等六大中心;县第三人民医院重点加强康复、老年病等科室建设,组建康复中心;县中医院重点加强中医、骨科等科室建设,组建中医治疗中心。

(6)安徽省定远县[255]

医共体背景下家庭医生签约服务的主要做法如下。

建立县卫生健康委统一领导、上下级医疗机构参与的家庭医生签约服务管理制度,医共体内建立统一管理制度。

组建由医共体上级医院医师、乡镇卫生院医生及乡村医生构成的家庭医生服务团队。县总医院专科医生定期下乡同结对医生开展联合门诊和巡诊,并组建2支巡回体检队并配备巡回医疗车,定期下乡同签约服务团队一起开展重点人群体检、义诊及健康宣教活动。

依托医共体设计提供基础性服务包和个性化服务包,定远县将家庭医生签约服务包分为20元初级服务包和100元中级服务包。初级服务包分为2个类型,适用于所有已建立健康档案的居民、孕产妇和0~6岁儿童。依托医共体的医生结对帮扶以及县总医院为乡镇卫生院增配便携式B超机、健康一体机、三分类血球分析仪等医疗设备的基础上,设计中级服务包

6个类型，包括65岁以上老年人服务包、高血压患者服务包、糖尿病患者服务包、残疾人服务包、恶性肿瘤患者服务包、持慢性病就诊证患者服务包。

2.浙江省各县域医共体服务协调供给机制的探索和实践[256]

(1)强化医疗服务水平

“专家下沉”。如舟山市普陀区不仅让上级医院专科主任直接从事基层医院的管理工作，还让基层卫生院的全科门诊慢慢地变成上级专家的“海岛门诊”；台州市路桥区让居民不用出远门、排长队就能享受到专家服务，逐渐成为居民口中的家门口的“区级医院”。

“分级诊疗、双向转诊”。制定分级诊疗疾病参考目录和基层首诊疾病目录，强化常见病种的出入院标准和县域内外双向转诊标准，建立并完善双向转诊绿色通道，引导患者在基层医疗卫生机构进行首诊，急危重症、疑难病患者向上级医院转诊，康复期患者回基层医疗卫生机构诊疗的良好就医模式。余姚市创新设立首个“分级诊疗管理清单”，使转诊更程序化、更规范化，引导公共卫生机构主动融入医共体，实现“医防融合”。

优化医疗服务结构。定期安排专业人员对基层医务人员进行相关技术的操作指导培训，提供更强有力的资金支持，恢复基层的住入院服务和开展简单的手术，比如Ⅰ、Ⅱ类简易手术，微创外科手术和胃肠镜检查，推动小城市和乡镇卫生院达到二级乙等医院的医疗服务能力，并创建“智慧医疗”网络APP，让患者可以享受在APP平台上自主预约挂号、缴费、转诊的服务。

(2)打磨亮点

德清县医共体采取“集团化”运作，组建两大紧密运作的健康保健集团，实现县、乡、村三级医疗卫生服务机构的管理服务同质、人员双向流动、信息共享互通，基层医疗卫生服务机构设立全科专科联合门诊、专科医生工作室和县镇康复联合病房。

桐乡市医共体突出打造“智慧医疗”，开通“云诊室”，实现各环节一站式服务，提供实时网络问诊、远程会诊等，引入人工智能辅助诊断；打造“医养结合”，结合家庭医生签约，建立医疗、养老机构协作机制，搭建智慧养老综合服务；打造“中医基层化”特色服务，以“三中”(中医中药、中医适宜技术、中医特色护理)为特色，扶持中医专科建设。

淳安县根据自身的条件和实际情况，落实帮扶制度，形成了独一无二的“1+X”淳安特色，组成“1名签约对象对1名签约医生和1名县级医院医生”的新型医疗服务模式，并且对于身体不适、不宜走动或者年纪较大的患者，签约医生还会自带简易医疗设备和患者需要的药物上门服务。

台州市路桥区被省政府列为全省首批医共体建设试点单位之一，区政府围绕提升区域医疗卫生服务能力的总体目标，“以治疗为中心”转变为“以健康为中心”，加强医防结合，成立“市民健康服务中心”，为签约居民提供“妈妈式”服务，在医共体内形成“早期预防－积极治疗－缓慢康复－长期护理”的一条龙服务模式，并创新实施“红色杏林工程”。

(3)浙江省德清县[257]

①优化服务体系，推动机构整合融合

整合全县3家县级医院(牵头医院)和12家镇(街道)卫生院(成员机构)资源，组建2个医共体，实现成员单位的人财物的全面整合。明确集团内各单位的功能定位，牵头医院发展重点专科，成员机构发展全科医学和特色专科；以《浙江省基层医疗卫生机构建设标准和管理规范》实施为契机，出台基层提档达标建设三年行动计划，在基层医疗机构开设全科－专科联合门诊、专科医生工作室、康复联合病房，重点强化基层常见病、多发病的诊疗及中医特色服务等功能建设；推进基层特色专科专病建设实现差异化发展，出台《特色专科专病建设三年(2018—2020年)行动方案》，目前已有8家卫生院特色专科通过县级评审及验收，其中，阜溪、雷甸、乾元、洛舍4家卫生院通过市级验收。

②创新服务模式，推动全过程优质服务

在基层设立家庭医生签约服务工作室，组建包含基层医务人员、县级专科医生、公共卫生医生在内的148支签约团队。集团设立连续医疗服务中心，建立县域内统一的住院床位池、专家号源池、设备池，提供省、县、镇三级医疗机构转诊、专家联系、病床调配、入院检查、出院回访等连续服务。在成员机构设立全科－专科联合门诊、专科医生工作室9家，县、镇康复联合病房6家，推动首诊在基层。制定238种分级诊疗疾病参考目录(基层首诊疾病75种、下转康复期疾病41种、不轻易外转疾病122种)。

启用健康德清公众服务平台和统一支付平台，实现全县公立医疗机构在线挂号、在线医保缴费、查验检验检查结果和体检报告等功能。建立德清县综合管理平台，实时监管医共体和成员单位的相关诊疗与健康数据。启用县分级诊疗信息系统和邵医“纳里云”远程会诊平台，利用阿里钉钉APP自主研发双向转诊和电子病历平台，大力开展分级诊疗工作。全面推广预约检查服务，牵头医院对B超、电子计算机断层扫描、核磁共振成像、胃镜、肠镜等采取分时段预约检查，并精确到半小时内，还开展了自助取单、移动查房、智慧药房等信息化便民举措。

注重医防融合，提供集预防保健、医疗、康复、养老等全周期健康管理服务。在全省率先将疾病防控、妇幼保健等公共卫生服务和中医药服务融入集团，加快实现“以治疗为中心”向“以健康为中心”转变。建立公共卫生机构专业人员下沉集团驻点服务制，组建健康教育、预防接种、慢性病管理等10个项目管理组，专业人员19人赴集团各成员单位驻点指导，持续改进预防保健和健康管理措施。推出60岁以上老年人流感疫苗免费接种，将高血压和糖尿病基础药物免费使用项目纳入2018年县政府为民办实事项目。

(4)浙江省东阳市[258]

从2018年12月开始，东阳市医共体把注意力集中于整合服务，通过医疗＋公共卫生、线上＋线下、专科＋全科，促进医防融合。以慢性病为例，东阳市医共体将慢性病治疗、慢性病管理和签约服务整合起来，患者如果在人民医院看病，采取连续处方，患者不管到哪个卫生院，刷过诊疗卡后，卫生院医生直接复制处方就可以开药了，以实现各层级医疗机构的诊疗方案持续一致。在东阳，如果服务过程中发现患者没有签约家庭医生，可以在诊间通过全科医生信息平台直接签约，非常方便。对于慢性病患者，公共卫生系统自动识别患者，公共卫生人员进行评价，将其纳入慢性病管理平台，公共卫生人员随后开展随访，系统会对随访情况进行记录，从而实现医疗服务、公共卫生服务、签约服务连续贯通。

除了慢性病，东阳市医共体针对儿童、孕产妇、肺结核患者等重点群体也都采取了整合服务模式。为了保证这种模式持续贯通，医共体要求卫生院也有100多种慢性病药品的储备。

(5)浙江省绍兴市柯桥区[259]

①中西医横向联合，构建医共体建设的新模式

在双向转诊方面，全区各医共体分院根据就诊患者的意愿，把患者转诊到中医医共体总院或综合性医共体总院，以满足群众的服务需求。基本形成中西医医共体互相联动、共同促进的建设新模式。

②运用优势特长，开设中医特色服务门诊

2018年7月，建设完成集中医体质辨识、护理养生、健康管理、针灸、整脊、理疗于一体的中医服务一条街，开展中医治未病工作。全区16所镇(街道)卫生院/社区卫生服务中心均设有中医科和中药房，建有中医综合服务区，配备电针仪、针灸工具、颈腰椎牵引设备等，用于基层中医诊断和治疗。

在各分院建立中医特色诊疗区域，提供推拿、针灸、中药饮片、中医骨伤等中医药服务。制定治疗咽喉炎、高血压、高血脂等常见病的6～8个中药协定方，便于基层医务人员掌握应用。

③响应群众需求，组建中医药特色签约服务团队

由总院牵头组建，由总院专科医生、中医师等人员参与的中医特色家庭医生签约服务团队48支，把中医药适宜技术应用、中医药健康宣教与慢性病管理、家庭医生签约等公共卫生服务内容相结合。服务团队定期到各村开展集健康教育、医改政策宣传、健康咨询、中医药服务、慢性病管理、双向转诊和家庭医生签约为一体的“健康6＋1——家庭医生签约社区行”活动。

④运用“互联网＋”，推出中医一站式服务措施

2018年6月，医院在区域内率先开展中药饮片代煎和代送服务。患者在医院就诊交费后，只要到中药房窗口完成信息核对、邮寄地址和联系电话登记，煎好的中药就会被送到家中。2018年10月，医院42名护士签约成为首批“网约护士”，服务项目包括中医手法通乳服务，造口、伤口、压疮、失禁性皮炎护理服务，经外周静脉、中心静脉穿刺置管术（或输液港）维护服务，导尿管（鼻胃管）置换服务。

3.福建省尤溪县县域医共体服务协调供给机制的探索和实践[260]

明确医联体内各级医疗卫生机构的功能定位。尤溪县制定了不同级别医疗卫生机构诊疗病种目录，明确县级医院至少承担213种疾病诊治、镇（中心）卫生院55种、村卫生室15种。尤溪县重新定位医联体内2所县级医院的功能，县总医院重点承担外科、西医内科、儿科、急救、妇科、产科、传染科等急危重病救治任务，中医院重点承担中医内科、中医外科、骨科、康复理疗科、肛肠科、皮肤科、精神科、血透中心、科教科、规培基地等慢性病诊疗和教学任务，实行差异化发展。

探索建立以健康为中心的医疗卫生服务新模式。以家庭医生签约服务为切入点，为所有的签约居民提供预防、诊疗、康复、护理、健康促进等多层次、多样化、个性化、连续地覆盖全生命周期的健康服务。

4.山东省无棣县县域医共体服务协调供给机制的探索和实践[261]

（1）完善服务体系

加强硬件基础建设。加大县级医院的基础建设投入，加快县人民医院内科病房楼、县中医院康复理疗楼、县中心医院等重点项目的建设进度；着

力提升乡镇卫生院的建设水平，在全面推进基层卫生机构达标建设的基础上，新改扩建基层医院5处。全县医疗机构床位1860张，经申请，县人民医院、县中医院在2018年分别新增床位200张、105张。

加强人才队伍建设。以"四级培训"为基础，按照"请进来、走出去"相结合的模式加大人才队伍的建设力度，先后聘请名医专家培训7次，参训900人次，北京、济南等地30多位名院名医定期坐诊、带教，派出53人到全国名院进修深造。壮大中医队伍，积极组织市中医专长考试。

强化县级医院技术龙头建设。按照承担重症大病和疑难病症治疗的功能职责，2处县级公立医院分别与北京广安门、解放军总院、北京阜外、山东省立医院、济南千佛山等10余家大型医院，建立了对口支援、远程会诊等协作关系，不断提升重大疾病的诊疗水平。

加强中医能力建设。投资5500万元，建成多处高标准国医堂，实现了国医堂城乡全覆盖，投资2亿元建造占地200亩[①]的中医药文化养生园，2018年逐步建成开放。在国医堂，购置了智能康复机器人等先进设备，基层国医堂中药品的种类达到550种以上，全面推广使用村级适宜技术，将中医项目全部纳入乡镇住院200元起付线以上"全报销"政策。

(2)服务提供现状

实施家庭医生签约服务，建立服务共同体。县人民医院和县中医院两个医共体分别成立"8＋1＋1"(县人民医院重点科室医生8名＋基层服务团队1个＋村医1名)和"3＋1＋1"(县中医重点科室医生3名＋基层服务团队1个＋村医1名)模式的家庭医生签约服务团队共136个。群众生病就近有中心卫生室医师诊治；中心卫生室医师处置不了的，及时将患者转移至乡镇卫生院结对医师进行诊治；乡镇卫生院医师处置不了的，及时将患者转移至县人民医院结对医师进行诊治。各服务团队在为签约居民进行健康讲座、全面体检的基础上建立健康管理档案，落实免挂号费、优先预约专家就诊、优先辅助检查、优先安排住院等"一免三优先"政策。通过发放团队联系卡、针对慢性病患者分病种建立微信群、探索设计家庭医生签约服务APP等方式提供个性化服务，建立起服务团队与群众之间的紧密联系，解决好家庭医生如何服务的问题。医共体以"健康管理中心"运行为基础，整合县、乡、村三级资源，建立起家庭医生签约、公共卫生、早癌筛查三支专业团队，实现卫生资源优化调整，有效地改善服务供给。

①1亩≈666.7平方米。

二、县域医共体协同整合发展的理论框架

农村医疗卫生服务供给系统的协同整合通过在系统内部各个子系统间以及子系统内部的各要素间建立紧密关联，将原本无序、分散的各部分整合为有序、统一的状态[262]，着力于结构（相对稳定、规范、持久的系统），协同过程（协同动态）及其生产力（由协同过程产生行动、结果）的基本形态表现，“结构”与“过程”是影响协同效果的关键变量[56]。本研究以理论界倾向使用的“结构－过程－结果”作为解释性分析框架[8,13,25-26,49]，基于农村供给系统利益相关者的视角，分析医共体建设对医疗卫生服务供给系统结构、多主体行动过程和结果协同整合的影响及其效果。供方利益相关者的满意度涉及协同结构、协同过程和协同效果三方面，其中，协同结构指供给系统运行所需要的组织管理架构、协同发展理念和分工协作机制，协同过程指供给系统内人才、技术、资源、信息等上下流动、相互贯通，协同效果聚焦于服务能力提升和服务连续性加强的程度。详见图 7.1。

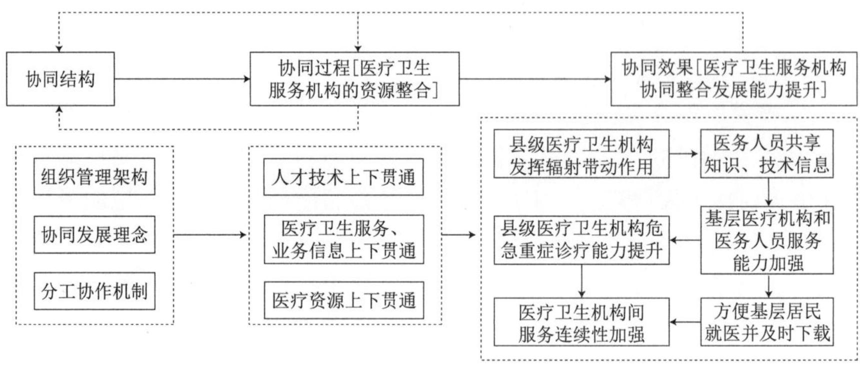

图7.1　农村医疗卫生服务供给系统协同整合的概念框架

三、分级诊疗背景下县域医共体协同度提升策略

基于上述分析结果，提出分级诊疗背景下医共体协同提升策略：建立医共体复杂网络组织共生机制，实现复杂网络自组织结构扩张，结构涌现；政府相关部门对医共体的治理模式进一步演化和迭代升级，推动医共体多中心网络组织架构的形成；构建整合性协同治理体系，实现医共体内多元协同主体的利益共享；借助信息技术赋能，提升医共体内外部管理的协同

性;统筹资源配置,提升医共体机构间协同度。

(一)建立医共体复杂网络组织共生机制

医共体由相互依赖、相互作用的县、乡、村三级医疗卫生服务机构组成,并通过各级医疗卫生服务机构及医务人员间的相互作用,医共体内相互耦合组成了多层次、有系统的复杂网络组织。其作为一个复杂网络组织,其具有小世界、无标度、脆弱性和凝聚子群等复杂性特征。多数成员单位(乡镇卫生院和村卫生室)中,只有少量的成员单位与牵头单位取得联系,牵头单位作为聚集度高的节点,在与成员单位的联系中起着中心角色的作用。然而,成员单位之间的横向合作关系缺失,同时出现了县医院和乡镇卫生院拥有大量的连接,而大量的村卫生室仅拥有少量连接的幂律分布现象。牵头的县医院作为中心节点在协作工作网络中起支配作用,成员单位与县医院同向匹配,形成对牵头医院的高度依赖。可以说,目前医共体复杂网络组织正处于组织网络演化的初始阶段,即网络缔结、松散耦合的时期作为网络的初步形成时期。牵头医院对成员单位的资源和能力的依赖度不高,作为成员单位的基层医疗卫生服务机构更多地表现为对牵头县医院的单向依赖,甚至有的成员单位与牵头医院的关系是“寄生”关系,而非良好的共生关系。部分医联体实践陷入“整而不合,联而不动”的窘境,多强调形式与结构上的合并堆砌,而缺少实质的功能协同与优化[263]。其距离组织网络演化的成熟阶段,即网络优化、动态平衡作为网络的平稳优化时期,还需要不断进行系统演化。

共生机制有利于医共体尽快走向具有权力均衡、边界模糊、协同合作、扁平网络结构的未来健康服务组织形式。医共体机构间的联合不仅是组织再造和单纯的资源共享,更需要对技术、设备、信息、制度、规则、人才、价值观等全要素进行一体化的常态共生格局。常态共生格局可以通过“多中心自组织协同”网络结构建立起来。医共体应该鼓励和包容社会办医的参与以及社区卫生服务中心/乡镇卫生院综合实力的提升,使它们也能成为网络组织的中心节点,实现复杂网络自组织网络扩张、结构涌现。

(二)政府治理医共体的模式应随着医共体组织网络演化的阶段而调整与变化

整体性治理理论作为对新公共管理改革造成的治理资源分散化、治理过程碎片化的反思和战略性回应，主要着眼于从政府内部机构和部门的整体性运作出发，主张管理要遵循由分割到整合、从部分到整体的改革逻辑，从而克服官僚制过于强调部门分工和层级分化而导致的公共服务与公共管理中的问题转嫁、任务冲突、沟通缺乏、目标针对性不强等问题[264]。整体性治理的产生是为了摆脱碎片化的困境，解决碎片化带来的社会问题复杂化的难题，从而提供更加完善、更低成本、更高效率的公共服务和公共产品，以期达到善治的效果。医共体的构建与运行超越了单一行政部门与服务组织边界，是我国整合型卫生服务体系的重要实践，其重要目标就是解决医疗卫生服务提供中的“碎片化”问题。因此，基于整体性治理理论建立多方参与、协调有序、监管严密、有法可依的医共体治理机制被认为是能够进一步促进医共体的发展[265]。本研究也认为其在医共体复杂网络的初期将会发挥积极作用。

然而，未来理想型的医疗组织将是一个无边界的、协同的组织形态，被称为多中心的网络组织结构。因此，政府相关部门对医共体的治理模式也应该进一步演化和迭代升级，推动医共体多中心网络组织架构的形成。将来源于多中心治理理论、政策网络理论、协商民主理论、社会资本理论的网络（化）治理的理论运用到在组织网络演化的成熟阶段，即网络优化、动态平衡时期作为网络的平稳优化时期，将会更加适宜。其核心理念是网络结构、环境适应、协同、整合、信任、合作共进。医共体网络（化）治理是由政府、卫生健康主管部门、医保部门、医疗卫生服务供方等多方共同作用的复杂性过程，对各级医疗卫生服务机构的人力、财力、医疗卫生资源、信息技术等进行治理，医共体内部需要健全科学合理的民主协商、利益表达机制，化解各成员单位之间的利益冲突，完善利益分担和风险共担机制，遏制牵头医院的无序扩张，推动医共体内部各级机构协同有序发展。基层医疗卫生服务机构可通过“专科＋全科”的发展方式，全力提升基层医疗服务能力，实现各级医疗卫生服务机构发展的均衡性。

（三）构建整合性协同治理体系，实现医共体内多元协同主体的利益共享

完善医共体内部协同治理体系的构建，建立合理的利益分担共享机制，充分调动各级医疗机构医务人员的工作积极性，提高医共体内部的整合效率。首先，建立多元协同主体的价值认同机制。卫生事业是政府实行一定福利政策的社会公益事业，因此，要加强医共体建设的公益性价值，强

化各级医疗机构的思想认同；将公益性价值目标作为医共体建设和评价考核的核心，加强对医共体服务效果的考核，以健康价值为导向促进医共体的建设。其次，建立多元协同主体的行为合作机制。政府部门发挥协调主导作用，促进医共体的众多利益相关者达成政策行为一致；各级医疗机构主动作为，建立参与激励机制来促进紧密合作；鼓励社会公众及患者积极参与，引导其合理有序就医，与医共体倡导的分级诊疗制度保持一致。最后，建立多元协同主体的利益共享机制。充分发挥各利益相关者的作用，明确各级医疗机构的职责与功能，建立责任考核机制；理顺医共体内的隶属关系，统筹管理医共体的内部资源，充分保障基层医疗机构的利益[91]。

（四）信息技术赋能提升医共体内外部管理的协同性

有效的信息平台结构与治理技术是缓解和应对医共体治理复杂性、防止医共体内外部管理不协同的重要基础。因此，应借助互联网、大数据、人工智能等信息化技术，搭建医共体卫生健康信息平台，对信息平台进行统筹规划，建立统一标准规范，构建互联互通的健康管理系统、疾病管理系统、电子病历系统、转诊预约系统和远程医疗等技术业务平台，形成纵向贯穿县、乡、村三级的医疗服务网络，横向覆盖基本公共卫生、医保部门、运营管理的体系，打通医疗卫生机构之间的管理和业务鸿沟及卫生健康主管部门与医共体的管理鸿沟，真正实现线上资源互联、互通、互认，线下服务支撑的高速、高质、高效的信息化体系，最终实现医共体人力、财力、物力、信息等资源管理的协同性。

首先，以基层卫生信息系统为基础拓展建设双向转诊、远程影像、远程心电模块，实现上下级医疗卫生服务机构信息互联互通、资源共享、业务协同，最终实现乡镇卫生院与县医院提供一体化医疗服务，为各级机构间的服务、信息与技术的沟通交流提供可能。其次，围绕医共体内各级医疗卫生服务机构运营所需的人财物一体化管理的需求，建立实时、动态、连续、综合的监管机制，实现对医改指标、医保支付、运行效率等方面的实时监管和动态分析；并按照集约化设计原则，基于基层卫生健康信息系统开发医共体运营管理系统，与县级牵头医院信息系统通过接口方式进行数据交换[70]。再次，将基层卫生健康信息系统延伸开发医共体运营管理模块，对接县级医院信息系统，面向医共体管理部门，实现人财物的信息管理。建立运营管理模块，以采集县级医院和基层卫生健康信息系统诊疗模块的业务量统计、业务收入、患者转归、主要设备的使用情况、公共卫生业务数据，对接财务核算信息系统或手工在线填报方式采集业务支出、财政补助等信息，形成满足医改监测所需的报表。最后，建立医共体统一运营的信息监管和绩效评估分析系统，实时监测医共体的运营情况[23]。

（五）统筹资源配置，提升医共体机构间协同度

医共体内各医疗卫生服务机构间的协同整合是通过建立跨机构的服务链，利用互联网、大数据等信息技术，统筹服务链上各环节的人力、财力、物力、信息和技术等资源，最终为患者提供连续性服务。可以说，人财物配置协同和服务协同是机构间协同的着力点。

医共体机构间的协同主导是网络核心成员的重要作用和机构间的关系，关注"真帮扶、共分担"的实际行动，形成利益共同体。机构协同发展需要牵头单位"真帮扶、真投入"，通过中长期规划，帮助成员单位实现人才上的进步和卫生技术上的跟进，但同时要根据成员单位的实际情况协调多家机构的利益，动态调整帮扶方案和资金投入，帮助机构精准定位发掘优势所在，共同建立专科孵化机制。机构协同发展需要牵头单位"真帮扶、真投入"，通过中长期规划，帮助成员单位实现人才上的进步和卫生技术上的跟进，但同时要根据成员单位的实际情况协调多家机构的利益，动态调整帮扶方案和资金投入，帮助机构精准定位来发掘优势所在，共同建立专科孵化机制。成员单位要全方位、多渠道调研患者的现状和需求，加大特色科室的宣传力度来提高医院知名度，走差异化发展道路。最后，加强医共体内各级医疗卫生服务机构间的业务交流、支持与帮扶活动，明确各级医疗卫生服务机构的服务范围，加强机构间的服务协同，保障患者在医共体内就诊的连续性，提高医共体内机构间的服务协同度。

参考文献

[1] 孙华君，刘昭，申斗，等．县域医共体改革进展情况分析及政策建议——基于2019年200家县级医院的调研[J]. 中国卫生政策研究，2020，13(9)：34-39.

[2] 谷佳伟，张翔，张祖仪，等．新旧动能转换下县域医共体建设问题与发展策略研究[J]. 中国医院管理，2020，40(1)：34-37.

[3] 张皓，王小合，张萌，等．杭州市县域医共体建设经验与思考[J]. 中华医院管理杂志，2019(6)：462-467.

[4] 方鹏骞，俞敏洁．我国县域医疗服务协同管理模式研究——以陕西省榆林地区为例[J]. 中国社会医学杂志，2012，29(2)：78-80.

[5] 汪莎莎，陈文琴，吴进，等．县域农村公共卫生服务复合系统协同发展的实证分析[J]. 中华医院管理杂志，2018，34(11)：905-910.

[6] 戴悦，郑振佺，林燕羡，等．基于协同治理的县域医疗卫生服务体系整合模式研究——以福建省建阳"三体一盟"为例[J]. 中国医院管理，2019，39(8)：8-10.

[7] 高启胜，陈定湾．浙江省县域医疗服务共同体政策协同性评价指标体系构建研究[J]. 中华医院管理杂志，2021，37(4)：270-274.

[8] 蔡媛青，郑函，王文娟．基于协同理论的公立医院全面预算绩效管理实证研究[J]. 中国卫生经济，2020，39(9)：5-8.

[9] 江蒙喜．县域医共体建设中促进"共"的实践路径探讨[J]. 卫生经济研究，2020，37(6)：3-5.

[10] 高梦阳，齐静，柴慎华，等．农村卫生服务网络连续性存在的问题及对策[J]. 医学与社会，2016，29(4)：8-10.

[11] 王荣华，李云涛，葛瑶琪，等．医疗机构联合体建设的现状及思考[J]. 医学与哲学，2018，39(2)：59-62.

[12] 张泽洪，熊晶晶．医联体的协同困境与基于信任的改善[J]. 中华医院管

理杂志,2017,33(8):565-568.

[13] 游静.分级诊疗背景下医联体"协同"关键因素探析[J].卫生软科学,2019,33(4):34-39.

[14] 曹飞,杨煜,樊红彬,等.医疗联合体协同工作信息化平台的构建[J].中国医疗器械信息,2020,26(8):188-190.

[15] 刘唯一.医联体下分级诊疗模式协同机制思想动态的研究[J].人人健康,2020,(8):279.

[16] 吴永华,高深甚.医联体内各成员单位专科共建模式探索[J].世界最新医学信息文摘,2019,19(78):246-247.

[17] 李疆.医联体背景下知识协同对基层医疗卫生机构医疗服务能力影响研究[D].武汉:华中科技大学,2019.

[18] 王皖琳.四川省人民医院医联体协同化的案例研究[D].成都:电子科技大学,2018.

[19] 高鹏,范君晖.协同视域下医联体的生成逻辑与路径优化研究[J].卫生经济研究,2018,(9):18-20.

[20] 吕剑楠,王芳,田淼淼,等.江苏省常州市区域医疗机构服务协同案例分析[J].中国卫生政策研究,2017,10(4):37-41.

[21] PHILLIPS A B, WILSON R V, KAUSHAL R, et al. Implementing health information exchange for public health reporting: a comparison of decision and risk management of three regional health information organizations in New York state[J]. Journal of the American Medical Informatics Association, 2014, 21(e1): e173-177.

[22] 赵要军.基于价值的多层级区域医疗中心协同治理模式研究[J].中国医院管理,2020,40(12):23-27.

[23] 刘丹,方鹏骞.基于管理协同理论的县域医院集团化模式研究:以余姚、遂昌县为例[J].中国卫生经济,2012,31(11):62-64.

[24] 张远妮,姜虹.基于协同理论的医疗集团管控模式选择[J].会计之友,2018,(20):124-126.

[25] DEVERS K J, SHORTELL S M, GILLIES R R, et al. Implementing organized delivery systems: an integration scorecard[J]. Health Care Management Review, 1994, 19(3):7-20.

[26] GONZÁLEZ-ORTIZ L G, CALCIOLARI S, GOODWIN N, et al. The core dimensions of integrated care: a literature review to support the development of a comprehensive framework for implement ingintegrated care[J]. Int J Integr Care, 2018, 18(3): 10.

[27] MICHAEL C, BLANCHET N, SU Y F, et al. Integrating vertical programs into primary health care: a decision-making approach for policymakers[R]. Washington D C: Results for Development, 2019.

[28] BUSETTO L, LUIJKX K, VRIJHOEF H J M. Development of the comic model for the comprehensive evaluation of integrated care interventions[J]. Int J Care Coord, 2016, 19(1-2): 47-58.

[29] VALENTIJN P P, BIERMANN C, BRUIJNZEELS M A. Value-based integrated (renal) care: setting a development agenda for research and implementation strategies[J]. BMC Health Serv Res, 2016 (16):330.

[30] TANG W, SUN X, ZHANG Y, et al. How to build and evaluate an integrated health care system for chronic patients: study design of a clustered randomised controlled trial in rural China[J]. Int J Integr Care, 2015 (15): e007.

[31] 陈衍泰,陈国宏,李美娟.综合评价方法分类及研究进展[J].管理科学学报,2004,7(2):69-79.

[32] 陈建珍,赖志娟.熵理论及其应用[J].江西教育学院学报(综合),2005(6):9-12.

[33] 曹珍妮.熵理论在物流企业组织结构选择中的应用研究[D].成都:西南石油大学,2016.

[34] 王琦,季顺祥,钱子伟,等.基于熵理论和改进ELM的光伏发电功率预测[J].太阳能学报,2020,41(10):151-158.

[35] 张文杰.基于熵理论的我国房地产企业可持续发展研究[D].西安:西安建筑科技大学,2012.

[36] 张晓斌,李俊伟,吕培印,等.区间熵理论在地铁工程定量风险评估中的应用[J].城市轨道交通研究,2020,23(8):35-39.

[37] QIAN J C, YI J X, ZHANG J L, et al. An entropy weight-based lower confidence bounding optimization approach for engineering product design [J].

Applied Sciences, 2020, 10 (10):35-54.

[38] 袁敦磊.基于熵理论的高速铁路联调联试标准化管理体系研究[J].铁道运输与经济,2020,42(4):48-53.

[39] 王璐,宁宁,郭杨,等.基于熵理论的灾难性医疗需求激增情境下卫生系统韧性的评价框架[J].中华卫生应急电子杂志,2020,6(1):48-50.

[40] 张伟博.从熵理论解读"新冠"疫情防控期间自媒体传播乱象[J].东南传播,2020 (3):24-26.

[41] LIU W, POKHAREL P P, PRINCIPE J C. Correntropy: properties and applications in non-gaussian signal processing[J]. IEEE Transactions on Signal Processing, 2007, 55 (11): 5286-5298.

[42] 陈庆发,胡华瑞,蒋腾龙.协同采矿方法协同度测度评价研究[J].金属矿山,2020,(9):15-25.

[43] 魏祥健.大数据环境下审计与纪检监察协同监督动力机制构建[J].财会通讯,2020,(3):111-114.

[44] 于丽英,蒋宗彩.城市群公共危机协同治理机制研究[J].系统科学学报,2014,22(4):53-56.

[45] 蒋定福,熊励,岳焱.基于协同熵的评价模型[J].计算机集成制造系,2012,18(11):2522-2529.

[46] 刘和东,刘权.高新技术产业生态系统的演化效应与协同机制[J].技术经济,2021,40(1):99-106.

[47] 白礼彪,白思俊,VICTOR S.基于熵的项目组合配置协同度研究[J].科技管理研究,2017,37(7):164-171.

[48] CHEN L, LIANG X, LI T. collaborative performance research on multi-level hospital management based on synergy entropy-hoq[J]. Entropy, 2015 (17):2409-2431.

[49] 洪拓夷.基于协同理论的学科服务能动要素驱动整合研究[J].图书馆研究与工作,2020,(10):49-53.

[50] 李萍.协同理论下突发事件应急管理信息协同研究[J].中国管理信息化,2020,23(17):178-179.

[51] 刘佳骏.以协同发展理念促进区域经济发展——基于京津冀区域协同发展驱动因素的分析[J].重庆理工大学学报(社会科学),2020,34(10):

7-18.

[52] 毛太田,赵绮雨,朱名勋.基于协同理论的政府开放数据共建共享研究[J].图书馆学研究,2020(11):28-32+51.

[53] 王婷,黄家昌,杨贵兴.福建省县域医共体财务管理现状分析[J].卫生经济研究,2021,38(1):72-75,79.

[54] 范如国.复杂网络结构范型下的社会治理协同创新[J].中国社会科学,2014(4):98-120,206.

[55] 曾维和.后新公共管理时代的跨部门协同评希克斯的整体政府理论[J].社会科学,2012(5):36-47.

[56] 曹海军,王梦.双网共生:社会网络与网格化管理何以协同联动?——以S市新冠肺炎疫情防控为例[J].中国行政管理,2022(2):59-66.

[57] 王荣科,吴元其,马仁杰.现代管理学教程[M].合肥:安徽大学出版社,2009.

[58] ZHANG R, LI J, WU S, et al. Learning to select supplier portfolios for service supply chain[J]. PLos One, 2016, 11(5):1-19.

[59] 欧阳武,程启超,金勇,等.基于熵权模糊综合评价法的水润滑尾轴承性能评估[J].中国机械工程,2020,31(12):1407-1414.

[60] SHANNON C E. A mathematical theory of communication[J].The Bell System Technical Journal, 1948, 27(3): 379-423.

[61] 宋华岭,刘全顺,刘丽娟,等.管理熵理论——企业组织管理系统复杂性评价的新尺度[J].管理科学学报,2003(3):19-27.

[62] 杨诗晗,田芳琼,王露露,等.基于德尔菲法的医生执业环境指标体系构建研究[J].中国卫生统计,2020,37(5):642-644,648.

[63] 龚怡琳,冯宇彤,王慧卿.基于德尔菲法的综合医院临床医师高级职称评审指标体系构建[J].中国医院管理,2020,40(8):50-53.

[64] 濉溪县人民政府网.濉溪县扎实推进医共体建设[EB/OL]. [2020-03-30].http://www.sxx. gov.cn/xwzx/bmdt/60289491.html.

[65] 尤溪县总医院.尤溪县总医院医院简介[EB/OL]. [2022-03-05]. http://zyy.yxxzyy.com/plus/list.php?tid=2.

[66] 淮北新闻网.释放医改红利护航百姓健康——濉溪县推进紧密型县域

医共体建设纪实[EB/OL]. [2022-01-04].http://www.hbnews.net/sx/2022-01-04/Rc7D1QgDZJhdQMgj. Html.

[67] 三明市卫健委信息科.尤溪紧密医共体建设将个人健康管起 [EB/OL]. [2019-02-19]. http://wjw. sm. gov. cn/xxgk/wjyw/ygdt/201902/t20190219_1267007.htm.

[68] 未来智库.2021 智慧医院创新白皮书[EB/OL]. [2022-03-04].https://www.vzkoo.com/ document/8abd812f1ccf5531291fe6c22229624f.html.

[69] 卫生健康委.关于深化公立医院薪酬制度改革的指导意见[EB/OL]. [2022-03-04]. http://www. gov. cn/xinwen/2021-08/28/content_5633894.htm.

[70] 俞建明,郑加明,林星.基于县域医共体管理的信息系统规划与设计[J].中国卫生信息管理杂志,2019,16(4):432-436.

[71] 陈玮.基于网络安全的医共体信息化建设研究[J].现代信息科技,2020,4(16):121-124.

[72] 王頔,王晨颖,方超,等.利用特色专科优势推动区域医联体发展:上海市某三甲专科医院的困境与思考[J].中国卫生质量管理,2018,25(6):111-113.

[73] 求是网.中共中央国务院关于深化医疗保障制度改革的意见[EB/OL]. [2020-03-06].http://www.qstheory.cn/yaowen/2020-03/06/c_1125669563.htm.

[74] 令狐克睿,简兆权.制造业服务化价值共创模式研究——基于服务生态系统视角[J].华东经济管理,2017,31(6):84-92.

[75] 郁建兴,涂怡欣,吴超.探索整合型医疗卫生服务体系的中国方案——基于安徽、山西与浙江县域医共体的调查[J].治理研究,2020,36(1):5-15.

[76] 郝模,王志锋,毛瑛,等.卫生政策学[M].北京:人民卫生出版社,2005.

[77] DUANE W. Can stakeholder interests be balanced?[J]. Proceedings of the International Association for Business and Society,1999,10:923-934.

[78] FREEMAN. Strategic management: a stakeholder approach[M]. Boston: MA Pitman, 1984.

[79] FRANCO-TRIGO L, MARQUES-SANCHEZ P, TUDBALL J, et al. Col-

laborative health service planning: a stakeholder analysis with social network analysis to develop a community pharmacy service[J]. Research in Social and Administrative Pharmacy,2020,16(2):216–229.

[80] AMANDA J N, NATALIE R, LAURA M, et al. Stakeholder perspectives on integration of mental health services into primary care: a mixed methods study in Northern Iraq[J]. International Journal of Mental Health Systems,2019 (13):75.

[81] 陈玲丽.医疗联合体核心利益相关者及其利益诉求研究[D].遵义:遵义医学院,2017.

[82] 陈文琴,张萌,仲星光,等.新农合支付方式改革背景下医疗服务供方利益诉求分析[J].中国社会医学杂志,2018,35(6):622–625.

[83] 仲星光.县域公共卫生服务供方服务协同供给诉求研究[D].杭州:杭州师范大学, 2019.

[84] 王蕾.协同视角下县域医疗服务一体化实践与对策研究[D].武汉:华中科技大学, 2018.

[85] HAKEN H, KNYAZEVA H.Arbitrariness in nature: synergetics and evolutionary laws of prohibition[J].Journal for General Philosophy of Science, 2000 (12):110–115.

[86] 朱明珠.分级诊疗制度下医疗服务体系资源与过程协同优化[D].天津:天津大学, 2017.

[87] SHORTEII S M. Continuity of medical care: conceptualization and measurement [J]. Med Care,1976,14(5):377–391.

[88] DAVID H, PAULINE A,SHANE D, et al. Co–operation and conflict under hard and soft contracting regimes: case studies from England and Wales[J]. BMC Health Services Research,2013,13(1):S7.

[89] 张远妮,姜虹.公立医院医疗集团化模式下院区与分院的选择及改善策略[J].医学与社会,2018,31(7):27–29.

[90] 高鹏,范君晖,逄继新,等.基于演化博弈模型的医联体双向转诊机制策略[J].南京医科大学学报(社会科学版).2018,18(6):421–425.

[91] 姚中进,董燕.医联体建设中的利益协调困境及协同治理机制研究[J].中国医院管理,2021,41(1):15–18.

[92] 陈玲丽，余昌胤，刘仕方，等．新型农村合作医疗居民对医疗联合体的利益诉求分析[J]. 中国医院管理，2016，36(5)：4-7.

[93] 林永兴，李娜，周颖，等．基于利益相关者理论的医共体建设诉求研究[J]. 中国农村卫生事业管理，2022，42(5)：353-360.

[94] 陈玲丽，余昌胤，魏来，等．医疗联合体成员医院员工的利益诉求分析[J]. 中国医药导报，2016，13(26)：52-55，67.

[95] 陈玲丽．医疗联合体成员医院员工的利益诉求差异分析[J]. 中国现代医药杂志，2016，18(7)：91-93.

[96] 曹阳，王萍．患者利益诉求问题分析[J]. 医学与法学，2016，8(2)：71-75.

[97] 马立平．新编实用统计方法[M]. 北京：北京经济学院出版社，1996.

[98] 郭岩．卫生事业管理[M]. 北京：北京大学医学出版社，2003.

[99] 肖书琴．县域医共体建设中的利益相关者冲突研究[D]. 广州：华南理工大学，2020.

[100]钟炎军．公立医院利益相关者及其利益诉求研究[D]. 武汉：华中科技大学，2009.

[101]徐一华，张向阳，周蒙滔，等．我国医保差异化支付相关政策分析[J]. 医学与社会，2017，30(2)：1-4.

[102]王瑞芳．公立医院改革利益相关主体利益诉求研究[D]. 青岛：青岛大学，2017.

[103]朱晓丽，郑英，代涛．医保支付方式对促进整合医疗卫生服务激励机制分析[J]. 中国卫生经济，2018，37(9)：24-26.

[104]崔兆涵，王虎峰．整体性治理视角下紧密型医共体的构建逻辑与实施路径[J]. 中国卫生政策研究，2021，14(2)：1-7.

[105]李永周，易倩，阳静宁．积极沟通氛围、组织认同对新生代员工关系绩效的影响研究[J]. 中国人力资源开发，2016 (23)：23-31.

[106]陈有兰，李伟，陈渝．我国医联体现状研究及发展策略[J]. 中国医院，2020，24(8)：1-3.

[107]朱静敏，段晖．县域医共体何以实现卫生绩效？——政策企业家、再组织化联盟与激励兼容[J]. 公共管理学报，2021，18(3)：125-138，174-175.

[108]EPPING-JORDAN J E, PRUITT S D, BENGOA R, et al. Improving the quality of health care for chronic conditions[J]. Quality & Safety in Health Care, 2004, 13(4): 299-305.

[109]赵黎.新医改与中国农村医疗卫生事业的发展——十年经验、现实困境及善治推动[J].中国农村经济,2019(9):48-69.

[110]刘双,王芳,田淼淼,等.县域医共体对新农合参合居民就诊流向的影响分析——以安徽省定远县为例[J].中国卫生政策研究,2018,11(4):45-49.

[111]王敬波.面向整体政府的改革与行政主体理论的重塑[J].中国社会科学,2020(7):103-122,206-207.

[112]魏来.整体性治理视角下区域医疗机构纵向协作优化研究[J].中国卫生政策研究,2019,12(6):1-8.

[113]金春林,李芬.整合型医疗卫生服务:实施路径与中国实践[M].北京:科学出版社,2020.

[114]陈文琴,张萌,仲星光,等.新农合支付方式改革背景下医患双方利益诉求满意度分析[J].中华医院管理杂志,2018,34(5):359-365.

[115]张燕萍,王健,叶翔,等.医务人员对医联体帮扶效果满意度及影响因素分析[J].中国现代医生,2021,59(24):164-167.

[116]秦善春,李洪涛.医联体文化建设对社区医院医务人员工作满意度的影响研究[J].中国现代医生,2020,58(14):140-143.

[117]张燕萍,王健,叶翔,等.医联体成员单位医务人员对医联体认知及运行满意度调查[J].社区医学杂志,2021,19(20):1267-1270.

[118]任海波,张家墁,吴震,等.县域医共体建设实施宏观影响因素的情景分析[J].中国农村卫生事业管理,2021,41(5):341-345.

[119]钟小红,杨辉,王颖,等.城市公立医院改革背景下整合型医疗服务理论框架研究[J].中国卫生经济,2019,38(3):9-12.

[120] 李新,秦刚,范素芳,等.基于共生理论谈产权分离下的县域医共体协同发展路径[J].中国农村卫生事业管理,2019,39(11):790-793,803.

[121]陶生生,梅光亮,白忠良,等.基于社会网络理论的县域医共体建设思考[J].卫生经济研究,2018(9):21-23.

[122]刘也良.县域综合医改是一场相向而行的攻坚战役[J].中国卫生,

2019(8):7.

[123]尹红燕,谢瑞瑾,马玉龙,等.安徽省医共体模式的探索和实践[J].中国卫生政策研究,2017,10(7):28-32.

[124]张民省.山西省县乡医疗卫生机构一体化改革的实践[J].三晋基层治理,2020(1):92-97.

[125]冯立忠.山西:“一体化”下活健康服务“一盘棋”[J].中国卫生,2018(9):25-26.

[126]黄胜利.当前县域医共体建设存在问题及对策思考[J].中国农村卫生事业管理,2019,39(12):838-841.

[127]AXELSSON R, AXELSSON S B. Integration and collaboration in public health—a conceptual framework[J]. Int J Health Plann Manage, 2006, 21(1):75-88.

[128]TIMOTHY S S, JAMES C R. Organizational diversification in the american hospital[J]. Annual Review of Public Health, 1998, 19(1): 417-453.

[129]TIMOTHY W. Hospital mergers: a panacea? [J]. Journal of Health Services Research & Policy, 2010, 15(4):251-253.

[130]Canadian Health Services Research Foundation. Bigger is always better when it comes to hospital mergers[J]. Journal of Health Services Research and Policy, 2004, 9(1):59-60.

[131]Kjekshus Lars and Hagen Terje. Do hospital mergers increase hospital efficiency? Evidence from a National Health Service country[J]. Journal of Health Services Research and Policy, 2007, 12(4):230-235.

[132]AHGREB B. Is it better to be big? The reconfiguration of 21st century hospitals: responses to a hospital merger in Sweden[J]. Health Policy, 2008, 87(1):92-99.

[133]CONRAD D A, SHORTELL S M. Integrated health systems: promise and perf-ormance[J]. Front Health Serv Manage, 1996, 13(1):3-40.

[134]THALDORF C L. A Integration of health care organizations: using the power strategies of horizontal and vertical integration in public and private health systems[J]. Health Care Manager (Frederick), 2007, 26 (2): 116-127.

[135]SEHLETTE S, LISAC M, BLUM K. Integrated primary care in Germany: the road ahead[J]. Int J Integr Care, 2009, 9(1): e14.

[136]SHORTELL S M, GILLIES R R, ANDERSON D A. The new world of managed care: creating organized delivery systems[J]. Health M F(Millwood), 1994, 13(5):46-64.

[137]HUCKMAN R S. Hospital integration and vertical consolidation: an analysis of acquisitions in New York State[J]. Journal of Health Economics, 2006, 25(1):58-80.

[138]BROWNE G, ROBERTS J, GAFNI A, et al. Conceptualizing and validating the human services integration measure[J]. Int J Integr Care, 2004, 4: e03.

[139]陈多,李芬,王常颖,等.日本整合型医疗服务体系的构建及对我国的启示[J].卫生软科学,2019(10):64-68.

[140]JIWANI I, FLEURY M J. Divergent modes of integration: the canadian way[J]. International Journal of Integrated Care, 2011, 11(5):1-11.

[141]陶然,吴华章.国外医疗联合体模式研究概述[J].国外医学(卫生经济分册),2015,32(3):97-100.

[142]BUSSE R, STAHL J. Integrated care experiences and outcomes in Germany, The Netherlands, and England[J]. Health Aff (Millwood), 2014, 33(9):1549-58.

[143]AMELUNG V, HILDEBR T H, WOLF S. Integrated care in germany: a stony but necessary road[J]. International Journal of Integrated Care, 2012, (12):16-34.

[144]冯占春,熊占路.公立医院治理结构变革引入利益相关者理论的必要性分析[J].中国医院管理,2007,27(3):11-12.

[145]胡坤.卫生领域利益相关者分析:方法学和医药改革评价研究[D].济南:山东大学,2007.

[146]王永莲,杨善发,黄郑林.利益相关者分析方法在卫生政策改革中的应用[J].医学与哲学,2006,27(4):23-25.

[147]杨善发,黄余送,王永莲.新型农村合作医疗政策利益相关者分析[J].中国农村卫生事业管理,2007,27(5):323-326.

[148]姚岚,陈埙吹,刘运国.利用利益相关者理论分析我国农村医疗机构单病种定额付费[J].中国医院管理,2007,27(7):22-24.

[149]唐胜春,王贤吉,董鹏.合理用药相关利益集团分析[J].中国卫生经济,2007,26(7):74-78.

[150]吴建,杜晓楠,苗豫东,等.医共体组织脆弱性形成机制及“十四五”期间的关键治理策略分析[J].中国医院,2022,26(2):21-23.

[151]付晓录,田昕,吴冕,等.医院不同医联体模式利益相关者分析[J].医学教育管理,2020,6(1):73-77.

[152]贾昊男,罗开富,王亚蒙,等.利益相关者视角下的紧密型县乡村医疗服务一体化模式——基于云南省临沧市云县经验[J].中国农村卫生事业管理,2019,39(5):309-314.

[153]何光秀,汤少梁.分级诊疗背景下县域医疗共同体建设中的利益相关者博弈研究[J].中国全科医学,2020,23(13):1611-1614,1620.

[154]CANNON M C,HACKBARTH C J. Miles to go: an Introduction to the 5 million lives Campaign[J].The Joint Commission Journal on quality and Patient Safety,2007,33(8):477-484.

[155]陈元伦."协同"浅析[J].中国医院管理,1985,5(2): 57-58.

[156]张宝库,胡伊拉.在卫生管理领域中也应引进协同学的原理与方法[J].中国医院管理,1986,(8): 44-46.

[157]周雅婷,张柠,辛园园,等.基于管理协同理论的国内外医疗机构上下联动工作机制分析[J].中国医院,2021,25(2):1-4.

[158]胡晓梅,陈迎春,胡锦梁,等.按人头总额预付下医共体内部纵向协同要素研究[J].卫生经济研究,2021,38(5):30-33.

[159]汤学军,沈明辉,王存库,等.我国基层卫生信息化发展历程[J].中国卫生信息管理杂志,2019,16(4):395-399,427.

[160] 张青,周振.公众诉求、均衡性感知与公共服务满意度——基于相对剥夺理论的分析[J].江海学刊,2019 (6):90-95.

[161]张明,蓝海林,陈伟宏,等.殊途同归不同效:战略变革前因组态及其绩效研究[J].管理世界,2020,36(9):168-186.

[162]BECKER S O,ICHINO A. Estimation of average treatment effects based on propensity scores[J]. The Stata Journal,2002,2(4) :358-377.

[163]JAMES J H, HIDEHIKO I, PETRA E T. Matching as an econometric evaluation estimator: evidence from evaluating a job training programme [J]. The Review of Economic Studies, 1997, 64(4): 605–654.

[164]濉溪县人民政府官网.统计公报:濉溪县2021年国民经济和社会发展统计公报[EB/OL]. [2022-04-12]. http://www.sxx.gov.cn/sjfb/tjgb/60671241.html.

[165]韩俊杰.县里就医省钱省时[N].人民日报,2021-08-31.

[166]尤溪县人民政府官网.统计公报:2021年尤溪县国民经济和社会发展统计公报[EB/OL]. [2022-03-03]. http://www.fjyx.gov.cn/zwgk/tjxx/tjgb/202203/t20220303_1761983.htm.

[167]申少铁,乔栋.小病不出县 就医负担轻[N].人民日报,2022-02-25.

[168]上杭县人民政府官网.统计公报:2021年上杭县国民经济和社会发展统计公报[EB/OL]. [2022-03-31]. http://www.shanghang.gov.cn/bm/tjj/zwgk/tjgb/202203/t20220331_1885000.htm.

[169]刘朝杰.问卷的信度与效度评价[J].中国慢性病预防与控制,1997(4):32-35.

[170]PAUL R R, DONALD B R. The central role of the propensity score in observational studies for causal effects[J]. Biometrika, 1983, 70(1): 41–55.

[171]徐浩,王婉宜,肖川,等.倾向得分法与倍差法在我国卫生政策评估领域的应用[J].中国预防医学杂志,2016,17(6):451-454.

[172]徐芳,王伟,严非.分级诊疗背景下医疗卫生机构分工协作的利益相关者分析:基于苏州市两区的实证研究[J].中国卫生资源,2020,23(6):608-613.

[173]于亚航,孔晨,袁蓓蓓.医疗卫生服务体系整合型改革对医务人员工作动机及行为影响的系统综述[J].中国卫生政策研究,2021,14(2):15-22.

[174]王文婷,陈任,马颖,等.分级医疗背景下的安徽县域医疗服务共同体实施路径[J].中国卫生资源,2016,19(6):470-474.

[175]卫生部等.中国慢性病防治工作规划(2012—2015年)[EB/OL]. [2012-05-08].http://www.nhf pc.gov.cn/zwgk/wtwj/201304/b8de7b7415ca4996b3567e5a09e43300.shtml.

[176]中华人民共和国国家卫生计生委.中国慢性病防治慢性病中长期规划(2017—2025)[EB/OL]. [2017-01-22].http://www.gov.cn/zhengce/content/2017-02/14/content_5167886.htm.

[177]刘军.社会网络分析导论[M].北京:中国社会科学文学出版社,2004.

[178]GRANOVETTER M. The strength of weak ties[J].American Journal of Sociology, 1973,78(6):1360-1380.

[179]边燕杰.社会网络与求职过程[J]. 国外社会学,1999 (4):1-28.

[180]聂会平.社会网络对员工的影响研究述评[J]. 江苏商论,2015 (1):67-70.

[181]LU J, LU Y, WANG X, et al. Prevalence, awareness, treatment, and control of hypertension in China: data from 1.7 million adults in a population-based screening study (China Peace Million Persons Project)[J]. Lancet,2017,390(10112):2549-2558.

[182]高文翠.基层高血压防治现状与健康管理对策[J]. 全科口腔医学电子杂志,2019,6(11):18,21.

[183]MERRILL J, CALDWELL M, ROCKOFF M L, et al. Findings from an organizational network analysis to support local public health management[J]. J Urban Health,2008,85(4):572-584.

[184]KEELING J W, PRYDE J A, MERRILL J A. The influence of management and environment on local health department organizational structure and adaptation: a longitudinal network analysis[J]. J Public Health Manag Pract,2013,19(6):598-605.

[185]MARTIN W.Schoen, Social network analysis of public health programs to measure partnership[J]. Social Science & Medicine,2014 (123):90-95.

[186]陈珉惺,张引,吕军,等.社会网络分析方法对基本公共卫生服务均等化网络互动的分析及启示[J]. 中国卫生事业管理,2014,31(4):316-319.

[187]潘曙雅.中国防艾滋病非政府组织间的社会网络建构分析(英文)[J]. 国际新闻界,2013,35(9):162-174.

[188]CARAYON P , SCHOOFS HUNDT A , KARSH B T , et al. Work system design for patient safety: the SEIPS model[J].Quality and Safety in Health

Care, 2006, 15(suppl_1):i50-i58.

[189]SPARROWE, ROBERT C L, SANDY J W, et al.Social networks and the performance of individuals and groups[J].Academy of Management Journal, 2001,44(2):316-325.

[190]CRESWICK N , WESTBROOK J I , BRAITHWAITE J. Understanding communication networks in the emergency department[J]. BMC Health Services Research, 2009, 9(1):247.

[191]MASCIA D. Physicians' propensity to collaborate and their attitude towards EBM: a cross-sectional study[J]. BMC Health Services Research, 2011, 11(1):172.

[192]BARNETT M L , CHRISTAKIS N A , O'MALLEY J, et al. Physician patient-sharing networks and the cost and intensity of care in US hospitals [J]. Medical Care, 2012, 50(2):152-160.

[193]刘薇群,杨阳,王艳波.社区卫生服务中心护士知识流动的社会网络分析[J].中国护理管理,2013(8):60-62.

[194]王艳波,杨阳,刘薇群.基于社会网络分析探讨社区护士知识流动的实例研究[J].中华护理杂志,2014,49(2):133-138.

[195]陈荣德.组织内部网络的形成与影响:社会资本观点[D].高雄:台湾中山大学, 2004.

[196]张勉,魏钧,杨百寅.社会资本的来源:工作咨询网络中心性的前因变量[J].管理世界,2009,(5):119-127.

[197]李正欢.社会网络结构对团队绩效的影响研究——以T连锁餐饮企业为例[J].北京第二外国语学院学报,2008,30(11): 63-68.

[198]COLEMAN J. Foundations of social theory[D].Belknap Press of Harvard University Press,1990.

[199]戴诚,成全.近十年我国社会网络研究热点透析[J].现代情报,2013,33(5):160-167.

[200]BATOOL K, NIAZI M A. Towards a methodology for validation of centrality measures in complex networks[J]. Plos One, 2014,9(4): e90283.

[201]BAVELAS A. Communication patterns in task-oriented groups[J]. The Journal of the Acoustical Society of America, 1950,22(6): 725-730.

[202]齐明，许文静. 复杂网络下金融机构的系统性风险研究[J]. 技术经济与管理研究，2019（8）：79-84.

[203]周岩，王佳桐，朱甜甜. 韩国创业教育研究现状、热点及趋势——基于VOSviewer科学知识图谱的分析[J]. 世界教育信息，2020，33（4）：19-28.

[204]ZARE-FARASHBANDI F，GERAEI E，SIAMAKI S. Study of co-authorship network of papers in the Journal of Research in Medical Sciences using social network analysis[J]. J Res Med Sci，2014，19（1）：41-46.

[205]国务院. 印发关于县级公立医院综合改革试点意见的通知[EB/OL]. [2012-06-14]. http：//www. gov. cn/zwgk /2012-06/14/content_2161153.htm.

[206]张辉华. 个体情绪智力与任务绩效：社会网络的视角[J]. 心理学报，2014，46（11）：1691-1703.

[207]刘万奇，杨金侠，谢翩翩，等. 我国慢病一体化管理的现状与思考[J]. 南京医科大学学报（社会科学版），2019，19（4）：303-307.

[208]邝宁华，胡奇英，杜荣. 强联系与企业内跨部门知识共享研究[J]. 科学学与科学技术管理，2003，24（11）：5.

[209]彭迎春，王晓燕，黄昊，等. 乡村卫生人力资源的执业伦理境况研究[J]. 中国全科医学，2014，17（22）：2568-2574.

[210]付航. 农村基本公共卫生服务人员社会网络对工作绩效的影响研究[D]. 武汉：华中科技大学，2018.

[211]United Nations Department of Economic and Social Affairs，Population Division（2020）. World Population Ageing 2020 Highlights：Living arrangements of older persons. [2020-10-01]. https：//www. un. org/development/desa/pd/news/world-population-ageing-2020-highlights.

[212]HARUTA J，OZONE S，GOTO R. Factors for self-assessment score of interprofessional team collaboration in community hospitals in Japan[J]. Fam Med Community Health，2019，7（4）：e000202.

[213]ANDERSON C，SHARMA R. Primary health care policy and vision for community pharmacy and pharmacists in England[J]. Pharm Pract

(Granada), 2020, 18(1): 1870.

[214]REEVES S, LEWIN S, ESPIN S, et al. Interprofessional teamwork for health and social care[M]. United Kingdom: Blackwell-Wiley, 2010.

[215]D'AMOUR D, GOULET L, LABADIE J F, et al. A model and typology of collaboration between professionals in healthcare organizations[J]. BMC Health Serv Res, 2008, 8(188): 1-14.

[216]SAN M L, BEAULIEU M D, D'AMOUR D, et al. The determinants of successful collaboration: a review of theoretical and empirical studies[J]. J Interprof Care, 2005, 19(Suppl 1): 132-147.

[217]CROKER A, TREDE F, HIGGS J. Collaboration: what is it like? - phenomenological interpretation of the experience of collaborating within rehabilitation teams [J]. J Interprof Care, 2012, 26(1): 13-20.

[218]李元宏,代涛,郑英,等.安徽省天长市县乡两级医务人员专业协作影响因素[J].中国医药导报,2020,17(14):52-56.

[219]D'AMOUR D, FERRADA-VIDELA M, SAN M R L, et al. The conceptual basis for interprofessional collaboration: core concepts and theoretical frameworks [J]. J Interprof Care, 2005, 19(Suppl 1): 116-131.

[220]ODEGARD A, STRYPE J. Perceptions of interprofessional collaboration within child mental health care in Norway [J]. J Interprof Care, 2009, 23(3): 286-296.

[221]胡瑞,唐文熙,张研,等.基于行为等级锚定法的我国县乡两级医生纵向协作研究[J].中国卫生事业管理,2015,32(8):599-602.

[222]KARAM M, BRAULT I, VAN DURME T, et al. Comparing interprofessional and interorganizational collaboration in healthcare: a systematic review of the qualitative research [J]. Int J Nurs Stud, 2018 (79): 70-83.

[223]申思思,王松林,李佳月,等.社会信任机制及医患信任评价研究综述[J].中国医学伦理学,2017,30(9):1098-1102.

[224]杨凯,王诗瑶,张盛.团队信任对医疗组织公民行为影响的实证研究[J].医学与哲学,2020,41(13):56-61.

[225]ROGERS E M, KINCAID D L. Communication networks [M]. New York: Free Press, 1981.

[226]PRINCUS D. Communication satisfaction, job satisfaction, and job performance[J]. Human Communication Research, 1986, 12(3):395–419.

[227]AGRELI H F, PEDUZZI M, BAILEY C. Contributions of team climate in the study of interprofessional collaboration: a conceptual analysis [J]. J Interprof Care, 2017, 31(6): 679–684.

[228]MOMENI N. The relation between managers' emotional intelligence and the organizational climate the create[J]. Public Posonel Management, 2009, 38(2):35–48.

[229]BOLLEN A, HARRISON R, ASLANI P, et al. Factors influencing interprofessional collaboration between community pharmacists and general practitioners–a systematic review [J]. Health & Social Care in the Community, 2019, 27(4): 189–212.

[230]YEAGER S. Interdisciplinary collaboration: the heart and soul of health care [J]. Critical care nursing clinics of North America, 2005, 17(2): 143–148.

[231]NORTH D C. Institutions, institutional change and economic performance [M]. Cambridge: Cambridge University Press,1990.

[232]SIBBALD S, SCHOUTEN K, SEDIG K, et al. Key characteristics and critical junctures for successful interprofessional networks in healthcare – a case study [J]. Bmc Health Services Research, 2020, 20(1):700.

[233]LEWICKI R J,BUNKER B B. Developing and maintaining trust in work relationships [M].Trust in Organization: Frontiers of Theory and Research, 1996.

[234]李云梅,徐惠.团队信任认知中介下非物质激励对创新绩效的影响[J].科技进步与对策,2018,35(7):118–124.

[235]SANGALETI C, SCHVEITZER M C, PEDUZZI M, et al. Experiences and shared meaning of teamwork and interprofessional collaboration among health care professionals in primary health care settings: a systematic review[J]. JBI database of systematic reviews and implementation reports, 2017, 15(11): 2723–2788.

[236]DACKERT I. The impact of team climate for innovation on well–being and

stress in elderly care[J]. J Nurs Manag,2010,18(3):302-310.

[237]杨肖锋.团队氛围、网络密度与团队合作——基于民营企业工作团队的实证分析[J].中国人力资源开发,2013 (11):6-13.

[238]BIDDLE B J. Role theory: expectations, identities and behaviors [M]. Amsterdam: Elsevier Science,2013.

[239] 张银普,钱思,胡平.基于角色清晰与团队认同的创业团队断裂带对创业绩效的影响研究[J].管理学报,2020,17(4):562-571.

[240]CHEN X P, PENG S. Guanxi dynamics: shifts in the closeness of ties between Chinese coworkers[J]. Management and Organization Review, 2008, 4(1):63-80.

[241]ODEGARD A. Exploring perceptions of interprofessional collaboration in child mental health care [J]. International Journal of Integrated Care, 2006,(6): e25.

[242]ORCHARD C A, KING G A, KHALILI H, et al. Assessment of interprofessional team collaboration scale (AITCS): development and testing of the instrument [J]. Journal of Continuing Education in the Health Professions, 2012, 32(1): 58-67.

[243]余红星,姚岚,魏力,等.医疗机构分工协作研究综述[J].中国医院管理,2014,34(12):7-9.

[244]HELD M L, BLACK D R, CHAFFIN K M, et al. Training the future workforce: social workers in integrated health care settings [J]. Journal of Social Work Education, 2019, 55(1): 50-63.

[245]MCCAFFREY R G, HAYES R, STUART W, et al. An educational program to promote positive communication and collaboration between nurses and medical staff [J]. J Nurses Staff Dev, 2011, 27(3): 121-127.

[246]SETIADI A P, WIBOWO Y, HERAWATI F, et al. Factors contributing to interprofessional collaboration in indonesian health centres: a focus group study[J]. Journal of Interprofessional Education & Practice, 2017 (8): 69-74.

[247]HU Y, BROOME M. Interprofessional collaborative team development in china: a grounded theory study [J]. Journal of Nursing Management,

2019, 27(6): 1075-1083.

[248]VAN DONGEN, LENZEN S A, VAN BOKHOVEN M A, et al. Interprofessional collaboration regarding patients' care plans in primary care: a focus group study into influential factors [J]. BMC Family Practice, 2016, 17:58.

[249]HEPP S L, SUTER E, JACKSON K, et al. Using an interprofessional competency framework to examine collaborative practice [J]. J Interprof Care, 2015, 29(2): 131-137.

[250]周雷.对基于互联互通的区域医疗数据中心建设分析[J].软件,2019, 40(9):185-187.

[251]徐烨云,郁建兴.医保支付改革与强基层战略的实施:浙江省县域医共体的经验[J].中国行政管理,2020 (4):102-108.

[252]朱茂治.县域医共体对整合基层医疗卫生资源影响研究[J].中国农村卫生事业管理,2020,40(12):880-883.

[253]陈柯羽,孟群.四个公立医院医改示范县分级诊疗政策实践比较[J].中国公共卫生,2019, 35(3):364-367.

[254]刘文生.解剖县域医共体“阜南样板”[J].中国医院院长,2018 (11): 68-71.

[255]蒋祥,王芳,田淼淼,等.县域医共体背景下安徽省定远县家庭医生签约服务进展分析[J].中国卫生政策研究,2019,12(4):50-55.

[256]陈央央,刘颖,朱贤呈,等.浙江省县域医疗服务共同体发展现状及展望[J].中国全科医学, 2020,23(6):703-706.

[257]朱振国.德清县域医共体背景下提升基层医疗卫生服务能力的做法和初步成效[J].中国乡村医药,2020,27(1):58-60.

[258]刘也良,李水根,郑纯胜,等.浙江东阳:对医共体进行“精装修”[J].中国卫生,2019 (11):102-103.

[259]陈丽娜,傅宏伟,郭鉴忠,等.绍兴市柯桥区中医医共体建设实践探索[J].中国医院,2020,24 (10):73-74.

[260]郑英,胡佳,代涛,等.安徽省天长市和福建省尤溪县县域医联体建设研究[J].中国卫生政策研究,2019,12(5):11-17.

[261]杨俊玲,李妍.无棣县以“医共体”建设为抓手推动综合医改破题发展

[J].机构与行政,2018（9）:46-48.

[262]胡一凡.京津冀大气污染协同治理困境与消解——关系网络、行动策略、治理结构[J].大连理工大学学报(社会科学版),2020,41(2):48-56.

[263]孙涛,殷东,张家睿,等.我国区域医疗联合体的理论研究现况与实践进程[J].中国全科医学,2019,22(31):3871-3875.

[264]陈彪,贺芒.整体性治理的精准指向:突发公共卫生事件治理的一个解释框架[J].求实,2021（1）:16-31,109-110.

[265]孙弋涵,沈晓,徐一明.基于整体性治理理论的县域医共体建设研究——以湖北省为例[J].卫生经济研究,2020,37(10):24-26.

后　记

本书在国家社科基金青年项目“分级诊疗背景下县域医共体协同度及提升策略研究”的结项成果(批准号:19BGL250,结项证书号:20230584)基础上修订而成,在分级诊疗大背景下,秉承服务整合理念和优质高效医疗服务体系的价值取向,通过纵向的历史维度、横向的内容维度、立体的时空维度对县域医共体协同度研究进行多维扫描,最后提出基于“协同结构—协同过程—协同结果”的县域医共体协同整合发展理论框架和协同度提升策略,为医改注入新的思想和理论内涵。

第一,在县域医共体协同整合的框架中,单一理论无法指导县域医共体协同度的形成,县域医共体组织是一个复杂的网络系统,其协同整合需通过共同组织结构的发展、专业实践的合并和利益主体的协同管理等来实现执行或贯彻协作的概念。通过梳理县域医共体协同度研究的理论基础,将县域医共体的协同性分为单一机构内部的协同性、医共体机构间的协同性和纵向跨机构医疗服务链的协同性,构建县域医共体协同度“三层一体”评价模型,将县域医共体协同度放在复杂视角下观察。

第二,基于系统结构—行动过程—行动效果分析范式,构建了机构内—机构间—服务链三个层次的县域医共体协同度评价指标体系。实证表明,需重视医务人员的技术劳务价值,激发机构内部协同动力源,提升医共体机构内协同性;增加资源配置的灵活性,筑牢机构间风险共担的机制,提高医共体机构间协同度;落实管理制度,保障服务连续性,增强医共体服务链协同。

第三,我国县域医共体的建设正处于进行时刻,县域医共体协同度的形成还存在复杂的影响因素,对核心利益相关者进行诉求分析,对医疗卫生服务供给系统协同整合进行满意度分析,对机构之间、服务链中医务人员之间的合作关系进行社会网络分析,结合分级诊疗相关政策和具体实践,构建县域医共体协同影响因素的多阶段结构方程模型,阐明不同影响因素间的逻辑关系,厘清因果链条,为提升策略提供理论基础。

县域医共体协同的提升,需建立医共体复杂网络组织共生机制,实现复杂网络自组织结构扩张,结构涌现;政府相关部门对医共体的治理模式需进一步演化和迭代升级，推动医共体多中心网络组织架构的形成；构建整合性协同治理体系，实现医共体内多元协同主体的利益共享；借助信息技术赋能，提升医共体内外部管理的协同性；统筹资源配置，提升医共体机构间协同度。

共生机制有利于医共体尽快走向具有权力均衡、边界模糊、协同合作、扁平网络结构的未来健康服务组织形式。医共体机构间的联合不仅是组织再造和单纯的资源共享，更需要对技术、设备、信息、制度、规则、人才、价值观等全要素进行一体化的常态共生格局。在政府层面，未来理想型的医疗卫生服务组织将是一个无边界的、协同的组织形态，政府相关部门对医共体的治理模式也应该进一步演化和迭代升级，推动医共体多中心网络组织架构的形成；完善医共体内部协同治理体系的构建，建立合理的利益分担共享机制，充分调到各级医疗机构医务人员的工作积极性，提高医共体内部的整合效率。在医共体层面，牵头单位真帮扶、真投入，通过中长期规划，帮助成员单位实现人才上的进步和卫生技术上的跟进，但同时要根据成员单位的实际情况来协调多家机构的利益，动态调整帮扶方案和资金投入，帮助机构精准定位从而发掘优势所在，共同建立专科孵化机制；利用互联网、大数据等信息技术，统筹服务链上各环节的人力、物力、财力、信息和技术等资源，最终为患者提供连续性服务。

书中的部分内容作为项目阶段性成果发表于《中华医院管理杂志》和Healthcare等期刊，感谢王小合教授、魏来教授、吴建教授在本书写作过程中给予的指导与帮助，感谢各位匿名评审专家对阶段性成果提出的宝贵建议。感谢浙江大学出版社的金蕾编辑，在编辑审校过程中认真负责、耐心细致、精益求精，为本书的顺利出版付出了大量辛勤的劳动。

最后，特别感谢项目组成员对项目顺利完成所给予的各方面的支持，本书的撰写分工如下：

第一章：张萌、王小合。

第二章：冯颖超、杜晓楠、张萌。

第三章和第六章：徐烟云、张萌。

第四章和第七章：杜晓楠、张萌。

第五章：夏青云、张萌。

张萌、杜晓楠对全书进行了统稿和校对。

编 者

2023年10月